추천사

"아담Adam의 이 책은 독자를 끌어당기고 완전히 새로운 기능적인 피트니스의 세계를 열어줄 수 있는 새로운 지식에 대한 비범하고 해소할 수 없는 갈증을 가지고 있다. 그는 틀에 박힌 생각을 하는 데 그치지 않고, 틀을 완전히 깨뜨려 모든 사람에게 심신의 건강과 피트니스에 대한 영감과 동기를 부여한다. 그렇기 때문에 이 책은 꼭 읽어야 하는 책이다.
아담은 자신의 주제에 대한 진정한 열정과 매혹에서 비롯된 믿을 수 없을 정도로 깊이 있는 지식을 가지고 있으며, 건강과 피트니스를 바라보는 색다른 시각과 동기를 부여할 무언가를 찾고 있는 사람이라면 이 책을 꼭 읽어보기를 바란다!"

– 알렉스 그레고리, 영국 조정 선수이자 올림픽 금메달리스트 2회 수상자

"더 바이오니어의 아담은 내가 지금까지 본 사람 중 가장 지적이고 유익한 사람 중 한 명이다. 영상을 볼 때마다 일상생활에 도움이 되는 새로운 지식을 얻을 수 있다. 그는 훌륭한 크리에이터이며 나는 그의 작품을 존경한다."

– 조던 '잭스블레이드' 다운스

"아담은 새로운 유형의 교육자이며 기능적 훈련과 그 너머에 저를 포함한 어떤 책에도 포함되지 않은 수많은 정보를 담았다. 아담은 운동의 정의, 생리적 과정, 인지 및 신경 메커니즘, 다양한 훈련 관점을 다루고 이 모든 것을 역사적 기록과 응용 사례와 연결시켜 설명한다. 모든 트레이너, 다양한 트레이닝 방법과 철학에 대해 배우고 싶은 사람들에게 이 책을 추천한다."

– JC 산타나, 『기능적 훈련』 저자

펑셔널 트레이닝과 궁극의 기술

Functional Training and Beyond

궁극의 초기능적 몸과 마음 만들기

아담 시니키 지음
대표 역자 조요셉

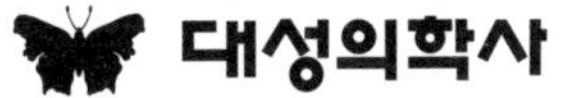

차례

역자 서문

피트니스 분야에서 트레이너로 12년 정도 지내면서 다양한 트레이닝(보디빌딩, 에어로빅 체조, 태권도, 케틀벨, 클럽벨, 샌드백, 아쿠아백, 역도, 런닝, 파이팅 몽키, DNS 등)을 배우다 보니 배움에 대한 열정이 생겨 2000권 이상의 책을 구매하고 다양한 나라의 트레이닝 '스승'들을 찾게 되었습니다. 그중 제일 눈에 띄었던 사람이 아담 시니키Adam Sinicki였습니다.

아담 시니키는 웨이트 트레이닝, 맨몸 트레이닝, 기능성 트레이닝이라는 범주로 구분 짓지 않고 조합하여 운동 원리들을 정립하고 참신한 방식으로 프로그램을 설정하여 제공하는 사람이었습니다. 그리고 드래곤볼과 원피스, 나루토, 이소룡 같은 영웅 덕후였습니다.

아담 시니키의 『펑셔널 트레이닝과 궁극의 기술』은 현대인들의 움직임 저하에 대한 문제를 고민하고 그 문제에 대한 방식을 피트니스 장소 또는 운동 종목에 제한하여 바라보는 것이 아닌 통합적이며, 체계적인 설명을 통해 범위와 사고를 확장시키는 방식으로 나아갈 수 있도록 도와줍니다.

이 책을 통해, 많은 분들이 즐겁게 운동을 시작하는 계기가 되어 더 넓고 다양한 활동을 하고 도전적인 삶을 살 수 있는 원동력이 되었으면 합니다.

마지막으로, 저를 낳아주신 부모님께 감사합니다. 그리고 이 책의 번역 작업을 할 수 있도록 이끌어주시고 도와주신 백형진 교수님과 번역 과정을 함께해준 공동 역자 그리고 이 책을 출판하는 데 도움을 주신 모든 관계자분들에게 깊은 감사의 말씀을 전합니다.

대표 역자 조요셉

INTRODUCTION

펑셔널 트레이닝! 그리고 그 이상으로 여러분을 초대한다

많은 사람들에게 '피트니스'는 단순히 강해지거나 오래 달릴 수 있는 것을 의미한다. 또 다른 사람들은 피트니스와 요가, 체중 감량 혹은 외모 관리와 동일시한다.

어떤 사람들은 그저 통증 없이 자유롭게 움직일 수 있기를 원한다.

어떤 경우는 '건강해지겠다'는 결심을 한 사람은 훈련 프로그램을 선택하고 주어진 기간 동안 꾸준히 실천하는 것부터 시작하는 경우가 많다. 이 훈련 프로그램은 항상 특정 목표를 중심으로 진행되므로 예측 가능한 구조를 따른다.

- 큰 근육을 만들고 싶다면 보디빌딩 '분할법'을 시도할 수 있다.
- 체중 감량을 원한다면 유산소 운동이나 고강도 인터벌 트레이닝(HIIT)을 시작할 수 있다.
- 더 강해지고 싶다면 역도를 시도할 수 있다.
- 만약 가동성을 개선하고 통증 없이 움직이는 것이 목표라면 요가를 수련할 수 있다.
- 건강해지고 재미있게 운동하고 싶다면 축구나 댄스를 선택할 수 있다.

몇 달 후, 변화를 느끼기 시작하면 이 실험이 성공했다고 선언한다. 나는 이제 건강하다! 라고.

그리고 자신이 선택한 스포츠나 프로그램을 통해 점점 더 성장하고, 선택한 취미에 시간을 투자하고, 해당 커뮤니티의 일원이 되면서 이에 따른 공동체의 사고방식Tribal mindset을 가지게 될지 모른다. 그들은 다른 모든 방식을 희생하고 자신의 특별한 훈련 방식을 가치 있다고 생각할 수 있다. 이것이 바로 건강을 유지하는 진정한 방식이다.

"3대 운동만 있으면 충분해!"
"크로스핏은 삶의 방식이야!"
"종합격투기(MMA)가 진정한 무술이지. 쿵푸는 가짜야!"

이 책에서 나는 다른 접근 방식을 주장할 것이다. 하나의 훈련 방식으로 자신의 한계를 정하는 것은 그렇게 큰 성과를 내지 못하며, 모든 훈련 시스템은 다양한 가치가 있다. 마찬가지로 '피트니스'의 모든 영역을 포괄할 수 있는 단일 훈련 방식은 존재하지 않는다.

무엇이 더 '기능적인' 훈련 방식인지에 대한 논쟁은 계속되고 있다. 역도(무거운 중량을 띄우는), 혹은 체조(맨몸으로 하는), 아니면 케이블 머신과 메디신볼을 사용하는 운동(소도구를 활용한 운동)이 더 기능적일지 모른다. 그러나 나는 진정한 기능은 다양성에서 비롯되며, 어떤 상황에서도 잘 반영될 수 있는 능력에서 온다고 믿는다. 이것은 다양한 접근을 필요로 한다.

만일 당신 훈련의 목표가 더 나아지고 더 잘 수행되는 데 있다면, 굳이 한 가지 운동만을 고집하며, 좁은 영역에서 자신의 신체 기능을 제한할 필요가 있는가? 상대적으로 약한 사람이 더 강해지기 위해 무겁게 드는 운동에만 몇 년을 투자할 필요가 있을까?

이는 전문적으로 역도 선수를 하는 경우에는 합리적일 수 있다. 그러나 만일 당신이 자기 개발Self-betterment을 목표로 하는 경우, 이것은 최선의 전략이 아니다. 어느 시점 이후로 5kg 더 드는 것이 체육관 밖에서 큰 이점을 제공하지 않을 수 있다. 특히 여러분이 간과한 피트니스의 다른 측면

이 많을 때 이러한 현상은 두드러진다.

유감스럽게도, 이것이 일반적인 양상이다. 트레이너에게 초보자를 위한 일반적인 피트니스 프로그램을 요청한다면, 이들은 주로 약간의 러닝과 몇 가지 정적인 리프팅을 제공할 것이다. 이러한 프로그램은 사람들의 다양한 측면을 발달시키지 못한다. 또한 몇 가지 정해진 움직임 패턴만으로는 일상생활에서 일어나는 다양한 움직임을 개선시키거나 더 높은 단계로 나아가게 하기가 어렵다.

운동 코치들은 몇 가지 일반적인 프로그램만 진행하는 것이 당연하다고 여기는 것 같다. 모든 유형의 러너를 만들기 위해 딱 세 가지 파워리프팅 동작에 의존하는 것은 극도로 제한된 접근 방식이지만 코치들은 이를 고수하고 있다.

만일 당신이 단순히 바디프로필을 위해서만 운동을 하고 있다면, 현재 훈련 방법은 장기적으로 자신을 덜 기능적이고 덜 움직이게 만들고 있는지도 모른다. 이로 인해 기능적 문제들이 더해져 운동 수행능력을 떨어뜨리게 만드는 결과를 초래할 수 있다.

심지어 더욱 이해가 되지 않는 것은 99.99%의 이러한 훈련 프로그램이 실제로 뇌를 자극하는 훈련을 완전히 무시하고 있다는 것이다. 이는 결국 일상생활에 가장 직접적이고 의미 있는 영향을 미칠 수 있는 훈련이 부족하다는 것을 의미하며, 우리에게 뇌를 자극하는 극도로 기능적인 훈련이 필요하다는 것이다.

곧 알게 될 사실로 뇌는 실제로 우리 근육처럼 훈련될 수 있다. 사실, 뇌는 훨씬 더 빠르게 변화될 수 있다! 명상, 뇌 훈련, 호흡 기술 등과 같은 도구를 사용하면 실제로 우리는 특정 뇌 영역을 개발하고 원하는 방식으로 뇌를 조형화할 수 있다.

인간의 몸은 엄청나게 다양한 방식으로 움직이고 반응할 수 있다. 그것은 정말로 놀라운 상황에 적응할 수 있고, 무엇이든 모든 것이 훈련될 수 있다.

나는 피트니스에 대한 더 현대적인 접근법이 이를 받아들여야 한다고 생각한다. 기능적 특성을 고려한 프로그램이라면 모든 인간적 특성을 강력한 수준으로 끌어올리는 걸 목표로 해야 한다고 믿는다.

'기능 훈련'으로 향한 움직임은 올바른 방향으로 나아가는 단계이다. 이것은 단순히 외모 증진뿐 아니라, 스포츠나 일상생활에서 실제로 적용 가능한 힘과 기술을 개발하려는 욕구가 반영되며, 하지만 나는 이것이 앞으로 더 나아갈 수 있다고 생각한다.

더 강하고, 빠르고, 민첩하고, 활기차고, 창의적이며, 인내심이 많고, 탄력적인 모습이 될 것이라고 상상해보아라! 이는 슈퍼 펑셔널Super Functional이 되는 것이다.

그리고 흥미로운 점은 이 모든 것을 이루기 위한 방법들이 이미 존재한다는 것이다.

이 모든 것이 왜 중요할까? 당신이 편하게 스쿼트를 할 수 있는 것이 중요한가에 대해 궁금하다면, 나는 200kg 스쿼트를 할 수 있는 것만큼 중요하다고 말하고 싶다. 또한 더구나 뇌와 신체의 모든 측면을 발전시키기로 선택할 때, 당신에게 이용 가능한 가능성을 늘려야 한다. 더 나은 삶을 원한다면 무엇을 해야 하는지 묻지 말고 누가 되어야 하는지를 생각해보아라.

CHAPTER 1

일반적인 훈련을 넘어서야 하는 이유

우리의 신체는 적응하고 수행하는 능력이 거의 무한하지만 대부분의 사람들은 그 잠재력의 일부만 활용한다.[1] 우리 자신을 더 발전시키기 위해 사용하는 약간의 훈련은 일반적으로 단 몇 번의 리프트만으로 미적인 근육을 키우거나 최대 근력을 키우기 위해 고안된 스포츠별 전략에서 유래한 것이다. 또는 순전히 미적 감각과 외모를 중심으로 이루어진다. 따라서 우리는 영구적인 핸디캡을 안고 삶을 살아간다.

더 나아가려면 새로운 종류의 훈련이 필요하다.

실제로 '훈련'하는 사람들 중 가장 큰 비율은 일반적으로 외모를 개선하기 위해 고안된 운동을 고수한다(이것이 세상을 탐색하는 능력에 어떤 영향을 주든 관계없이). 이들은 흉근과 복근과 같은 '거울 근육'을 키우는 반면 복사근, 전거근, 척추기립근과 같은 덜 섹시한 부위는 무시한다. 이로 인해 일시적으로는 몸이 좋아 보일 수 있지만 결국 이로 인해 몸이 뻣뻣해지고 몸이 굽어지며 통증이 발생하게 된다.

결정적으로 이러한 몸은 섹시하지 않다!

1. 이 경우 '신체'는 뇌와 신체를 모두 지칭한다.

다른 사람들은 건강을 회복하기 위한 방법으로 운동을 사용한다. 부상에서 회복 중이거나 단순히 노화 증상, 열악한 식습관 또는 앉아서 생활하는 생활 방식에 맞서 싸우려는 경우 등이 있다. 어느 쪽이든 이것은 재활 운동이다. 그것은 '훈련'이 아니다. 그들은 건강해지기 위해 훈련하는 것이 아니라 다시 건강해지기 위해 운동하고 있다. 이것을 우리는 '충분하다'는 것으로 만족해야 할까?

이 규칙의 예외는 운동선수이다. 단거리 선수, MMA 격투가, 암벽 등반가, 수영 선수 등과 같은 운동선수는 해당 스포츠에서 최고가 되기 위해 훈련한다. 그러나 운동선수라도 일반적으로 특정 기술과 특성에 대해서만 훈련한다. 이는 특이성 및 간섭 효과(나중에 자세히 설명)와 같은 개념으로 인해 경쟁적 관점에서 볼 때 의미가 있다. 우리 나머지 사람들에게는, 이것이 훨씬 덜 의미가 있다. 심지어 대부분의 운동선수라도 특정한 훈련을 더욱 다양하게 보완함으로써 이점을 얻을 수 있다.

그렇다면 단순히 외모나 기본적인 건강을 위한 훈련이 아닌 많은 사람들이 주로 제한된 수의 리프팅에만 집중하는 이유는 무엇일까? 그들이 파워리프터, 마라톤 선수, 철인 3종 경기 선수처럼 특별히 훈련하는 이유는 무엇인가? 이는 극도로 집중된 목표와 그에 따른 결과를 지닌 매우 구체적인 방법이기 때문이다.

우리 대부분은 다재다능한 사람이 되는 것이 더 좋다. 예측할 수 없는 상황에 대처하기 위해 모든 신체적, 인지적 특성에서 뛰어난 능력을 발휘한다. 지금보다 더 나아지기 위해 진정으로 훈련하고 있다면 자신의 모든 측면에 집중하는 것이 합리적이지 않을까?

나는 평범한 조Joe와 조세핀Josephine이 신체적, 정신적 능력의 모든 측면을 향상시키기 위해 훈련해야 한다고 믿는다. 더 빠르고, 영리하고, 이동성이 뛰어나고, 활기차고, 강하고, 집중적이고, 주의 깊게 훈련할 수 있어야 한다.

최고의 파워리프터가 되는 것은 평범한 사람에게는 필요하지 않다. 일반적으로 멋진 사람이 되는 것이 유용하다!

이 책에서 나는 이러한 소박한 목표에서 한 단계 더 나아간 훈련 방법에 대해 논의할 것이다.[2] 이를 위해 이 책은 다양한 훈련 분야, 전사 문화 및 새로운 연구로부터 개념과 아이디어를 수집하고 탐구한다.

우리는 선수트레이닝, 움직임 훈련, 옛날 강자들, 체조 근력 훈련, 명상, 사무라이 훈련법, 요가, 캘리스데닉스(미용체조), 보디빌딩, 파워리프팅, 수도승 전사훈련, 무술, 파쿠르, 군사 훈련, 거리 운동, 러시아 근력 훈련 시스템, 누트로픽, 몰입 상태, 스포츠 심리학 등에 대해 논의할 것이다.

우리는 근비대,[3] 근력, 가동성 및 스피드를 키우는 가장 좋은 방법에 대해 과학이 말하는 내용과 지능, 집중력 및 기억의 본질을 탐구하는 새로운 연구를 살펴볼 것이다.

그 후 가장 좋은 것을 결합하여 훈련 시스템을 만들 것이다. 이 시스템은 재미있고, 창의적이며, 멋있을 것이다. 당신을 훨씬 더 멀리까지 데려갈 운동이다.[4]

이 전략에 따르면 이상적인 세계에서는 맨손으로 걷고, 자기 체중의 두 배에 해당하는 벤치 프레스를 할 수 있고, 아침에 일어났을 때 레이저처럼 집중력을 유지하고 에너지가 넘칠 수 있을 것이다. 이러한 목표에 도달하기 위한 과정에서 실패하더라도 시도하고 노력하는 그 과정 자체가 충분히 즐겁고 유익 할 것이다.

이 모든 것을 통틀어 나는 '슈퍼 펑셔널 트레이닝'이라 부른다.

당신의 현재 생활 방식이 당신의 잠재력을 어떻게 제한하고 있는가

문제는 우리 중 많은 사람들이 최소 기준인 0점보다 낮은 곳부터 시작하고 있다는 것이다. 우리는 부정적인 영역에 있다.

현대의 생활 방식이 우리를 무력하게 만들고 있다. 우리 몸은 우리가 필요로 하는 상황들에 대처하도록 진화되지 않았다. 우리의 신체는 과도한

2. 드래곤볼 Z를 참고한 것이다.

3. 근육 성장.

4. '글쎄'는 당신에게 점이 될 것이다.

스트레스를 받게 되고, 지나치게 피곤함을 느끼게 되고, 긴장되고, 고통스럽게 된다. 우리의 일상생활은 실제로 우리의 기대수명을 단축시키며, 우리 조상들에게는 문제가 되지 않았던 많은 종류의 질병들이 우리를 더 큰 위험에 빠뜨리고 있다고 해도 과언이 아니다.

평범한 사람들의 일반적인 하루를 분석해보자. 행크Hank라는 한 사람이 있다. 행크는 사무실에서 일하는 중년의 키가 188cm인 남성이다. 그는 프레이저Frasier의 오래된 에피소드를 읽고 보는 것을 좋아한다. 그에게는 2명의 아름다운 자녀와 사랑스러운 아내가 있다. 그는 또한 멋진 아빠다운 모습을 보이지만, 매일 반복되는 그의 일상이 천천히 그의 건강을 파괴하고 있다.

그를 깊은 잠에서 깨우는 알람 소리와 함께 하루가 시작된다. 이 충격으로 인해 체내 시스템에는 아드레날린과 코르티솔이 급증하며 하루를 시작하기도 전에 스트레스와 불안을 느끼게 된다. 아마도 그는 6시간의 질 낮은 수면만을 취했을 것이다. 여기에 갑작스런 각성이 더해지면서 그는 다음 한 시간 동안 좀비와 같은 '수면 관성 상태'에 빠지게 된다는 것을 의미한다.[5]

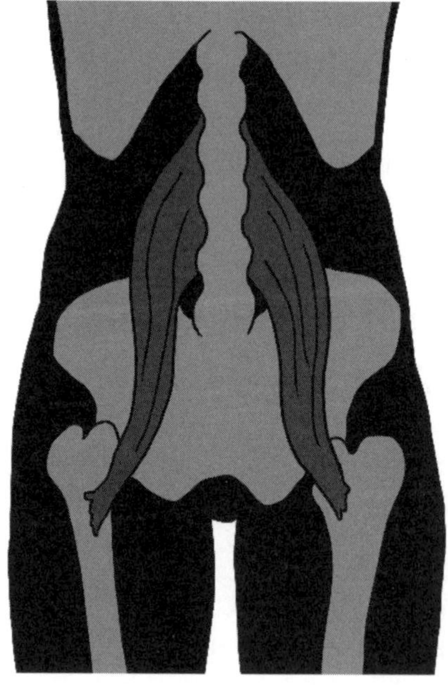

행크는 잠에서 깨기 위해서 커피 한 잔을 마신다. 카페인은 그의 시스템을 강타하여 아데노신 수용체를 차단하여 피로감을 감소시키고 흥분성 신경전달물질의 대량 방출을 촉발한다. 생리학적 관점에서 보면 커피 속의 스트레스이다![6]

가짜 칼로리와 단순 탄수화

5. 아침에 일어나자마자 느끼는 멍한 기분.

6. 나는 커피를 좋아하고, 아니 과하게 좋아한다. 그렇다고 해서 커피를 추천하는 것은 아니다!

물로만 구성된 아침 식사(즉, 영양가가 거의 없고 오랫동안 포만감을 유지할 수 없음을 의미함)를 먹은 후 행크는 직장으로 향한다. 사람들이 당신을 향해 빠르게 걸어오는 것이 문화를 초월하는 보편적인 두려움이라는 것을 알고 있는가? 분주한 중심가를 밀고 나가는 것은 더 많은 스트레스를 유발한다. 행크는 이제 피곤하고 영양실조에 빠졌다.

직장에서 행크는 8시간 동안 가만히 앉아 있을 것이다. 이는 말 그대로 운동 부족으로 인해 심장이 약해지면서 수명을 단축시킨다.[7] 또한 온갖 신체적 변화를 일으킨다. 햄스트링이 짧아지고 단단하게 되며 둔근도 약화된다. 고관절 굴근도 요근을 포함해 긴장으로 가득 차게 된다. 요근은 요추(허리)에서 시작하여 대퇴골(다리 위쪽)로 이어지는 근육이다. 요추(허리)에서 시작하여 대퇴골(위쪽 다리)에 정지한다.

따라서 이곳의 압박감은 허리를 잡아당겨 상당한 불편함을 유발할 수 있다. 행크도 모르는 사이에 그가 아침에 침대에 앉으면 가장 먼저 하는 일은 아픈 허리를 꽉 쥐는 것이다. 익숙하지 않은가?

계속해서 손과 팔을 앞으로 내밀어야 하기 때문에 행크의 어깨는 구부러지고 둥글게 되며(이를 후만증이라고 함) 흉근은 단단해진다. 그는 또한 최근 컴퓨터 화면을 어색한 각도로 볼 때마다 목이 뻣뻣해지고 통증을 느끼기 시작했다. 행크는 아직 이 사실을 모르지만 내년에는 손가락과 손목의 반복적인 긴장 부상으로 인해 휴식이 필요할 것이다.

행크는 스트레스를 받으며 근무일을 보낸다. 그에게는 마감 기한이 있고, 하기 힘든 전화 통화가 있고, 까다로운 동료가 있다. 따라서 스트레스 반응은 지속되어 그를 온화한 투쟁 또는 도피 상태로 유지한다. 이는 즉각적인 신체적 위험에 대한 급성 반응을 의도했으며 전투 또는 도망을 준비하도록 진화되었다.

따라서 이는 여러 가지 생리적 변화를 유발한다.

- 심박수 증가

7. Rebecca Seguin, PhD, CSCS et al. (2013) "Sedentary Behavior and Mortality in Older Women." *American Journal of Preventative Medicine*. 46(2):122.135.

- 혈액 점도 증가(부상 시 빠른 응고 촉진)
- 불안
- 민감성 증가
- 근육 긴장
- 터널 비전

혈액은 소화나 면역과 같이 덜 긴급한 기능에서 벗어나 근육과 뇌를 향해 전달된다. 실제로 사자를 마주하고 있다면 이러한 상태는 완벽하고 논리적일 수 있다. 하지만 행크의 사무실에 사자는 없다(당신의 사무실에도 마찬가지이다).[8] 일이 바쁘기 때문에 몇 주, 몇 달 동안 만성적으로 지속된다면, 영구적으로 억제된 시스템으로 인해 그는 시간이 지남에 따라 병에 걸리고 영양실조에 걸릴 위험이 있을 것이다.

업무는 행크에게 스트레스를 주지만, 이 스트레스는 승진을 위한 의미 있는 행동들에 방해가 된다. 행크는 지난 5년 동안 같은 회사에서 승진하지 않고 계속 같은 직책에 위치해 있다. 여기서 '같은 직책'은 적절한 단어 선택이다.

뇌는 실제로 학습하는 기계이다.

그렇기 때문에 행크의 정신 건강과 지능이 쇠퇴하기 시작한다. 뇌는 실제로 학습하는 기계이다. 그것이 바로 이 일을 하도록 만들어진 것이고, 그것이 바로 일을 좋아하는 것이다. 우리는 보람 있는 피드백 과정을 통해서 학습 기회를 제공하기 때문에 게임을 즐긴다.

이에 대해서는 다음 장에서 더 자세히 이야기하겠지만, '신경가소성'이라는 것 덕분에 뇌가 자극을 배우고 적응할 수 있다고만 말하면 충분하다.

이러한 용어는 근육과 마찬가지로 입력 및 훈련에 반응하여 성장하고 모양을 변경하는 뇌의 능력을 설명한다. 이는 BDNF(뇌 유래 신경 영양 인

8. 있다면 인사팀에 알려야 한다.

자), 도파민 및 신경 성장 인자와 같은 다양한 호르몬 및 신경전달물질의 생성에 의해 매개된다. 더 많이 배울수록 뇌에서 더 많은 화학 물질이 생성된다. 새로운 것을 배우는 것을 멈추면 그러한 화학 물질도 멈추고, 새로운 정보를 포착하는 순간이 왔을 때 학습 능력이 훨씬 더 나빠진다.

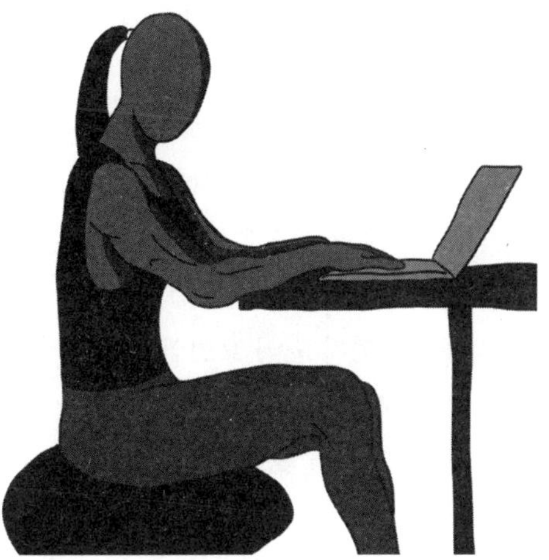

따라서 행크가 매일 같은 경로로 출근하고 본질적으로 매일 같은 작업을 수행한 후 TV에서 같은 쓰레기 같은 방송을 시청할 때, 그의 두뇌가 예전만큼 건강하지 않다는 것은 그리 놀라운 일이 아니다. 도파민은 또한 주의력과 집중을 중재하는 데 도움이 되기 때문에 이러한 효과는 일반적으로 동기 부여, 인식 및 뇌 기능에도 영향을 미치게 된다.

결국, 학습 기회의 상실은 알츠하이머병 같은 신경퇴행성 질환의 가능성을 증가시킬 수 있다.[9] 행크가 같은 하루를 계속해서 반복하면서, 그가 최근에 불쾌감과 낮은 동기 부여를 경험하고 있는 것은 놀라운 일이 아니다.

그런데 소파에 앉아 보낸 그날 저녁은 다른 면에서도 행크에게 해롭다. 근육 위축과 운동성 상실을 더욱 조장하고, TV 화면에서 나오는 밝은 빛은 신체 시계를 혼란시키고 뒤흔들어 수면을 방해한다. 행크는 침대에서 천장을 바라보며 잠을 이루지 못한 채 한 시간을 보낼 것이다.

행크가 신는 신발조차도 발의 근육을 사용하거나 올바른 고유 감각 피드백을 받는 것을 방해한다. 근육은 단지 힘을 가하는 도구가 아니다. 그들은 감각 기관이기도 하다. 그들은 우리가 움직이고 주변 세계에 대해 배

9. Norton W. Milgram et al. (2006), "Neuroprotective effects of cognitive enrichment," *Ageing Research Reviews*. 5(3):354–369.

우는 데 도움이 되는 중요한 피드백을 뇌에 제공한다.

해당 정보 수신을 중단하면 결국 관련 신경 경로가 제거된다. 즉, 고유 감각 피드백이 가능할 때에도 이를 수신하는 능력을 상실하게 된다. 이는 우리가 잘못 움직일 뿐만 아니라 뇌로 들어오는 정보의 양을 감소시킨다. 감각 정보의 상실은 치매와 연관될 수도 있다. 연구에 따르면 청력 상실과 신경퇴행성 질환 사이의 상관관계가 밝혀졌다. 하지만 청력 상실이 치매의 지표인지 원인 요인인지는 아직 확실하지 않다.[10] 따라서 행크도 노년기에 치매에 직면할 수도 있다.

그날 하루 종일 행크는 거의 몸을 움직이지 않았다. 그는 올라가지도, 뛰지도, 기어 다니지도, 들어 올리지도 않았다. 그리고 두 발로 걷는 생활 방식에 맞춰 모든 것이 편리한 높이에 있도록 설계했기 때문에 몸을 구부릴 필요도 거의 없었다. 그는 자신의 작업 기억이나 창의적인 문제 해결 능력을 사용할 필요도 없었다.

일주일에 세 번, 한 시간 동안 체육관에 간다고 해서 그런 종류의 문제나 피해를 되돌릴 수는 없다. 특히 움직임이 1차원적이고 제한적일 때는 특히 더 그렇다. 이에 대해서는 잠시 후에 더 자세히 알아보자.

계속해서 얘기하자면, 야외 활동 시간이 부족하면 비타민 D 생성이 줄어들어 호르몬 균형(및 기분)이 방해를 받는다. 부적절한 영양 섭취로 인해 신경전달물질과 근육 조직을 만드는 데 필요한 기본 구성 요소가 부족해진다. 집에서 모든 박테리아를 제거하려는 우리의 경향은 유해한 세균에 대해 우리를 무방비 상태로 만든다.

SNS의 짧은 동영상들을 계속해서 보는 습관은 도파민 시스템이 마모되고 작업에 집중하는 능력이 저하된다. 실내 온도가 조절되는 편안함이 지속된다는 것은 우리 대부분이 5분 이상 추운 날씨를 견딜 수 없다는 것을 의미한다.

결론은 우리도 행크처럼 에너지도, 힘도, 정신적 민첩성도 없다는 것이다. 적어도 비교적. 어떤 형태로든 이동성 훈련을 정기적으로 하지 않는

10. Frank R. Lin et al. (2010), "Hearing Loss and Incident Dementia," *JAMA Neurology*. 68(2):214–220.

한, 현재 발뒤꿈치를 땅에 대고 있는 상태에서 풀 스쿼트를 수행할 수 없을 가능성이 높다. 또한 자신의 발에 손이 닿는지와 하루 동안 앉아 있는 시간이 얼마나 되는지 알아보자(바로 해보자!).

이제 이것을 우리 몸을 사용하도록 고안된 방식과 비교해보자. 숲속을 달리며 먹이를 추적하고, 정기적으로 새로운 환경을 발견하고, 동물 및 경쟁자와 싸우고, 고기, 딸기, 섬유질을 먹는다.

원시 시대의 수렵 채집인과 현대인을 비유하면 늑대와 사냥 능력을 잃어버린 살찐 푸들의 관계와 같다.[11]

따라서 우리가 잠재적인 성과를 놓치고 있다고 말하는 것은 농담이 아니다!

유발 노하 하라리Yuval Noha Harari가 그의 저서 『사피엔스Sapiens』에서 지적했듯이, 우리는 길들여졌다. 우리가 푸들을 길들인 것처럼, 우리 자신도 밀에 의해 길들여졌다. 밀은 우리가 한곳에 살면서 24일 내내 필요한 것을 돌보며 사는 것이 유익하다고 생각하는 식물이다.

하지만 이 책은 팔레오 피트니스에 관한 책이 아니다. 나는 마초가 될 수 있는 것만 먹어야 한다거나 밖에 나가서 바위를 던져야 한다고 말하려는 것이 아니다(물론 그것이 당신에게 꽤 좋을 것이다). 요점은 현대의 모든 발전을 통해 우리가 그 어느 때보다 더 기능적이어야 한다는 것이다.

우리가 이런 혼란에 빠진 이유는 우리 몸이 생활 방식과 환경에 놀라울 정도로 적응할 수 있기 때문이다. 선사 시대의 남자는 트레일 러닝과 나무 오르기에는 뛰어났지만 벤치 프레스는 많이 하지 않았던 것 같다. 무엇이 신체를 움직이게 하는지 이해함으로써 우리는 더 잘할 수 있다.

우리는 이 모든 기술과 과학적 이해를 갖고 있지만,
그럼에도 불구하고 우리는 역사를 통틀어
지금 가장 기형적이다.

11. 이것은 푸들을 공격하는 것이 아니다. 나는 푸들을 좋아한다!

일반적인 훈련 프로그램으로는 충분하지 않다

체육관에 가면 이러한 문제에 대해 걱정할 필요가 없다고 생각할 수도 있다. 불행하게도 대부분의 훈련 프로그램은 영향을 미칠 수 있는 적절한 자극을 충분히 제공하지 않는다. 사실, 그러한 프로그램들은 종종 문제를 더 복잡하게 만든다!

많은 훈련 프로그램은 주로 미학에 기반을 두고 있다. 즉, 매력적인 근육을 키우고 지방을 제거하는 것이다. 이를 위해 그들은 바람직하다고 여겨지는 가장 잘 알려진 '거울 속에 보여지는 근육'을 구축하는 데 중점을 둔다.

- 흉근
- 복근
- 이두근

이 근육에 대해 뭔가 눈치챘는가? 그것들은 모두 우리 몸 앞쪽에 있다. 따라서 그들은 모두 우리 몸을 앞으로 당기는 역할을 한다.

이러한 근육을 강화하고 외회전, 광배근, 척추 기립근, 승모근 등을 잊어버리면 사무 작업으로 인해 앞으로 구부정한 모습이 과장되게 된다.

더 악화되는 경우는 고립 운동 동작을 이용해 근육을 훈련하는 상황이다(덤벨 컬이나 랫풀다운 같이 단일 관절과 특정한 근육 그룹만 고립하여 근비대를 목적으로 훈련하면 불균형이 더 심해질 수 있다). 이는 근력에 심각한 불균형을 초래하고 악화 시킬 수 있다. 또한 근육이 효율적으로 움직이도록 하는 협응력을 제한 시킬 수 있다.

> 랫 풀 다운과 같은 움직임을 실제 상황에서
> 수행해야 하는 시나리오는 거의 없다.

그렇다고 이 동작이 틀렸다거나 저항 기구와 단일 관절 동작이 적합하지 않다는 뜻은 아니다. 이는 다른 유형의 훈련을 지원하기 위해 다양한 방법으로 사용될 수 있다. 단지 그것들만으로는 충분하지 않다는 것이다. 대부분의 사람들은 이것을 깨닫지 못한다.

하지만 당신은 아마도 아직도 우쭐해하고 있을 것이다. 아마도 고립 동작이나 보디빌딩 스타일의 훈련을 결코 편애해본 적이 없을 것이다. 항상 스쿼트, 데드리프트, 벤치 프레스와 같은 전신 복합 운동을 선호했을 것이다. 이들은 근육을 단일 단위로 함께 사용하며 코어 및 승모근과 같은 더 많은 영역을 함께 훈련한다.

안타깝게도 이러한 운동만 하면 충분하다는 잘못된 믿음이 점점 더 일반화되고 있다. 근력 증가는 (전체적으로) 목표로 하는 근육에 따라 다르다. 연구에 따르면 수영 선수가 실제로 일반인에 비해 점프 능력이 떨어지는 이유는 특정 방식으로 다리를 단련했기 때문이다.[12] 수영 선수와 마찬가지로, 무거운 스쿼트를 하는 사람은 매우 특정한 유형의 근력만 훈련하고 있으며, 이는 매우 좁은 맥락에서 유용하다.

아마도 가장 눈에 띄는 문제는 단 하나의 운동 평면(시상면)에서만 움직인다는 것이다. 즉, 모든 움직임은 위아래로 똑바로 또는 앞으로 똑바로만 움직인다. 어떤 순간에도 몸을 비틀거나 옆으로 나가지 않는다(각각 가로면과 전두면에서의 훈련). 이상적인 세계에서는 실제 생활에서와 마찬가지로 완전히 3차원적인 움직임으로 이러한 평면 사이를 이동할 수 있다.

회전력의 상실은 특히 안타까운 부분이다. 팻 맥나마라Pat McNamara가 조 로건Joe Rogan에게 말했듯이 '횡단면에서는 생명을 구하고 엉덩이를 걷어차기도 한다.'(Patrick McNamara instagram 참조)

따라서 누군가가 당신을 옆에서 밀어낸다면 당신은 카드더미처럼 쓰러질 것이다! 그리고 레슬링 시합에서는 상대방을 땅에 쓰러뜨리는 데 필요한 힘이 부족할 것이다. 150kg의 벤치 프레스 기록에도 불구하고 그렇다!

그리고 당신은 여전히 어깨나 승모근의 외회전에는 많은 노력을 기

---

12. Eloranta V. (2003) "Influence of sports background on leg muscle coordination in vertical jumps." *Electromyogr Clin Neurophysiol.* 43(3):141 – 56.

울이지 않고 있다! 연구에 따르면 데드리프트에 비해 직접적인 훈련(어깨를 으쓱하는 것과 같은 동작)을 했을 때 승모근이 더 많이 성장하는 것으로 나타났다.[13] 따라서 여전히 구부정한 모습을 보일 수도 있고 심지어 나중에 부상을 입을 수도 있다.

무거운 스쿼트만으로는 스쿼트 동작에서 완전한 근력을 발달시키기에도 충분하지 않다. 왜 그럴까? 왜냐하면 움직임의 특정 부분을 통해 가속하게 되기 때문이다. 우리는 스쿼트를 하면 '폭발'하는 경향이 있는데, 이는 가장 어려운 각도를 지나가는 데 도움이 되는 충분한 운동량과 속도를 제공한다.

> 대부분의 상황에서는 10초 동안 모든 힘을 다하는 것보다
> 일정 시간 동안 약간의 힘을 발휘하는 것이 훨씬 더 유용하다.

그리고 스쿼트에 극도로 무거운 반복 횟수를 몇 번만 사용한다면 최대 근력만을 키울 수 있을 뿐이다. 장시간 동안 힘을 발휘할 수 있는 능력인 근지구력은 어떨까?

대부분의 상황에서는 10초 동안 모든 힘을 다하는 것보다 일정 시간 동안 약간의 힘을 발휘하는 것이 훨씬 더 유용하다. 실제로 우리 중 일주일 동안 평균 최대 1RM의 70% 이상을 들어야 하는 사람은 거의 없다.

마지막으로 200kg을 바닥에서 들어 올린 적이 언제였을까? 어쩌면 당신은 기억하지 못할 수도 있다. 하지만 아마도 당신이 마지막으로 50kg을 들어야 했던 때는 기억할 수 있을 것이다. 아니면 여러 번 또는 마지막으로 무거운 가구를 어색한 각도로 밀어야 했던 때를 기억할 수도 있다.

그것이 당신의 열정이나 직업이 아니라면 숫자를 쫓는 것은 의미가 없다. 그리고 이 모든 것은 최고 속도로 달리고, 더 높이 점프하고, 더 세게 쥐고, 공간에서 신체를 감지하고, 정신을 집중하는 능력을 훈련하기 전의 일이다. 이것이 바로 기능적 수준을 넘어 슈퍼 펑셔널인 사람이 되는 지점이다.

---

13. Conley MS. et al. (1997) "Specificity of resistance training responses in neck muscle size and strength." *Eu J Appl Occup Physiol*. 75(5):443–8.

이 모든 것이 정말 필요할까?

아마도 당신은 주로 전반적인 근력을 향상시키고 측정 가능한 진전을 볼 수 있는 3대 운동을 재미있는 방법으로 훈련할 것이다.

어쩌면 당신은 발달된 복근을 키우는 것을 좋아하고 어깨 가동성 상실에 대해서는 별로 걱정하지 않을 수도 있다.

물론 괜찮다. 건강해지기 위해 배트맨처럼 훈련할 필요는 없다!

결국 배트맨은 거리에서 범죄와 싸우고 때로는 슈퍼맨과 함께 싸우기도 하는 가상의 캐릭터이기 때문이다. 여러분은 그렇지 않을 가능성이 높다. 서 있는 상태에서 15.24m를 뛰어넘을 필요도 없고, 문을 뚫고 주먹을 날릴 필요도 없다!

이 정도면 충분히 이해되었으리라 본다.

하지만 모든 면에서 더 나아지기 위해 훈련하면 라이프스타일의 모든 측면에 영향을 미칠 것이다. 귀하의 현재 능력은 귀하의 잠재력과 귀하가 이용할 수 있는 가능성을 제한하는 것이다. 또는 "항상 하던 일을 해라. 그러면 항상 얻었던 것을 얻게 될 것이다"라는 속담도 있다.

그렇다면 이러한 유형의 훈련이 어떻게 도움이 될 수 있을까?

이 책은 당신의 몸뿐만 아니라 마음도 훈련하는 것에 관한 것이다. 집중력을 향상시키고 감정적 반응을 조절하며 기억력을 향상시키는 데 도움이 된다. 앞으로 살펴보겠지만, 두뇌 훈련은 신체 훈련과 자연스럽게 병행된다. 특히 더 기능적인 방식으로 훈련할 때는 더욱 그렇다.

온라인 비즈니스와 육아를 동시에 해야하는 상황이었으면 책을 출간하지 못 했을 것이다. 그 이유는 앉아서 집중 할 수 있는 시간이 없기 때문이다. 아마 10,000자도 쓰지 못 했을 것이다. 이것은 나에게 큰 이점이 되었으며 누구나 배울 수 있는 것이다. 집중력만 있으면 된다.

마찬가지로, 말실수를 하지 않는다면 인맥을 쌓고 데이트를 할 때 얼마나 더 잘할 수 있을지 상상해보자. 여유로운 자신감과 예리한 재치가 있다면 어떤 인상을 줄 수 있을까?

새로운 비즈니스와 앱에 대한 놀라운 아이디어를 떠올릴 수 있다면 어떨까? 아니면 단순히 아이들과 더 창의적인 놀이 방법을 생각할 수 있다면?

나는 왜 더 많은 사람들이 뇌를 신체처럼 훈련하지 않는지 이해할 수 없다. 우리는 뇌가 훈련에 반응한다는 것을 알고 있다. 우리는 집중력, 기억력, 문제 해결, 능력, 감성 지능EQ과 같은 특성이 얼마나 중요한지 잘 알고 있다. 그렇다면 왜 우리는 이러한 특성을 개선하기 위해 아무것도 하지 않는 걸까?

당신의 전반적인 건강 상태도 이 성과에 영향을 미친다. 당신은 세상에서 가장 예리한 감성을 가질 수 있지만 에너지가 거의 없다면 작업에 빨리 지치고 동기를 유지하는 데 어려움을 겪을 것이다.

> 어린아이의 젊음과 활력을 갖는 것은
> 삶의 모든 면에서 유익하지 않을까?

어린아이들이 성인보다 훨씬 더 많은 에너지를 갖는 이유 중 하나는 미토콘드리아 밀도가 더 높기 때문이라고 널리 알려져 있다. 이것은 우리 세포 안에 살면서 포도당을 사용 가능한 아데노신삼인산ATP으로 변환하는 작은 '에너지 공장'이다. 그것을 삶의 '에너지 통화'라고 생각하자.

어린아이의 젊음과 활력을 갖는 것은 당신 삶의 모든 면에서 유익하지 않을까?

마찬가지로, 우리 중 많은 사람들이 집중하거나 최선을 다하는 데 어려움을 겪는 이유 중 하나는 움직임이 귀찮은 일이기 때문이다.

우리는 몸이 뻣뻣하고 아프며, 어렸을 때 쉽게 할 수 있었던 움직임의 범위를 잃어버렸다.[14]

마찬가지로, 더 나은 호흡을 할 수 있게 되면 근육과 뇌에 산소 공급이 향상되어 우리는 즉각적으로 더 기민해지고, 집중되고, 활력이 넘치게

---

14. 내 딸 에미(Emmy)는 한 번에 몇 분씩 쪼그리고 앉아서 바닥에 놓여 있는 장난감을 관찰하고 있는다. (또는 진공청소기로 청소하지 않은 먼지 조각을 나에게 건네주기도 한다.) 이것은 가르치지 않아도 가능한 것이다. 아마도 '내 딸은 나의 훈련에 집중할 수 없기 때문'일 것이다. 다들 이해 할 것이다.

된다. 이것은 폐를 직접 훈련시키는 유산소 운동의 놀라운 이점 중 하나이다!

정상 상태 유산소 운동은 심장의 좌심실 크기를 늘리는 데 특히 좋다. 이는 안정 시 심박수를 낮추고 여러 질병의 위험을 낮추며 더 차분하고 편안한 느낌을 주는 데 도움이 된다.

한 가지 유형의 훈련에만 집착하기보다는 이러한 요소들을 결합하면 이러한 모든 보상과 그 이상의 효과들을 얻을 수 있다!

올바른 훈련으로 인한 호르몬 변화는 우리에게 더 많은 에너지, 집중력 및 동기 부여를 제공한다. 그들은 우리가 더 잘 잠을 잘 수 있도록 도와준다. 우리 모두는 운동이 기분과 기억력을 향상시킨다는 것을 알고 있다.

근력도 여기에 영향을 미친다. 근육의 운동 단위를 신속하게 동원할 수 있다는 것은 활동을 효율적이고 강력하게 그리고 신속하게 수행할 수 있다는 것을 의미한다. 브루스 리Bruce Lee의 말처럼 '당신이 원할 때, 그것은 거기에 있다.' 이를 알면 믿기지 않을 만큼 자신감이 생기고, 신체적으로 자신을 표현할 수 있는 능력이 훨씬 더 커진다.

머슬업을 할 수 있다는 것은 멋진 일이다! 하지만 더 멋진 것은 그 동작이 나타내는 힘, 폭발성, 신체 조절 능력이다. 머슬업을 할 수 있다면 또 다른 어떤 동작을 할 수 있을지 상상해보자! 그리고 그러한 종류의 안정성과 힘을 지속적으로 이용할 수 있다면 어떤 느낌일지 상상해보자.

물론, 실제 경기나 스포츠에 참여한다면 이러한 기술은 더욱 유용해질 것이다!

그리고 이런 종류의 훈련이 부상과 질병을 예방하는 데 도움이 된다는 사실도 있다. 우리는 현대의 생활 방식이 어떻게 우리를 빡빡하고, 약하게 만들고, 질병과 심지어 정신 건강 문제에 취약하게 만드는지 보았다. 잘못된 움직임으로 인해 근육이 긴장되거나 힘줄이 찢어지는 것은 시간문제일 뿐이다. 양말을 집기 위해 몸을 굽히는 것이 위험한 행동이 되어서는 안 된다! 하지만 그런 식으로 간신히 움직이면 위험해질 수 있다.

이러한 모든 문제는 나이가 들어가면서 악화될 수 있다. 어쩌면 인슐린 민감성이 떨어지면 당뇨병이 생길 수도 있다. 또는 그 '뇌 안개brain fog'가 본격적인 치매로 발전할 수도 있다.

다시 말하지만 오래된 문명의 사례를 보면, 노인들도 젊은이들만큼이나 강하고 신체적으로 활동적이었다는 것을 알 수 있다. 신체적, 정신적 능력을 잃지 않고 나이를 먹고 늙어가는 것은 가능하다. 나는 이 책을 통해 이러한 문제로 고통 받지 않는 특별한 프로그램을 주장하려는 것이 아니다. 확률을 최소화하는 방식을 공유하려는 것이다.

기능적 수행 훈련에 대한 분명한 이유는 언젠가 필요할 수도 있다는 것이다. 언젠가는 쫓기며 장애물을 뛰어넘어야 하는 자신을 발견하게 될 수도 있다.

아니면 친구를 덮친 나무를 들어 올려야 할 수도 있다. 언젠가는 외계인이 침입할 수도 있다(이때 모두가 의지하는 사람이 되면 멋지지 않을까?).

나는 이러한 주장들에 확실히 동의한다. 어떤 상황에도 대비할 수 있는 몸과 마음은 유용한 보험이다. 하지만 내 요점은 좀비가 출현하는 상황에서 무슨 일이 일어날지 궁금해하지 않더라도 이런 식으로 자신을 훈련해야 할 이유가 여전히 많다는 것이다.

더 빠르고, 더 강하고, 더 건강하고, 더 깨어 있으면 당신이 하는 모든 일을 더 잘할 수 있다.

선수, 무술가, 코치 등

당신이 운동선수, 근력 코치 또는 MMA 격투기 선수라면 기능적으로 훈련해야 할 더 많은 이유가 있다.

종합 격투기에서는 기능적인 훈련과 움직임에 대한 관심을 보이고 있다. 대표적인 사례: 코너 맥그리거Connor McGregger의 이도포털 트레이닝(코너는 유명한 종합 격투기 선수이며, 이도는 움직임 코치이다)은 클린치 상황에서 무릎으로 복부를 타격하기 위한 고관절 가동성을 높이는 것에 도움이 되는 움직임을 만들어낸다.

그래플링시 상대방을 바닥으로 메치기 위해서는 폭발적인 회전 근력이 중요하다.

폐를 단련하면 종합 격투기 시합 중 명치에 타격을 입어도 쓰러지지 않고 시합을 지속할 수 있다.

마찬가지로, 농구 선수들은 발목의 기능과 한 다리 근력 훈련을 하면 수직 점프가 향상되는 이익을 얻을 수 있다. 근력 운동선수는 작업 능력을 향상시켜 더 오랜 기간 동안 최적의 성능으로 훈련할 수 있는 이점을 누릴 수 있다.

훌륭한 운동선수나 운동 코치는 주요 목표를 지원하고 강화할 수 있도록 다양한 훈련 방법과 옵션에 대한 지식을 갖고 있어야 한다.

물론 이 시점에서는 '간섭 효과'와 함께 '구체성의 원리'가 대화에 등장한다. 수영 선수의 출발에서 점프 높이가 낮은 경우 다시 문제가 되는 기술 연습으로 돌아갈 수 있다. 특정 기술을 훌륭하게 구사하는 가장 좋은 방법은 그 기술을 구체적으로 연습하는 것이다. 이것이 바로 'SAID 원칙'이다:

- 특이성**S**pecific
- 적응**A**daptations
- 부과됨**I**mposed
- 요구사항**D**emands

SAID 원칙은 이 책에서 많이 다루게 될 내용이다. 어떤 일을 더 잘하기 위한 가장 좋은 방법은 그 일을 더 많이 하는 것이다!

그것이 사실이지만, 기능 강화 기술을 주의 깊게 사용하면 균형 잡힌 훈련 프로그램을 강화하는 데 도움이 될 수 있다. 중요한 것은 행사 자체를 위한 연습에 집중하면서 운동을 신중하게 선택하는 것이다.

하지만 다른 사람들에게는? 팔방미인이 되는 것은 의미가 있다. 어쩌면 당신은 결코 모든 종목에서 올림픽 참가자가 될 수 없을 것이다. 그러나 거의 모든 면에서 전체 인구의 99.9%보다 나을 수 있다.[15] 당연히 추구할 가치가 있지 않을까?

15. 대담한 주장처럼 들리지만, 대부분의 사람들은 훈련을 전혀 하지 않는다는 사실을 기억해라. 우린 유리하다!

나는 이것을 특성과 기술의 차이로 생각하고 싶다. 완벽한 펀치나 인상적인 샷을 던지는 기술을 결코 개발하지 못할 수도 있다. 그러나 폭발적인 회전과 손과 눈의 협응 등 올바른 특성을 개발하면 대부분의 사람들이 첫 번째 시도에서 하는 것보다 더 나은 결과를 얻을 수 있다. 그리고 그것은 당신이 하는 다른 모든 일에도 적용될 것이다.

애초에 왜 훈련하는지 스스로에게 물어봐야 할 때이다. 말 그대로 보기 좋게만 보는 것이라면 보디빌딩 개념과 형제 분할을 고수하는 것이 행복할 것이다(물론 기능적 근력이 체육관 형제와는 다른 방식으로 완벽하게 균형이 잡혀 있고 세부적인 놀라운 체격을 구축한다는 점은 언급할 가치가 있지만).

하지만 실제로 이를 뒷받침할 신체적 능력을 원한다면 더욱 창의력을 발휘해야 한다. 다양한 새로운 기회와 가능성을 열고 싶다면 최고의 자신이 되어야 한다.

더 건강해지고, 더 자신감 있고, 더 활기차고, 더 집중하고, 더 강해지고, 더 빨라지고 싶다면 슈퍼 펑셔널 트레이닝이 적합하고 당신을 위한 것이다.

CHAPTER 2

슈퍼 펑셔널 트레이닝이란?

지난 장에서 대부분의 사람들이 체육관에서 하는 훈련이 수십 년간 방치한 몸의 기능을 다시 찾기에 불충분한 이유를 설명했다. 이 글로 인해 상처받았다면 사과하겠다.[16]

하지만 이 책의 나머지 내용들도 비슷한 맥락이다. 그러므로 여기서 나는 '슈퍼 펑셔널 트레이닝'이라고 부르는 해결책을 제안한다. 그러나 이는 논란의 여지가 많고 모호한 유행어인 펑셔널 트레이닝의 토대 위에 구축되어 있다. 이번 장에서는 이 모든 것이 무엇을 의미하는지 자세히 설명하겠다.

펑셔널 트레이닝: 기능적 훈련 방식에 대한 각성

펑셔널 트레이닝이란 무엇일까?

가장 간단한 대답은 기능적 훈련이라는 것이다. 스포츠와 운동 경기에서는 일반적으로 특정 종목의 요구 사항을 위한 훈련을 의미한다. 여기

16. 죄송하지만, 미안하지 않다.

에는 기술 연습을 보완할 수 있는 훈련뿐만 아니라 부상을 방지하기 위한 '사전 재활'도 포함된다. 이는 고유수용성 감각, 이동성 및 안정성과 같은 측면을 개선함으로써 달성될 수 있다. 실제로 이러한 부분은 대부분의 기능적 코치들이 핵심적으로 중점을 두는 부분이다.

이러한 의미에서 기능적 훈련은 해당 스포츠에 매우 특화되어 있는 경우가 많지만, 선수에게 자신의 기술을 개발할 수 있는 안정적인 기반을 제공하기 위해 좀 더 '일반화된' 훈련을 포함하기도 한다.[17]

훌륭한 기능 코치는 선수가 연습에 집중할 수 없을 정도로 피곤하지 않게 하면서도 선수의 기술을 지원하고 향상시킬 수 있는 충분한 훈련을 제공하며 미세하게 조절해야만 한다. 따라서 선수에게 필요한 움직임 패턴을 효과적으로 전달할 수 있는 동작을 선택해야 하며, '낭비되는' 에너지를 최소화해야 한다. 이는 의도치 않게 운동선수의 움직임을 방해하지 않도록 하는 데에도 중요하다. 이를 정확히 달성하는 가장 좋은 방법은 일반적으로 널리 알려진 훈련 방식을 따라 하는 것이다.

그러나 기능적 훈련이라는 용어는 이러한 해당 맥락에서 벗어나 일반적 훈련에 적용되는 경우가 점점 더 많아지고 있다. 하지만 여기서부터 혼란이 생기기 시작한다. 운동선수가 아닌 경우 구체적으로 기능적 훈련이 필요한 이유는 무엇일까?

같은 논리를 적용하면 이러한 의미의 기능적 훈련은 일상생활에서 필요한 기능을 훈련하는 것을 의미한다.

점점 더 많은 사람들이 기능적 훈련에 관심을 갖는 이유는 단순히 외모 가꾸기에 그치지 않는다. 그들은 신체 기능을 회복하고 심지어 향상시키기를 원하기 때문이다.

신체의 잃어버린 기능을 되찾고 덜 탐구된 기능을 활용하는 것이다.

17. 이를 'GPP' 또는 '일반적 신체 준비'라고도 한다. 이는 종종 훈련 중에 자체적인 중간 주기를 부여하거나 '오프 시즌'에 선수의 전반적인 능력을 향상시키기 위해 사용된다.

인체의 기본적인 능력

그렇다면 일반 사람을 위한 기능적 훈련은 어떤 모습이어야 할까?

한 가지 대답은 생리학자인 폴 체크Paul Check가 설명한 '7가지 원초적 움직임'에서 제시된다. 이것들은 다음과 같다.

- 밀기Push
- 당기기Pull
- 스쿼트Squat
- 런지Lunge
- 구부리기Bend
- 회전Twist
- 보행Gait

이러한 동작은 우리에게 필요하도록 진화한 자연스러운 움직임이며, 우리가 이러한 패턴에서 강하게 움직일 수 있다면 우리는 기능적이라는 것이다. 그러므로 스쿼트를 할 수 없는 사람들은 도전에 실패하게 된다. 발가락을 움직일 수 없는 사람도 마찬가지이다. 마찬가지로 회전 근력을 단 한 번도 훈련하지 않았다면 탈락이다!

이 목록은 자의적인 것이 아니다. 체크는 이 목록이 어린 시절부터 우리에게 철저하게 연결되어 있으며 중요한 발달상의 이정표를 나타내고 있다는 것을 관찰했다.

하지만 이러한 목록은 인간의 움직임을 포괄적으로 설명하지는 못한다. 런지에는 사이드 런지가 포함될 수 있으며, 또 정면 평면 움직임에 대한 것이 아무것도 없다. 또한 계속해서 '밀기'와 '당기기'를 수직 및 수평 구성 요소로 더 세분화하기로 했다.

그리고 이러한 움직임의 모든 변형과 파생 동작들이 있다. 구르는 동작은 어떨까? 아니면 팔다리를 독립적으로 움직이는 것(예: 발로 차기)? 인간의 움직임을 세분화할 수 있는 방법은 무수히 셀 수 없이 많다.

또한 이러한 동작을 결합하거나 동작 사이를 자유롭게 이동할 수 있는 것의 중요성을 이해하는 것도 중요하다. 이는 하이브리드 운동(나중에 자세히 설명) 및 동물 동작 흐름과 같은 실습에서 다룬다. 쪼그려 앉거나 비틀어야 할 때는 어떻게 될까?

그러나 광범위하게 말하면 이는 스포츠 이외의 기능적 힘과 성과의 개념을 보여주는 유용한 예시이다.

유용한 구조를 찾기 위해 조지 에베르Georges Hebert의 자연법Natural Method 또는 라 메소드 네이처럴la method naturelle을 참고할 수도 있다. 에베르는 1900년대 초 프랑스 해병대 체육교관으로 원주민의 움직임을 기반으로 한 훈련 시스템을 창안했다. 장 자크 루소Jean-Jacques Rousseau의 저술에 영향을 받아 그는 당시의 훈련 방법은 유용하고 조화로운 힘과 움직임을 가르치는 데 부족하며 그 대답은 자연으로 향하는 것이라고 느꼈다.[18]

조지는 다음과 같이 썼다.

"체육의 최종 목표는 강한 존재를 만드는 것이다. 순전히 육체적인 의미에서 자연법은 걷고, 달리고, 점프하고, 네발로 움직이고, 오르고, 균형을 유지하고, 던지고, 들어 올리고, 자신을 방어하고, 수영할 수 있도록 유기적인 저항력, 근력 및 속도의 자질을 촉진한다. '정력적' 또는 활기찬 의미에서는 충분한 에너지, 의지력, 용기, 냉정함, 견고함을 갖추는 것으로 구성된다"라고 말한다.

"도덕적 의미에서 교육은 감정을 고양시킴으로써 유용하고 유익한 방식으로 도덕적 추진력을 지시하거나 유지한다."

"가장 넓은 의미에서, 진정한 평탄 방법은 이 세 가지 특별한 힘의 결과로 간주되어야 한다. 즉 그것은 육체적, 남성적, 도덕적 종합의 결과로 간주되어야 한다. 그것은 근육과 호흡뿐만 아니라 무엇보다도 사용되는 '에너지'와 그것을 지시하는 의지, 그리고 그것을 안내하는 느낌에 있다."

18. 에베르는 종종 운동 훈련의 초기 영향력 있는 인물 중 한 명으로 꼽히지만, 1847년에 『신체, 체력, 체조 및 사기의 교육』을 쓴 프란시스코 아모로스를 비롯하여 그 이전에도 비슷한 저작을 남긴 사람들이 있었다. 이 책은 '실용적인 운동 적성'의 모든 범위를 목록화하고자 했다.

에베르가 남긴 또 다른 유명한 명언은 다음과 같다. "강해져야 유용하다."[19] 그는 생 피에르St. Pierre 마을에서 부기장으로 근무하던 중 화산 폭발로 인한 700여 명의 구조 작업을 감독하라는 요청을 받았다. 이 경험을 통해 에베르는 운동 능력과 용기와 이타심이 어떤 종류의 위기에서도 중요하다는 것을 깨달았다.

이러한 개념은 오늘날 가장 인기 있는 훈련 형태와 거의 유사하지 않을 수 있지만, 그럼에도 불구하고 지속적인 영향을 미쳤다. 예를 들어 에베르는 '파르쿠르'라고도 알려진 돌격 훈련의 가치를 최초로 거론한 사람 중 한 명이다. 익숙한 것 같은가? 동작 훈련 분야의 많은 사람들이 그의 글을 초기 영감 중 하나로 꼽는다. 에베르(조지 에베르. 해군 장교)는 또한 여성을 위한 신체 훈련의 필요성을 인정한 초기 옹호자였다!

일반적인 '브로 스플릿bro-split' 또는 파워리프팅 루틴에서는 내츄럴 메소드Natural Method를 거의 찾아볼 수 없다. 그러나 이러한 훈련 방식에 대한 접근 방식은 점차 르네상스 시대를 맞이하고 있다. 점점 더 많은 사람들이 거울 근육이나 3대 운동 이상의 훈련에 내재된 가치를 깨닫기 시작했다. 케틀벨 훈련, 칼리스테닉, 파쿠르(자유달리기), XMA, 애니멀 플로우, 무브넷MovNat, 체조 훈련 등과 같은 훈련 시스템, 접근 방식 및 교육은 모두 인간의 신체적 한계를 탐구하는 존경심을 보여준다. 그것은 진정한 '움직임 훈련'이다.

그다음에는 인간의 움직임 패턴을 강화하기 위해 고안된 움직임을 의도적으로 도입하는 기능적 훈련 자체가 있다. 인스타그램과 유튜브에서 물구나무서기, 케틀벨 스윙, 동물 운동 등과 같은 훈련 접근 방식이 폭발적인 인기를 얻었다.

이러한 종류의 훈련은 시각적으로 매우 매력적이다. 사람들이 케틀벨을 먼 거리까지 나르고, 한 손으로 머리 위로 바를 누르고, 한 손으로 물구나무서기를 하고, 도마뱀처럼 땅을 기어다니는 모습을 보는 것은 정말 멋진 일이다. 반복적인 컬과 스쿼트보다 훨씬 더 흥미롭고 재미있다!

---

19. 또는 "에뜨르 포르 에뜨르 유틸." 나는 '부드러울 만큼 강해야 한다'는 개념도 마음에 든다.

파벨 차졸린Pavel Tsatsouline, 바하바 피트니스Vahva Fitness, 레드 델타 프로젝트Red Delta Project, 피트니스FAQsFitnessFAQs, 짐네스틱 바디스Gymnastic Bodys, 브레이킹 머슬Breaking Muscle, 댄엑스ThenX, 팻 맥나마라Pat McNamara, 이도 포탈Ido Portal, 사이먼 스터 스트렝스Simmster Strength, 마크의 데일리 애플Mark's Daily Apple, 마크 와일드맨Mark Wildman, 애슬린 엑스Athlean X 등과 같은 훌륭한 사이트/채널/인플루언서들은 단순히 미적인 근육이나 숫자 기반의 진행 그 이상을 목표로 하는 대체 형태의 훈련을 탐색함으로써 주목을 받고 있다.[20] 그리고 나만의 채널인 '더 바이오니아'를 그 목록에 겸허히 추가할 수 있을까? 지난 10년 동안, 나는 인간 수행의 다양한 측면을 탐구하기 위해 나만의 훈련 스타일을 개발하고 내 연구를 다른 사람들과 공유해왔다. 16만 3,000명의 구독자가 있고 지금은 더 많은 사람들이 이것을 흥미롭게 생각하기 시작한 것 같다.

한편, 기능적 훈련의 운동 스타일은 점점 더 많은 체육관과 운동 프로그램에 도입되고 있다. 이러한 훈련 방법은 교정운동과 강화 동작을 사용하여 일반적인 운동의 제한점을 보완하고 부족한 가동성을 해결하는 데 도움을 준다. 이 모든 것은 인체 해부학에 대한 이해를 바탕으로 이루어져야 한다.

기능적인 운동에는 복사근을 훈련하기 위해 우드 찹(도끼를 휘두르듯 케이블을 비틀고 당기는) 동작을 사용하거나, 후면 삼각근을 강화하기 위해 얼굴 쪽으로 케이블을 당기는 것(어깨의 외부 회전을 사용하여)과 같은 움직임이 포함될 수 있다. 그것들은 또한 운동 수행능력을 향상시키기 위해 달리기나, 다양한 각도에서 복합 근력을 키우기 위해 모래주머니를 포함할 수도 있다. 이것은 단순히 보다 균형 잡힌 근력과 지구력을 발달시키기 위한 방법이다.

하지만 내 눈에는 이 운동이 매우 긍정적으로 보이지만, 한쪽 다리로 보수볼 위에 서서 가벼운 아령으로 천천히 팔 운동을 하는 사람들이 걱정스럽게도 보인다. 펑셔널 피트니스의 시장성이 커지면서 실제로 어떤 가치도 제공하지 않으면서 시류에 편승하는 사람들이 점점 더 많아지고 있다

20. '바이오해킹 운동'도 이와 맞닿아 있다. 하지만 그 이야기는 나중에 하도록 하겠다!

는 뜻이다.

기능적 훈련에 대한 나의 접근 방식은 다양한 훈련 방식을 결합하여 여러분의 몸(및 마음)을 훨씬 더 포괄적으로 만드는 것이다. 한 가지 이상의 분야에서 훈련함으로써, 우리는 더 넓은 범위의 이점을 얻게 된다. 우리가 처음부터 올바른 움직임 패턴을 선택한다면, 우리는 교정 운동이 필요하지 않다. 필요한 모든 도구와 동작은 이미 나와 있으며, 단지 그것을 찾기만 하면 되는 문제일 뿐이다.

이것은 또한 신체가 얼마나 많은 능력을 갖고 있고 할 수 있는지, 그리고 얼마나 많이 움직이고 배우기를 갈망하는지 인식하는 것을 의미한다.

기능적 훈련을 넘어서

중요한 것은, 여러분은 엄밀히 말하면 이미 '기능적'이다. 현재의 생활 방식에 이미 적응했기 때문에 기능적이라는 것이다. 여러분은 이미 할 수 있어야 하는 모든 것을 할 수 있다. 다시 말하지만 이것이 바로 'SAID 원칙'이다.

만약 여러분이 이런 식으로 본다면, 갑자기 스쿼트 동작의 가동범위가 줄어드는 것은 그렇게 나쁘지 않다. 왜냐하면 여러분은 스쿼트를 할 필요가 없었기 때문에 스쿼트 동작처럼 쪼그려 앉을 수 없게 되었다. 그것이 여러분이 해야 할 필요가 있는 일이었다면 여러분의 근육은 그 동작에 적응하게 될 것이고, 여러분은 그것을 매우 잘하게 되었을 것이다! 이처럼 몸은 스스로 필요성에 따라서 최적화되는 기계와 같다.

이것은 '기능적인 적응'이다.

사무실 의자에 앉는 것이 주된 '기능'이라면 추가적인 교육이 필요하지 않을 수도 있다.

하지만 내가 앞서 말했듯이, 나는 내가 이미 할 수 있는 것들을 위해 훈련하는 것을 원하지 않는다. 나는 내가 현재 할 수 없는 것들을 할 수 있도록 훈련하고 싶다. 그리고 그렇게 함으로써, 나는 내가 성취할 수 있는 것들에 대해 완전히 새로운 가능성을 만들고 싶다.

나는 제한적이면서도 잠재적으로 해로울 수 있는 제 몸의 제약을 제거하고 싶다.

내 앞에 있는 에베르나 아모로스Amoros처럼, 그 신체 훈련과 정신적 훈련을 통합하고 싶었다.

기능적 훈련은 종종 재활 훈련으로서 단순히 잃어버린 기본 동작을 회복시키는 것을 의미한다. 내가 보기에 이것은 너무 소박한 목표이다. 그렇기 때문에 내가 추천하는 훈련은 기능적 운동 그 이상이다. 그것이 나에게 있어 슈퍼 펑셔널 트레이닝의 의미이다.

기능적 훈련이 일상생활이나 특정한 스포츠 및 활동에서 요구되는 기능에 대한 훈련을 의미한다면, 슈퍼 펑셔널은 여러분에게 요구되는 그 이상의 일을 할 수 있도록 하는 훈련을 의미한다.

예를 들면 물구나무서기를 생각해보자. 이것은 여러분이 일상생활에서는 꼭 할 필요가 없는 동작이다. 이 동작은 기능적이지 않다. 이것은 초기능적이다.

그럼에도 불구하고, 이러한 동작들은 많은 사람들에게 도움이 될 수 있다고 생각한다. 그것이 놀라운 파티의 속임수일 뿐만 아니라, 어깨의 가동성, 고유 수용력, 코어 근력 등을 발달시켜 당신이 예상치 못한 상황에 대비할 수 있게 만들기 때문이다. 또는 완전히 새로운 가능성을 열어줄 수도 있다! 이러한 동작을 배우는 것 자체가 당신이 잠자고 있는 뇌의 영역을 발달시키고 다른 예상치 못한 방향을 더 잘 탐색할 수 있도록 도울 수 있다. 그것은 또한 자기 표현의 아름다운 행위이기도 하다.

왜 '그저 잘하는 것' 수준에서 멈출까? 놀라운 것을 목표로 해보는 것은 어떨까?

그리고 왜 신체적인 기술에서만 그치는 것일까? 모든 것은 훈련할 수 있다.

다시 말해, 슈퍼 펑셔널 트레이닝은 배트맨처럼 훈련하는 것이다.

다양한 방식의 훈련: 슈퍼 펑셔널 트레이닝

현재 훈련 방식의 가장 큰 문제점 중 하나는 훈련 방식이 너무 부족하다는 것이다. 훈련 방식마다 다른 것들보다 자신의 방식이 우월하다고 말하는 열렬한 팬들이 있다.

파워리프팅 선수들은 오직 파워리프팅만 하면 된다고 주장한다. 어떤 사람들은 스쿼트와 데드리프트를 하면 모든 동작에서 더 강해지기 때문에 횡단면에서는 특별한 훈련이 필요하지 않다고 주장하기도 한다.

종합격투기 선수들은 현란한 발차기와 쿵푸는 가짜 무술이라고 말할 것이다.

많은 사람들이 케틀벨을 발견하고, 사랑에 빠지며, 수영의 잠재적인 이점을 결코 탐구하지 않는다.

그러나 한 가지 방식으로만 훈련하면 신체가 해당 활동에 최적화되고 다른 것은 없을 것이다!

당신이 경쟁적인 운동선수라면 이것은 괜찮다. 그러나 그것은 신체의 잠재력을 최상으로 활용하지 않는다. 그것은 또한 현실 세계의 다면적이고 혼란스러운 본성에 당신을 준비시키지 않는다.

예를 들어 케틀벨 훈련에는 이상한 모양을 한 무거운 물체를 이리저리 휘두르는 것이 포함된다. 이는 폭발적 근력ballistic strength을 강화하는 장점이 있다. 또한 신진 대사 조절에도 사용할 수 있으며 몸을 특이하고 예상치 못한 각도로 단련시킨다. 한쪽 팔 케틀벨 클린 앤 프레스를 수행하면 전통적인 스쿼트에서는 불가능한 근육과 움직임 패턴이 발달한다. 파벨 차졸린은 케틀벨 스윙을 '싸움에 가장 가까운 것'으로 묘사하였다. 종합격투기 선수가 모든 무술에서 가장 유용한 동작을 신중히 선택하는 것처럼, 우리도 서로 다른 스타일의 신체 훈련에서 최고의 동작과 전략을 선택할 수 있다.

하지만 이러한 움직임들은 훌륭하지만 많은 사람이 단지 그런 종류의 훈련에만 전념할 필요는 없다. 케틀벨은 많은 긍정적인 특성에도 불구하고 무게는 거의 100kg을 초과하지 않는다(심지어 그렇게 무거운 것을 찾는 것도 극히 드물다). 따라서 여러분은 바벨로 만들 수 있는 것만큼 시상면에서 최대의 힘을 만들 수 없을 것이다.

> 종합격투기 선수가 모든 무술에서 가장 유용한 동작을 선택하는 것처럼, 우리도 서로 다른 스타일의 신체 훈련에서 최고의 동작과 전략을 선택할 수 있다.

마찬가지로, 체조(맨몸 운동)는 고유 수용, 신체 조절, 팔의 직선 근력, 가동성 등을 가르치는 데 탁월하다. 만약 당신이 완전한 플란체를 달성한다면, 그것은 전체 근육 조절의 놀라운 표시가 될 것이다. 그러나 다시 말하지만 특히 외부 부하로부터 정말로 이익을 얻을 수 있는 하체에서 체조만으로 최대 강도를 만드는 것은 훨씬 더 어렵다.

그렇다면 왜 우리는 단 하나의 옵션을 선택해야 할까? 각각의 것 중에서 가장 좋은 것을 신중히 고르고 여러분 자신을 완전히 발전시키는 것은 어떨까? 피스톨 스쿼트를 할 때 보수볼 위에서 균형을 잡을 필요가 없다. 피스톨 스쿼트는 이미 균형과 한쪽 다리의 근력을 키우는 놀라운 선택이다!

브루스 리의 말을 다시 인용하자면, "유용한 것은 흡수하고, 쓸모없는 것은 거부하고, 본질적으로 자신만의 것을 추가하라."

여기서부터 상황이 매우 흥미로워진다. 매우 효과적이지만 일반적인 운동에서는 거의 사용되지 않는 개념을 포함하여 우리가 사용할 수 있는 다음과 같은 다양한 훈련이 준비되어 있다.

신경과학, 두뇌 훈련, 무술, 댄스, 옛날 강자 훈련, 바이오 해킹, 소림사 승려, 육상, 파쿠르 등 다양한 분야에서 아이디어와 개념을 가져올 수 있다. 그리고 더 많은 것들, 모든 멋진 훈련 방식을 취해 모든 면에서 여러분을 성장시킬 수 있는 무언가로 결합해보는 건 어떨까?

저글링을 시도하기에는 너무 많은 것 같은가? 스마트한 프로그래밍을 활용하면 일반 훈련 프로그램보다 더 '빡빡하게' 진행할 필요가 없다.[21]

---

21. 항의하는 분들을 위해 "하지만... 간섭 효과!": 걱정하지 마라. 이 부분은 나중에 설명할 테니까!

특성 대 기술:
ATSP 계층 구조

기능적 훈련은 많은 오해를 받는 용어이다. 그 이유는 본질적으로 상황에 따라 다양한 의미를 가질 수 있기 때문이다.

기능적 훈련의 정의를 슈퍼 펑셔널 트레이닝으로 확장하려는 시도도 마찬가지로 혼란을 야기한다!

그래서 나는 이 두 가지 요점을 더 잘 설명하는 데 도움이 되는 시스템을 개발했다. 이 시스템은 코치와 체육관 참가자들에게 프로그램과 운동을 선택할 때 유용한 도구가 될 수 있다고 믿는다.

또한 운동으로서의 기능적 훈련에 대한 주요 비판 중 하나인 특이성의 법칙을 무시한다는 문제도 해결할 수 있다. 지난 장에서 설명한 부과된 요구에 대한 구체적인 적응인 SAID 원칙을 기억하는가? 다시 말해서, 당신은 어떤 일을 더 많이 함으로써 그 일을 더 잘하게 된다는 것이다.

이 시스템은 또한 내가 '능력 트리'라고 부르는 더 큰 구성의 일부이다. 이는 기능적 훈련의 유용성을 체력을 넘어 개인의 개발 영역으로 확장한다.

그러나 첫 번째는 ATSP 계층 구조가 있다.

야구공을 더 잘 치는 가장 좋은 방법이 야구 방망이를 휘두르는 것이라면, 기능적 훈련은 어떤 가치를 제공할 수 있을까?

무거운 것을 휘두르거나 저항에 맞서 휘두르는 것이 경쟁적인 신경 지도를 만들지 않을까?

따라서 단순히 일반적인 힘을 위한 훈련과 함께 기술 훈련을 병행해야 하지 않을까?

답은 '그렇다'이다. 하지만 여러분은 올바른 종류의 힘을 위해 훈련을 해야 한다. 그리고 심폐와 가동성도 마찬가지다. 스쿼트와 벤치 프레스는 여기서 최적이 아니며 문제의 스포츠를 최소한으로 이어준다. 그러면 우리는 어떻게 의도된 목표에 가장 적합한 운동을 선택할 수 있을까?

바로 여기에 ATSP 계층 구조의 시작이다. 이것은 다음을 의미한다.

- 특정한 신체적 특성
- 특성
- 스킬과 기술
- 숙련도

목표는 특성과 기술뿐만 아니라 정확한 신체적 특성과 보다 일반적인 숙련도를 구별하는 것이다.

야구를 예로 들면, '야구 스윙'은 기술, 즉 기술에 의존하는 구성 요소이다. 하지만 이 기술은 몇 가지 특정 특성에 의해 뒷받침된다. 이러한 특성은 동일한 최적의 기술을 사용하는 두 사람을 차별화할 수 있는 요소이다.

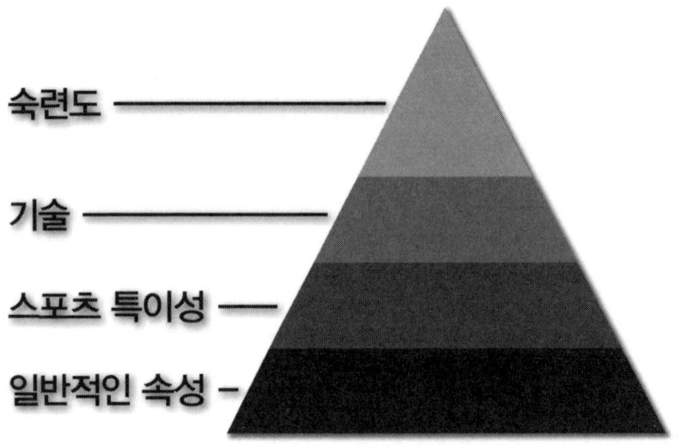

그렇다면 야구 스윙과 관련된 특성은 무엇일까? 한 가지 답은 '폭발적인 회전력'이다. 다른 답들은 '정확한 운동 조절'과 '손과 눈의 협응'을 포함한다. 좋은 측정을 위해 지구력을 투입할 수도 있다!

이러한 특성을 발전시켜도 야구에서는 여전히 도움이 안 될 수도 있다. 그것만으로는 기능 향상에 충분하지 않다! 그러나 이미 배트를 휘두를 수 있다면 그것은 배트를 빠르고 강력하며 반복적으로 휘두르는 능력만을 향상시킬 뿐이다.

마찬가지로 야구 방망이를 휘두르는 기술을 반복하면 야구 방망이 회전에 기반이 되는 몇 가지 특성을 개발하는 데 도움이 된다. 매일 야구 방망이를 휘두르면 무술에서 강력한 돌려차기를 구사할 수 있는 폭발적인 회전력을 얻을 수 있다.

그렇다면 이것은 양방향 관계이다. 하지만 이러한 특성을 분리하여 구체적으로 훈련함으로써 우리는 도전 과제를 늘려서 더 깊은 적응을 유도할 수 있다.

특성은 '전력 승수'로 가장 잘 설명될 수 있다. 전력 승수는 망치같이 일정한 입력으로부터 출력을 증폭시키는 모든 것을 말한다. 주먹으로만 못을 박아보라고 한다면 당신은 오랫동안 못을 박아야만 할 것이다! 하지만 망치로 같은 힘을 가하면 훨씬 더 큰 힘을 낼 수 있을 것이다.

폭발력은 동일한 기술을 사용하여 공을 더 멀리 보낼 수 있다.

하지만 우리는 여기에 더 깊이 파고들어야 한다. 이러한 특성을 뒷받침하는 것은 개인의 생물학과 관련된 '특정한 신체적 특성'이다. 예를 들어 폭발적인 회전력을 가진 사람은 다음과 같은 특징을 가지고 있다고 할 수 있다.

- 몸통은 빠른 심유fast-twitch fibers의 빈도가 높다.
- 구체적으로 다음 위치에 있다.
  - 복사근
  - 전거근
  - 능형근
- 높은 수준의 근육 내 및 근육 간 협응력으로, 즉 이러한 폭발적인 힘을 활용할 수 있다.

이러한 특정 물리적 속성은 신체 부위에 속하는 속성이다. 또한 적절한 운동을 통해서 구체적으로 목표를 세울 수 있는 것이기도 하다. 이러한 특성은 우리가 집중해야 할 영역과 최상의 결과를 제공하는 운동과 프로그램도 알려준다.

이 경우 설명한, 세 가지 근육을 폭발적이고 조화롭게 훈련하는 것이

선수의 발달에 가장 좋은 결과를 가져올 것이다. 이러한 코어의 회전력은 기술 연습을 보완할 수 있다.

항회전 동작인 팔로프 프레스Pallof Press와 같이 이러한 코어를 자극하는 운동은 야구 선수들에게 이상적으로 적합할 것이다. 물론, 이는 해당 유형의 운동선수에게 필요한 특정 특성과 기술 중 극히 작은 부분에 불과할 뿐이다.

이는 또한 종합적인 기능 훈련 프로그램에 뇌 훈련을 포함시켜야 한다는 주장을 뒷받침하는 근거가 된다. 집중력과 상황 인식과 같은 특성들은 스포츠와 운동에서 매우 중요할 수 있다. 야구 선수가 최상의 경기력을 발휘하기 위해서는 뛰어난 반사 신경, 시력과 감정 조절 능력이 필요하다. 앞으로 살펴보겠지만, 이러한 능력은 '뇌 훈련'이라고 생각할 수 있는 것과 마찬가지로 신체 훈련을 통해서도 충분히 향상될 수 있다.

ATSP 시스템을 사용하여 특정 기술과 기술로 세분화한 다음 개발할 수 있는 기본적인 신체적 속성을 살펴봄으로써 주어진 스포츠나 능력에 가장 적합한 보충 훈련 방법을 식별할 수 있다.

지식은 신체적 특성과 함께 특성과 기술을 뒷받침하며, 신체적 속성과 나란히 위치하며, 완벽한 왼쪽 고리에서부터 특정 스포츠의 규칙, 그리고 그 규칙이 제공하는 기회에 이르기까지 모든 것을 뒷받침한다. 이것은 기능 코치의 권한 밖에 있지만, 개인의 발전에 대해 조언을 제공하는 '능력 나무'에 유용하다.

마찬가지로 특정 속성을 신체적으로 훈련하는 것은 하나의 '입력'에 불과하다. 유전학도 신체적 속성에 기여하지만 연습은 기술을 직접 개발하는 데 있어서 가장 중요한 입력이다. 하지만 내가 기능적인 훈련의 초점이자 가치라고 생각하는 것은 특정 신체적인 속성의 훈련이다. 지식을 개발하는 데 있어서 학습은 매우 중요한 입력이다.

이것은 스포츠를 넘어 그 이상으로 확장될 수 있다. 칼을 던지는 사람이 그들의 행동을 하는 데 어떤 신체적인 속성들이 도움이 될까? 어떤 신체적인 속성들이 직장에서의 생산성을 향상시킬 수 있을까? 그것들은 훈련될 수 있을까?

이 책을 쓰기 위해서는 짧은 시간 안에 많은 내용을 쓸 수 있어야 했다. 그래서 나는 집중할 수 있는 능력, 즉 집중력을 키우기 위해 노력해야 했다. 집중력을 어떻게 신체적 특성으로 더 발전시킬 수 있을까?

내 뇌의 '실행 통제', 더 구체적으로는 전방의 피질을 발달시키는 것은 어떨까? 명상을 하면 해당 뇌 영역으로 가는 혈류량이 증가하여[22] 뇌의 가소성을 통해 그것을 발달시킬 가능성이 있다는 것은 이미 알려진 사실이다. 이 모든 것은 나중에 자세히 설명하겠다!

그리고 여기서, 정보는 점점 더 중요해지고 있다. 어떤 정보가 여러분의 업무 수행능력 향상에 더 도움이 될 것인가?

능력 나무

약어에 다른 글자를 추가하면 이 아이디어를 더욱 발전시킬 수 있다. A(k) TSP(g). 여기서 'g'는 '목표'를 의미하고 'K'는 지식을 의미한다. 그래도 꽤나 어려운 단어이기 때문에 나는 이것을 그냥 '능력 나무'라고 부른다.

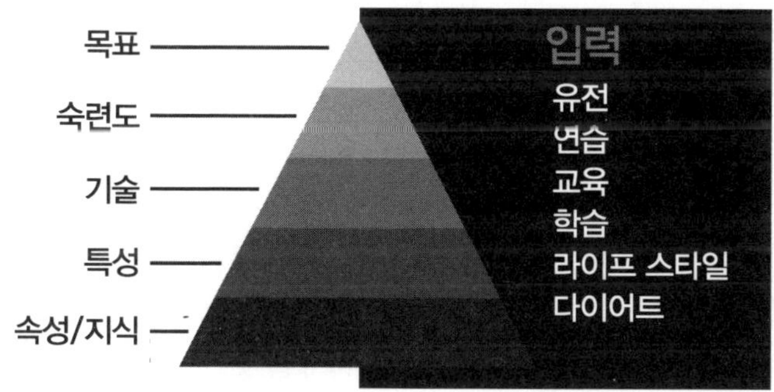

만약 여러분이 '자신의 행운을 스스로 만드는 것'에 책임이 있다고 생각한다면, 목표에 도달하는 데 도움이 되는 기술과 특성을 살펴봄으로써 어떠한 목표를 촉진해야 한다.

목표를 달성하기 위해 무엇을 해야 하는지 묻지 말고 어떤 사람이 되

22. Yi-Yuan Tang et al. (2015) "Short-term meditation increases blood flow in anterior cingulate cortex and insula," *Frontiers in Psychology*. 6:212.

어야 하는지 물어보자.

좀 더 친절하게 설명해야 할까? 좀 더 동정심이 많아야 할까? 좀 더 인내심을 가져야 할까? 이러한 것들은 완벽한 아이를 키우거나 놀라운 치료사가 되는 데 도움이 될 것이다.

더 강해질 필요가 있나? 도전과 실망에 직면해서 더 탄력적인가? 더 침착한가? 더 활기찬가?

어떤 지식을 개발해야 할까? 어떤 기술을 개발해야 할까?

먼저 목표를 선택하면 이러한 의도를 지원하는 최상의 교육 형태를 찾을 수 있다.

능력 나무는 우리에게 생활 방식 요인, 지식, 유전학, 그리고 심지어 식단과 같이 유용할 수 있는 다른 '입력'들을 보여준다!

그러나 이는 훈련할 목표나 숙련도가 있다는 가정을 전제로 한다. 이것이 바로 많은 사람들이 기능적 훈련의 유일한 이점이라고 믿는 것이며, 사람들이 체육관에서 모래주머니를 보고 종종 눈썹을 치켜세우는 이유이기도 하다.

"그런데 야구 선수도 아닌데 왜 회전력이 필요한가요?"

이는 기능적 훈련 방법에 반대하는 사람들이 흔히 하는 말이다.

나는 스쿼트 능력만큼 회전력 또한 필요하다고 생각한다. 왜 그럴까?

특성이 기술을 뒷받침하기 때문이다.

경험이 없어도 회전력이 좋으면 야구 스윙이 더 좋아질 것이다. 당신은 실제로 야구를 하는 사람보다는 열등할 수 있지만, 그런 특성을 단 한 번도 훈련해본 적이 없는 친구보다는 더 나아질 것이다.

마찬가지로, 당신은 더 나은 돌려차기와 훅 능력을 가지게 될 것이다. 다시 말하지만 당신은 무술을 훈련한 사람만큼 효과적인 사람이 될 수는 없겠지만, 그렇지 않은 경우보다 더 나아질 것이다.

회전력은 가구를 옮기거나 친구들과 씨름하고, 무거운 문을 여는 데에도 도움이 된다. 쓰레기통에서 쓰레기를 꺼내는 동안 허리를 굽히지 않도록 도와줄 것이다.

그래서 그것은 당신이 발전시킬 수 있는 모든 다른 특성을 위한 것이다.

집중력이 뛰어나면 직장에서, 비디오 게임을 하고, 지루함을 견디고, 운전을 하고, 스포츠를 하는 데 도움이 될 것이다. 폭발적인 다리 힘은 당신이 더 높이 뛸 수 있고, 더 빨리 뛸 수 있으며, 허들과 같은 스포츠 경기에서 제대로 찌르는 데 도움이 될 것이다.

만약 여러분이 숙달하고 싶은 한 가지 학문을 선택하지 않았다면, 여러분이 할 수 있는 한 많은 것을 잘하는 것이 타당하다.

이것은 보통 사람들에게 훨씬 더 '유용한' 훈련 방법이다.

물론 쉽게 질문할 수도 있다. 왜 200kg을 스쿼트할 수 있어야 하나? 스쿼트는 매우 유용하며 다른 곳에도 적용할 수 있는 많은 특성과 속성을 개발할 것이다. 하지만 그 이점이 감소하는 시점이 있다. 200kg 스쿼트가 가능한 것이 과연 180kg 스쿼트를 하는 것보다 훨씬 더 유용할까?

일상생활에서 그런 능력이 필요한 경우가 언제 있을까?

이 시점에서 성능의 다른 측면에 초점을 맞추는 것은 어떨까? 이런 제안을 하는 내가 미친 사람일까 화가 난다!

이것이 바로 슈퍼 펑셔널 트레이닝의 목표이며, 이 책의 목적이다. 최대한 많고 다양한 특성을 개발하기 위한 훈련 기법을 사용하여 모든 스포츠에서 더 경쟁력을 높이고, 부상에 대한 회복력을 높이며, 일상생활에서 더 유용하게 사용할 수 있도록 하는 것이다.

따라서 우리는 전반적으로 최대의 이점을 갖는 운동과 훈련 방법론으로 끌 것이다. 그리고 또한 최적의 운동수행력을 위한 종합적인 해결책을 제공하지 못하는 단일 훈련 방법에 대한 독단적인 집착에서 벗어날 것이다. 마찬가지로, 우리는 결국 건강에 해로울 수 있는 숫자와 점진적인 과부하에 중독되지 않을 것이다.

단순히 근력을 단련하는 것을 넘어 인지 능력, 이동성, 심장 내구성 등을 동등하게 살펴볼 것이다.

우리는 무엇이든 준비할 수 있도록 훈련할 것이다. 그리고 우리가 하고 싶은 것과 되고 싶은 것에 대해 더 많은 선택지를 만드는 것이다.

자유롭게 움직여라. 모든 차원을 탐험해라.
더 강하게 움직이고 장애물을 넘어서자.

더 빨리 움직여라. 더 멀리 이동해라.
좀 더 크게 생각하자. 모든 가능성을 보자.

멋지게 훈련해라

이 장에서 수행한 기능 훈련과 슈퍼 펑셔널 트레이닝의 가치에 대한 개괄적인 설명이 그 훈련을 이해하는 데 도움이 되었기를 바란다. 이 훈련은 여러분에게 어떤 삶을 던져줄지도 모르는 상황에 대비시켜주고, 좀 더 균형 잡힌 운동선수, 사람으로 만들어줄 것이다.

하지만 내가 이런 방식으로 훈련하는 이유는 사실 그게 아니다. 대부분의 사람들이 그렇게 해석하지만 자기 개발은 〈The Bioneer〉 유튜브 채널의 주요 '메시지'가 아니다.

대신에, 나는 사실 그 자체를 위해서 이 방법을 훈련한다. 왜일까? 멋지니까!

나는 항상 많은 사람들이 액션 영화와 컴퓨터 게임을 즐긴다는 것을 이상하게 여겼다. 이러한 것들을 알고 난 후 오락적이고 모험적이지 않은 생활 방식을 즐긴다. 나는 우리 모두가 살면서 조셉 캠벨의 '영웅의 여행'을 조금씩 놓치고 있다고 생각한다.

우리는 조금 더 많은 행동과 도전으로 많은 이익을 얻을 수 있다. 밧줄을 타고, 물건을 뛰어넘고, 물구나무서기를 하며 훈련할 때, 여러분은 그 흥분과 모험을 경험할 수 있다. 훈련은 여러분의 민첩성, 힘, 결의, 그리고 가동성을 시험해줄 것이다.

여러분은 더 강하고, 더 빠르고, 더 똑똑해지는 방법들을 연구하다 보면 마치 그의 실험실에 있는 토니 스타크처럼 느끼게 될 것이다.

흥미롭고 굉장하며 현대의 수많은 질병을 고칠 수 있다는 엄청난 추가 보너스도 있다.

결과도 굉장하다! 나는 지인이 이사를 할 때 내가 꽤 강한 것을 알고 나에게 도움을 요청하는 것을 좋아한다.[23] 그리고 물구나무서기와 머슬업을 수행하면 실제로 군중을 끌어들일 수 있다는 사실을 좋아한다.

내가 배트맨을 만난다면 함께 이야기할 수 있는 것이 있을 것이라고 생각하기 때문에 나는 이런 식으로 훈련을 한다.

23. 아니요. 이사는 도와드리지 않겠습니다.

CHAPTER 3

움직임과 힘의 과학

이 책은 진정으로 기능적이 될 수 있는 다양한 훈련 방법들이 접목되었다. 우리가 이런 방법들을 접하기 전에, 우선 기본으로 돌아가야 한다. 몸을 움직이고 근육을 만들어내는 방식에 대해 무엇을 알고 있는가?

어떻게 사람들을 지금 당장 훈련할 수 있을까? 그리고 이런 방식엔 어떤 한계가 존재할까?

다음 문단을 통해 어떻게 우리의 뇌와 몸이 움직임을 계획하고 수행하는지를 배우게 된다. 상당히 진부하고 읽기 싫을 수 있다. 하지만 만약 당신이 나를 따라 글을 끝까지 읽는다면, 끝내주는 경험을 할 수 있을 거라 장담한다. 개인적으로 모든 사람들은 움직임이 어떻게 이뤄지는지 알아야 한다. 단순히 알고 있는 것만으로도 인지 능력을 향상시키고, 스스로 더 잘 움직일 수 있다! 게다가 이를 통해 앞으로 우리가 토론할 모든 것들을 분명히 할 수 있다. 그러니 부디, 참을성을 가지고 따라와보시길!

어떻게 움직이는가

사람의 뇌는 약 860억 뉴런들을[24] 포함하며, 무수히 많은 시냅스로 연결돼 소통한다. 이렇게 형성된 '연결망'은 신경망을 도식화한 마인드맵과 상당

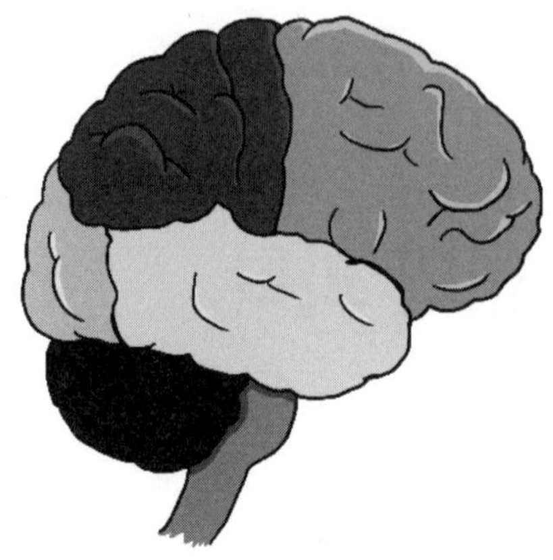

히 유사하다. 이 연결망은 너무 복잡하게 얽혀있어, '전 우주에서 가장 복잡한 구조물'로 명성이 자자하다.

당신은 이것을 가지고 있는 것이다!

이러한 연결망의 각 세포와 네트워크는 경험, 느낌, 기억, 신체의 일부분, 특질Quale[25] 또는 움직임을 나타낸다. 이들은 세포 내 '활동 전위'라고 하는 전류에 의해 활성화될 때까지 조용히 비활성화 상태로 대기한다. 이때, 우리는 해당 뉴런과 관련된 주관적인 감각을 경험할 수 있다! 그런 다음 활동 전위는 신호가 사라질 때까지 파도처럼 시냅스를 가로질러 주변 뉴런으로 이동한다.

사람 뇌는 약 860억 개의 뉴런들이 있다.

헬스장에서 할 수 있는 간단한 운동 중 하나인 암 컬 운동을 예로 들어 신경 활동이 어떻게 그 동작으로 변화하는지 생각해보자!

덤벨로 컬 동작을 하기 위해 팔을 움직이기로 결정하면 뇌의 활동이 시작된다. 움직이려는 특정한 의도는 후두정엽 피질이라는 영역에서 발생한다. 이 영역은 사람의 자유의지 개념과도 연관되어 있다.[26] (잠깐 짚고 넘어가자! 심리학자들도 현재 자유의지가 실제로 존재하는지에 대해 확신하지 못하고 있다!)

여기서부터, 기저핵과 대뇌와 같은 다른 뇌의 영역들이 포함된다.[27] 기

24. 뇌세포.

25. '퀄리(Quale)'는 '퀄리아(Qualia)'의 단수형이다. 심리학자 혹은 철학자들이 색깔과 같이 인간 내면의 경험 중 형용할 수 없는 단위를 나타낼 때 사용한다.

26. Michel Dsemurget et al. (2009) "Movement Intention After Parietal Cortex Stimulation in Humans." *Science*. 324(5928):811–813.

저핵은 사람을 의도대로 행동하게 하는 '행동 선택'을 지시한다. 대뇌는 감각으로부터 온 정보를 수집한다. 우리가 어디에 있고, 어느 방향으로 향하며, 우리의 균형이 어떤지를 받아들인다. 그다음 이런 정보는 전운동피질로 넘어가, 순차적으로 움직임을 정비한다. 전운동피질은 전달되는 감각을 걸러내기도 한다.[28]

이런 과정 덕분에, 암 컬을 하는 동안 중심을 잃고 벽으로 쓰러지는 일은 발생하지 않는다.

한편, 소뇌는 근육의 피드백(고유수용성 감각)을 활용하여 정보를 받아서 운동 중 균형과 협응력을 제공하는 데 도움을 준다. 여기에는 우리 자세를 바르게 유지시켜 주는 코어 기능이 포함되며, 이러한 기능은 덤벨 컬을 할 때, 앞으로 넘어지지 않도록 안정된 자세로 서 있을 수 있도록 조절할 수 있다.

이두근의 근육 길이와 긴장도(근육 내에는 근방추와 골지건 기관이라는 근육의 센서를 사용)를 통해 신체는 덤벨의 무게와 어느 정도 힘을 가해야 하는지 알 수 있다. 이러한 정보를 사용하여 이두근에 보내는 신호가 얼마나 강해야 하는지 결정한다. 이 정보가 없다면 우리는 이두 컬을 하는 동안 목표 지점보다 더 많이 움직여서 주먹으로 이빨을 칠지도 모른다! (소뇌는 또한 운동 능력에서 종종 간과되는 측면인 타이밍에도 중요한 역할을 담당한다.)

보조 운동피질은 양손을 사용한 더 복잡한 동작을 할 때 사용된다. 우리는 뇌 영역에 걸쳐 저장된 이두 컬에 대한 절차적 지식을 끄집어 사용한다.

그러나 주된 작용은 말 그대로 '원동력'이라고 할 수 있는 운동피질 자체에서 이루어진다. 뇌의 이 부분은 작은 지도처럼 신체의 특정 지점에 해당하는 뉴런(운동 뉴런)과 관련이 있다. 만일 우리가 이 영역의 특정 뉴런을 자극한다면, 신체의 미세한 근육들의 섬유들이 반응할 것이다. 이건 가설이 아니다! 두개골을 열고 뇌수술을 받는 환자들을 대상으로 한 연구

---

27. Stocco A. et al. (2010) "Conditional routing of information to the cortex: a model of the basal ganglia's role in cognitive coordination." *Psychol Rev.* 117(2):541–574.
28. Weinrich M. (1984) "A neurophysiological study of the premotor cortex in the rhesus monkey." *Brain.* 107(Pt 2):385–414.

에서 정확히 증명되었다. 한 번에 많은 운동 뉴런들을 자극함으로써, 우리는 근섬유를 꼭두각시 인형처럼 한 번에 움직일 수 있다.

운동피질은 사람 몸과 유사한 방식으로 배열된 것처럼 보이는 방식으로 구성되었다. 실제로는 일반적으로 함께 사용되는 신체 부위가 뇌에서 서로 더 가깝게 배열되어 있을 뿐이다(손가락들은 손 옆에 붙어 있다). 하지만 다른 다양한 신체 부위의 상대적인 크기는 실제 신체 크기보다는 해당 부위의 민감도와 통제력에 의해 결정되기 때문에 상당히 다르게 나타난다!

암 컬 동작에는 다양한 여러 신체 부위와 근육들이 관여한다. 암 컬을 살펴보면, 당연하지만 전완근, 손가락 근육뿐 아니라 몸을 똑바로 세우기 위해서 다리와 코어 근육도 함께 사용된다. 이러한 동작을 하는 동안, 동작들과 연관된 영역은 활동 전위가 통과하면서 '활성화'된다.

이러한 신호들은 각각의 운동 뉴런의 축삭(꼬리)을 따라서 척추까지 이동한다. 그런 다음 척추를 따라 내려가 연관된 근육을 자극하며, 근육 세포를 자극하는 근신경계 접합부의 반응이 나타난다. 이때 발생한 신호가 이두근에 도달하면 컬을 시작한다.

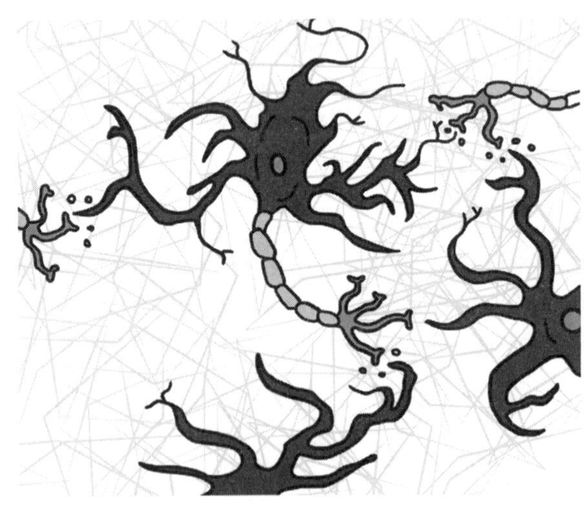

뉴런

물론 이런 현상은 찰나의 순간에 이뤄지며, 우리는 내부에서 얼마나 많은 일이 일어나고 있는지 거의 알 수 없다! 우리 몸은 정말 놀랍다!

참고: 의식적인 움직임만이 이러한 정교한 과정을 거친다. 의식적인 조절이 필요하지 않은 무릎 반사와 같은 동작은 '단일 연접 반사'로 알려져 있다. 이건 단일한 접촉을 가지고 있다는 뜻이며, 반사는 입력/출력 반응에 지나지 않다.

수축

신호가 근육 자체에 도달하면, 근섬유에 작용한다.[29] 근섬유는 각각의 개별 근육 세포(근세포)로 구성되며, 수축에 필요한 자극을 받으면 동시에 다발적으로 반응하여, 스스로 접힐 수 있는 능력을 가지고 있다.

근육 세포는 수천 개의 막대 모양 근원섬유로 구성되며, 이 근원섬유는 마이오신 필라멘트와 액틴 필라멘트로 구성된다. 이들의 외부는 '망원경' 같고 내부는 '튜브'와 같다. 화학 반응을 거쳐, 마이오신 필라멘드가 액틴을 끌어당겨, 근원섬유를 짧게 만든다. 큰 영역에서 이러한 현상이 발생했을 때, 해당되는 전체 근육을 수축시킨다. 근원섬유 다발들을 '근섬유분절'이라 한다. 모든 근육은 수십만 개의 아주 작은 근섬유들로 이루어져 있는데, 이 근섬유는 '운동 단위'라고 하는 그룹으로 집약된다. 각각의 운동 단위는 하나의 신경에 의해 제어(신경 분포)되며, 이 신경은 다시 운동피질 내 있는

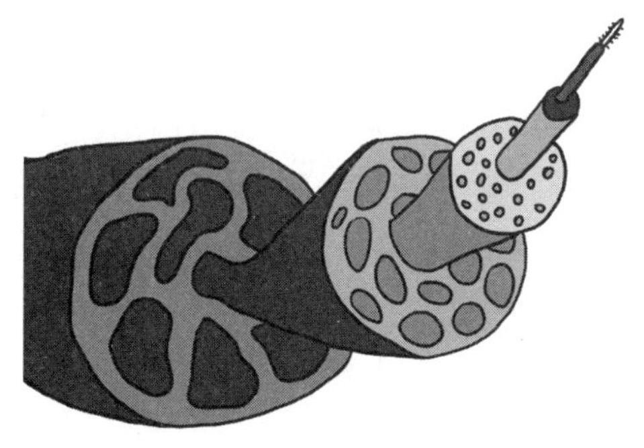

29. Klein CS. et al. (2003) "Muscle fiber number in the biceps brachii muscle of young and old men." *Muscle Nerve*. 28(1):62–68.

하나의 운동 뉴런에 의해 순차적으로 조절된다.

즉, 하나의 신경이 단일 근육 세포를 수축시킬 수 없다는 뜻이다. 오히려, 전체 운동 단위를 제어하게 된다. 이건 일리 있고, 각각의 모든 근섬유가 연관된 신경들에 의해 조절된다. 굉장히 비효율적이다!

마찬가지로 이러한 신경 신호는 운동 단위를 수축시키거나 수축시키지 않거나 2가지 결과로만 종결된다. 신경 신호에는 단계가 없다. 예를 들어 근육 단위의 전체 근섬유 중 절반만 수축시킬 수 없으며, 그것들을 절반의 힘만 주어 절반만 수축시킬 수도 없다. 또한 신경 신호는 굉장히 빠르게 끝나기 때문에 근육 수축을 계속 유지할 수도 없다! 우리가 할 수 있는 건, 해당 근육의 운동 단위를 조절하는 것이다!

이를 위해, 우리 운동 뉴런에는 '흥분 역치'가 있다. 즉, 이는 입력된 신호가 최소 기준치를 넘어야 활성화됨을 의미한다. 만일 한 뉴런이 주변에 있는 다른 뉴런을 자극한다면, 이 자극이 변화를 일으킬 정도로 충분할지 장담할 수 없다. 이는 다른 뉴런이 얼마나 민감한지에 달려 있다! 하지만 만일 신경이 다른 세 개의 신경들로부터 입력을 받으면, 이 값이 신경을 한계점으로 몰고 가서 방전을 일으킬 수 있다.

따라서 신호의 세기에 따라(주관적으로 '노력'으로 느껴지는) 우리는 이두 컬을 할 때 운동 단위를 더 동원할 수도 있고 덜 동원할 수도 있다. 이두근에는 약 774개의 운동 단위가 있는 것으로 추정되며, 이는 뇌의 774개의 운동 뉴런으로 자극을 받는다.[30]

근육 세포의 단일 수축은 '연축 수축'이라고 하며, 수축 전에 약 10밀리초의 짧은 잠복기를 거쳐 약 100밀리초 동안 지속되며, 약 60밀리초의 이완 기간을 가진다.

하지만 근육 세포를 켜거나 끄는 것만 가능하고, 각 수축이 단지 몇 초의 일부분 동안만 지속된다면, 어떻게 우리는 덤벨을 90도에서 연속적인 수축으로 유지할 수 있을까? 그렇지 않으면 단순히 위로 올라갔다가 다시 내려오지 않을까?

---

30. Mary Kay Floeter (2010) "Disorders of Voluntary Muscle, Eighth Edition." *Cambridge University Press*. 10:1017.

이러한 연속적인 수축은 근육 전체에서 하나의 연축 수축이 끝나면 다음 연축 수축이 발생하는 과정을 통해 이루어진다. 연속적인 긴장으로 인식되는 것은 실제로 빠른 맥박으로, 덤벨이 떨어질 기회를 주지 않는다. 동전을 공중에 띄우기 위해 기관총을 쏘는 것을 상상해보면 이해가 쉽다. 이것을 강직성 수축이라고 한다. 또한 무거운 물건을 들고 있을 때 근육이 약간 떨리는 것을 느낄 수 있는 이유이기도 하다.

이 모든 것의 흥미로운 시사점 중 하나는, 우리가 실제로는 잠재적인 힘의 아주 작은 비율만을 사용한다는 점이다. 1회 최대 중량을 들려고 할 때조차도 모든 운동 단위를 한 번에 활성화할 수는 없다. 그렇게 하면 완전히 피로해질 뿐만 아니라 수축의 지속 시간도 크게 제한된다.

얼마나 많은 힘을 사용할 수 있을까? 일반적인 경우 평균적으로 약 30% 정도 사용한다. 훈련된 운동선수의 경우에는 최대 50%까지 사용할 수 있다.

나중에 이 책에서 우리는 잠재된 잠재력을 더 활성화할 수 있는 드문 상황을 만나게 될 것이다. 가장 직관적인 예로 종종 전기 충격이 언급된다. 만약 여러분이 영화에서 누군가가 감전되는 장면을 본 적이 있다면(예: 쥬라기 공원), 그들이 항상 몇 피트 뒤로 날아가는 것을 볼 수 있다. 이는 어떤 종류의 '폭발' 때문이 아니라 모든 근섬유가 동시에 수축하기 때문이다. 전류는 이러한 근육을 한 번에 활성화하여 신체 전체에 걸쳐 가능한 가장 강한 수축을 유발한다. 그 사람의 힘 자체가 그들을 그 거리만큼 날려버리며, 근육에 숨겨진 힘이 얼마나 큰지 보여준다.

근섬유 유형

근섬유 유형은 크게 세 가지로 나눌 수 있다.

유형 1: 느린 연축 섬유

유형 2a: 빠른 연축 섬유

유형 2x: 초고속 연축 섬유

1형 근섬유는 비교적 느리고 약하지만 에너지 효율이 높다. 2형 a는 더 빠르고 강하지만 더 빨리 피로해진다. 2형 x는 더 강력하지만 피로도 더 빨리 찾아온다. 좀 더 구체적으로 말하면, 빠른 연축 섬유는 느린 연축 섬유보다 약 다섯에서 여섯 배 더 많은 힘을 생성하며, 초고속 연축 섬유는 느린 연축 섬유보다 약 스무 배 더 강력하다.[31]

1형 근섬유는 산화적이며 미토콘드리아 밀도가 높은 반면, 2형 a와 2형 x는 더 무산소적이어서 미토콘드리아를 적게 포함한다. 근섬유의 유형은 종종 이렇게 깔끔하게 설명되지만, 실제로는 더 범위가 넓으며, 각 섬유는 어느 한쪽 끝에 더 가까이 위치해 있으며, 더 많이 중복된 영역들이 유형 분류 사이의 어딘가에 존재한다.

빠른 연축 섬유는 폭발적이고, 느린 연축 섬유는 지구력이 좋다. 단거리 달리기와 무거운 중량 들기는 2형 a/2형 x 근섬유를 더 많이 필요로 하는 반면, 걷기와 조깅은 1형 섬유를 더 많이 필요로 한다. 우리는 무한정 걸을 수 있지만, 단거리 달리기나 무거운 중량 들기를 할 때는 짧은 시간 내에 피로를 느낀다.

훈련을 통해 2형 a섬유를 2형 x섬유로 변환할 수 있으며,[32] 이는 우리를 더 강하고 폭발적으로 만든다. 일부에서는 1형 섬유가 2형 a로 변환될 수 있는지, 혹은 그 반대가 가능한지에 대해 논쟁이 있지만, 이에 대한 충분한 증거가 이미 있으며,[33,34] 단지 그 정도가 불확실할 뿐이다.

우리는 특정 유형의 근섬유를 더 많이 가지고 태어나며, 이는 일부 사람들이 지구력이나 단거리 달리기에 더 적합한 이유다. 신체의 다른 근육들도 사용 방식에 따라 느린 연축 섬유와 빠른 연축 섬유의 비율이 다르다. 예를 들어 이두근은 약간 빠른 연축 섬유가 우세한데, 이는 이두근이 일반적으로 짧은 시간 동안 폭발적인 힘을 발휘하는 데 사용되기 때문

---

31. R Bottinelli (1996). "Foce-velocity properties of human skeletal muscle fibers: myosin heavy chain isoform and temperature dependence." *J Physiol.* 495(Pt 2):573–586.
32. 2x형 섬유와 2b형 섬유는 엄밀히 따지면 같지 않지만, 종종 교차 사용된다.
33. Karp, J. R. (2001). "Muscle Fiber Types and Training." *Strength and Conditioning Journal.* 23(5):21.
34. Andersen, J. L. et al. (1994) "Myosin heavy chain isoforms in single fibers from m. vastus lateralis of sprinters: influence of training." *Acta. Physiol. Scand.* 151(2):135–142.

이다(반면 복근은 하루 종일 인체를 세우고 지치지 않게 유지해야 한다).

운동 단위는 일반적으로 단일 유형의 근섬유로 구성된다. 일반적으로, 2형 a와 2형 x 섬유로 구성된 근육은 더 크고 총 세포 수가 많다. 또한 더 높은 흥분 역치를 가지고 있다. 이는 약한 신호가 더 적은 운동 단위를 모집할 뿐만 아니라, 느린 연축 섬유로 구성된 운동 단위만 모집할 것임을 의미한다. 반대로, 매우 강한 신호는 모든 작은 운동 단위와 함께 큰 운동 단위를 모집할 것이다.

이것을 헨네만의 크기 원리Size Principle라고 하며, 이는 신체가 운동 단위를 크기 순서대로 모집하고, 해당 동작에 필요한 만큼만 모집함을 의미한다.

책상 위에 다양한 크기의 쇠구슬이 있다고 상상해보자. 이 쇠구슬 앞에는 선풍기가 놓여 있다. 선풍기를 약하게 틀면 작고 가벼운 쇠구슬만 굴러 내려갈 것이다. 반면, 선풍기를 더 세게 틀면 모든 구슬이 테이블 아래로 떨어져 내릴 것이다. 큰 구슬을 떨어뜨리려면 작은 구슬도 떨어뜨려야 한다.

이것은 중요한데, 낮은 수준의 힘에서는 실제로 우리의 움직임을 훨씬 더 정밀하게 제어할 수 있기 때문이다. 우리가 더 많은 힘을 가할수록, 변화의 단위가 커진다.

숟가락을 입으로 들어 올리는 동작은 약한 운동 단위 중 소수만을 필요로 한다. 작은 전기 신호가 작은 노력에도 반응하는 근육에 가해질수록, 작은 운동 단위들이 활성된다. 하지만 만약 이 숟가락을 덤벨로 바꾼다면, 무게 저항에 맞서 비슷한 동작을 수행하기 위해 훨씬 더 강한 신호가 필요하다.

이두 컬 동작을 할 때 발생한 수축은 건을 거쳐 팔꿈치를 잡아당기고, 뇌는 끊임없는 피드백 정보를 뇌에 공급하여 이를 돕는다.

근비대와 근력 증가

이것이 바로 근육들이 '작동'하는 방식이다. 이제 문제는 우리가 근육을 어떻게 훈련시켜야 하느냐는 것이다? 어떻게 근육을 크고 강하게 만들 수 있을까? 혹은 근비대 없이 근력만 키우고 싶다면 어떻게 해야 할까?

이에 대한 정답은 알 수 없다.

적어도 모든 상황에서 근육이 어떻게 강해지는지 100% 정확하게 파악하고 있지는 못하다. 하지만 성장이 일어나는 여러 방식과 그 가능성을 높이는 방법은 확실히 이해하고 있다. 우리는 이미 2a/2x형 근섬유의 밀도를 증가시킴으로써 근육을 더 강하게 만들 수 있다는 걸 알고 있다. 이를 위해서, 우리가 해야 하는 건 SAID 원칙을 적용하는 거다!(SAID 원칙: 부과된 요구에 대한 특정한 적응). 만일 우리가 더욱 폭발적인 근섬유를 원한다면, 더 폭발적인 방식으로 훈련해야 한다!

이를 위한 가장 좋은 방식은 박수 푸시업과 같은 플라이오메트릭 훈련, 케틀벨 스윙과 같은 발리스틱 훈련 그리고 고중량의 웨이트 훈련이 있다. 우리가 알아두어야 할 핵심은 신체가 가속도와 힘의 차이를 인식하지 못하고 모두 힘으로만 인식한다는 것이다. 어느 쪽이든 큰 운동 단위를 많이 사용하라는 강력한 신호가 전달된다. 따라서 우리는 힘을 기르기 위해 박수 푸시업을 할 수도 있고, 150kg의 벤치 프레스를 할 수도 있다. 어느 쪽이든 두 가지 방식을 통해 2x형 근섬유의 양을 증가시킬 수 있다.

우리는 한정된 2x형 근섬유를 가진다. 훈련 대부분의 형태는 2x 근섬유가 아니라 2a를 증가시킨다. 예외는 극한의 폭발성을 요구하는 훈련이다(예: 1RM의 95%로 역도 훈련을 하는 것 혹은 무거운 벤치 프레스 4회 반복하는 훈련).

하지만 대부분의 플라이오메트릭 동작들은 최대 힘을 내는 데 찰나의 몇 초의 시간만을 필요로 하기 때문에, 액틴과 미오신 필라멘트 사이의 '크로스 브릿지'가 형성될 시간이 거의 없다. 이건 근육이 성장을 위해 활성된 상태에서 최적의 신호를 보내지 않음을 의미한다. 그러므로 고중량 웨이트는 최대 근력과 사이즈를 위해 선호된다. 이는 더 많은 근섬유를 2형 섬유로 바꾸고 다양한 방식을 통해 근성장을 촉진하며, 더 많은 운동 단위를 동원하도록 한다. 근비대를 위해 알맞다고 알려진 세 가지 요소가 있다.

- 기계적 장력
- 근육 손상 대사적 스트레스
- 기계적 장력

기계적 장력

기계적 장력은 말 그대로 기계 수용기/기계 감각 뉴런에 의해 근육에서 감지되는 장력을 의미한다. 근육이 강하게 수축할 때, 마이오카인이라는 근육 성장 인자를 방출한다.[35] 분비된 펩타이드와 수백 개의 다른 펩타이드는 신체의 다른 부위에 있는 장기에도 영향을 미쳐 지방 산화와 같은 기능에 기여한다.[36] 이러한 이유로, 근육은 실제로 '분비 기관'으로 설명된다. 이를 통해 신체가 얼마나 밀접하게 연관됐는지 알 수 있다.

이것은 근육에 더 많은 장력이 가해지면 근육의 성장을 유발한다는 것을 의미한다. 따라서 근육을 수축하는 것과 같은 간단한 운동은 근비대를 촉진하는 데 도움이 된다.

근육 손상

한편 근육 손상은 근섬유들에 미세한 손상이 발생했을 때 유발된다. 고무줄이 약간 닳기 시작했을 때까지 잡아당긴다고 상상해보자. 그러면 신체는 손상된 조직을 복구하기 시작하며, 여기에는 추가적인 손상을 방지하고 보상하기 위해 추가적으로 조직의 밀도를 높이려고 하는 것이 포함된다. 가장 많은 양의 근육 손상은 저항을 받는 운동에서 근육 길이가 늘어날 때(신장성 수축), 가장 크게 나타난다. 즉, 덤벨 컬을 할 때 덤벨을 아래로 놓

---

35. Luana G. Leal et al. (2018) "Physical Exercise-Induced Myokines and Muscle- Adipose Tissue Crosstalk: A Review of Current Knowledge and the Implications for Health and Metabolic Diseases." *Frontiers in Physiology*. 9:1307.
36. Bente K. Pedersen (2012) "Muscles, exercise and obesity: skeletal muscle as a secretory organ." *Nature Reviews Endocrinology*. 8(8):457–465.

는 구간 그리고 턱걸이를 할 때 올라갔다 내려오는 구간에서 근육이 크게 손상됨을 의미한다. 따라서 이러한 동작을 천천히 수행할 때, 더욱 많은 무게 부하를 가할 수 있고 이는 근육 사이즈를 더 빠르게 늘릴 수 있다.

대사적 스트레스

근비대를 촉진하는 주요 인자는 대사적 스트레스이다. 12회 반복 횟수의 덤벨 컬을 할 때, 혈관 확장 및 수축의 변화로 인해 혈액은 근육으로 보내지며, 근육 성장을 자극하는 대사물질도 함께 전달한다. 근육의 수축은 차단 효과를 가지며, 혈액을 가둬서 연못을 일으킨다. 이는 근육을 성장 인자에 담기게 하고, 이로 인해 세포 팽창(및 다른 가능한 메커니즘)을 통해 성장이 증가한다.

이 시점에서, 주목할 만한 점은 근비대에는 다른 두 가지 형태가 있다는 것이다. 이는 수축성 비대와 비수축성 비대, 즉 근원섬유 비대와 근형질 비대로 알려져 있다. 이런 구분이 얼마나 의미가 있는지는 여전히 논쟁의 대상이지만, 일반적으로 근원섬유 비대는 근원섬유의 부피 증가를 말하고 근형질 비대는 '근육 팽창'을 말한다. 여기서 근육 세포 내의 체액과 글리코겐이 증가하여 근육을 더 커 보이게 한다. 하지만 이는 지속적인 무산소 활동(예: 많은 반복 횟수의 중량 운동 혹은 무거운 짐을 들고 차로 옮기기 등)을 하는 동안 더 많은 에너지를 공급하여 근지구력을 증가시킬 수 있다.

대사적 스트레스는 근육이 단축성 수축 단계, 즉 근육이 부하를 받아 짧아질 때 가장 많이 증가하는 것으로 보인다. 이는 더 많은 반복 횟수를 통해 이루어지며, 이로 인해 혈액과 대사산물이 더 많이 축적된다.

다음에 일어나는 일은 무엇인가!

근육에 특정 호르몬이 분비된다는 것은 좋은 말이지만, 이것이 어떻게 물리적으로 근육의 모양을 변화시킬까?

신체는 유전자 발현의 변화를 통해 이러한 변화를 일으킨다(다음 참조). 이는 세포가 근섬유에 더 많은 단백질을 밀집하도록 지시하여 다른 적응과 함께 근원섬유를 두껍게 만든다. 이 시점에서, 이러한 근원섬유는 근세포를 더욱 단단히 만들기 위해 분열하고 증식하여 복제한다. 이 과정은 근육의 크기를 증가시키고, 근력을 더 강하게 만드는 데 기여한다.

2형 근섬유가 1형 근섬유보다 근비대에 관여하는 기여도가 더 크며, 이는 근육 크기를 키우는 데 있어 보다 폭발적인 형태의 훈련이 안정 상태의 유산소 운동보다 근비대를 위해 유리하다는 점을 주목하자!

신체는 어떻게 몸에 이런 변화를 반영하여 근육을 크게 만들까? 이는 '유전자 발현'이라는 것 덕분에 설명될 수 있다. '유전자 발현'이란 특정 시점에 어떤 부분이 활성화되는지 변화하는 특성을 말한다. DNA를 거대한 알파벳이라고 생각하면 유전자 발현은 알파벳의 일부가 어떻게 다른 단어의 철자를 만들기 위해 '조합'될 수 있는지를 설명한다. 이것이 바로 똑같은 DNA를 가지고 있음에도 불구하고 신체의 여러 세포가 서로 다르게 조합되어 작용할 수 있는 이유이다.

이는 또한 근육 세포가 새롭고 더 큰 크기로 스스로를 복구하기 위해 '기억'하는 방법이기도 하다. '발현' 부분의 일부는 RNA(리보핵산)를 거쳐 이뤄지며, RNA는 DNA 내의 정보를 손상된 근세포를 복원하고 합성하는 새로운 단백질을 만들어내는 데 기여한다. mRNA는 DNA로부터 청사진을 가져와 필요한 단백질을 만드는 기계인 리보솜으로 전달한다.

우리의 몸 안에는 셀 수 없이 많고 다양한 종류의 휴식기 '세포'들이 있다. 우리는 운동을 통해 이들을 깨울 수 있다. 이러한 영역을 '후성유전학$_{\text{Epigenetics}}$'이라 한다.

흥미로운 점은 후성유전학을 거쳐 생긴 변화는 후손에게 계승된다는 점이다. 이들은 또한 무기한으로 남는 것 같다. 만일 과거에 정말 강했던 근육이 있었다면, 미래에 근력과 크기를 되찾기는 훨씬 더 쉬워질 것이다.[37]

일반적으로 근비대는 근섬유 수의 증가(증식이라고 하는 과정)로 인해 발생하지 않는다. 사실 이것이 가능한지는 여전히 논쟁의 여지가 있는 주제이며 더 연구되어야 한다.

한 가지 중요하고 잘 알려진 연구는 근비대는 극단적인 상황에서 이

37. Robert A. Seaborne et al. (2018) "Human Skeletal Muscle Possesses an Epigenetic Memory of Hypertrophy." *Scientific Reports*. 8:1898.

뤄진다는 내용이다. 이 연구는 새의 날개 끝을 계속 묶어두었더니, 근육의 근섬유가 증가했다고 보고한다.[38] 또한 1999년에 발표된 한 연구에선 약물을 남용한 파워리프터의 근비대 사례를 보고한다.[39] 이것이 일반인에게도 도움이 될 수 있는지는 불분명하지만 힘을 키우고자 한다면 이 부분에 큰 관심을 가질 필요는 없다.

우리 몸 안에는 셀 수 없이 많고 다양한 종류의
휴식기 '세포'들이 있다.

훈련은 또한 근육 내 안드로겐 수용체의 발현을 증가시켜 성장 호르몬과 테스토르테론과 같은 단백 동화 호르몬들을 더 잘 수용되게 하는 것으로 보인다.[40]

충분한 자극이 주어질 때, 위성 세포[41]는 근육 세포로 '기부'된다. 이는 단백질 합성물을 점점 더 늘리고 근육의 잠재력을 증가시킨다.

근육 세포는 하나 이상의 핵을 포함할 수 있기 때문에 다중핵을 지니고 있음을 알고 있는 게 중요하다. 핵[42]에는 DNA가 있으며, 이들은 성장을 필요로 한다. 그러나 근핵은 제한된 '영향 범위' 혹은 '근핵 영역'만을 가진다. 근육 세포가 커질수록, 핵은 주변을 살피고 필요한 단백질 합성물질을 제공한다.

일단 확실한 양의 근비대를 이루고 나면, 근핵은 더 이상 근비대를 명령하지 않는다. 앞서 언급한 후성유전적 적응처럼, 근핵은 우리가 트레이닝을 더 이상 하지 않아도 여전히 남는다. 이들이 얼마나 오랜 기간 남아 있는지 확실치 않지만, 연구자들은 아직 이들이 사라지는 시점을 발견하지

38. Antonia K., & Gonyea WJ. (1993) "Progressive stretch overload of skeletal muscle results in hypertrophy before hyperplasia." *J Appl Physiol.* 75(3):1263 – 1271.
39. Kadi F. et. al. (1999) "Effects of anabolic steroids on the muscle cells of strength-trained athletes." *Med. Sci. Sports. Exerc.* 31(11):1528 – 1534.
40. Marcas M. Bamman et al (2001) "Mechanical load increases muscle IGF-1 and androgen receptor mRNA concentrations in humans." *Endocrinology and Metabolism.* 280(3):383 – 390.
41. 근육세포의 전구체.
42. 이들은 근육에 위치할 때 근핵으로 알려져 있으며, myo는 근육을 의미한다.

못했다. 이러한 변화가 영구적이라는 의견도 존재한다. 과거의 보디빌더들이 운동 중단 후 다시 시작했을 때, 근육량을 빠르게 회복했다는 점이 이를 뒷받침한다.[43]

마지막으로, 고중량 웨이트 트레이닝은 신경 적응을 유발할 수 있다. 우리는 이미 운동 중에 신체가 운동 단위를 동원하는 방법에 대해 논의했으며, 이는 우리가 훈련을 통해서 최적화할 수 있는 부분이다.

신경 적응(예: 향상된 부호 처리 속도[44]와 아세틸콜린 수용체[45] 증가와 같은 현상)을 거쳐, 우리는 근육 크기 변화 없이 근력을 향상할 수 있을지 모른다. 하지만 물론, 목표는 두 가지 모두를 달성하는 것이다.

근육 성장의 이상적 특성

즉, 근육 성장을 촉진하려면 근육에 긴장을 주어야 하고, 미세 손상을 일으키고, 대사산물이 축적될 수 있도록 우리는 체육관에서 시간을 소비해야 한다는 뜻이다. 이는 단순히 소비하는 것이 아니라, 신체적 그리고 정신적 노력 또한 기울여야 한다.

그러나 근육이 실제로 성장하는 것은 체육관이 아니다. 성장은 집에서 휴식하는 동안 일어나며, 이때 단백질 합성(새로운 단백질 생성)이 상향 조절된다. 이것이 바로 근비대에 있어 필요한 중요한 원투 펀치와 같은 두 가지 중요한 내용이다. 훈련은 자극을 제공하지만 성장은 실제 휴식을 취하고 회복할 때이다.

> 훈련은 근육을 자극하지만, 휴식은 성장을 유발한다.

만일 매일 체육관에서 운동만 하고, 근육에 회복할 시간을 주지 않는다면 근육은 점점 더 망가질 것이다. 그 과정에서 많은 근력과 심지어 근육

---

43. 이로 인해 스테로이드를 한 번만 사용해도 장기적인 부작용 없이 운동선수에게 더 큰 근육 성장을 가져올 수 있다는, 다소 논란이 있을 수 있지만. 논리적인 결론이 도출된다. 그러나 이 아이디어에는 여전히 건강 문제들이 존재하며, 확실히 추천할 만하지 않다. 법적인 문제뿐 아니라, 단 한 번의 스테로이드 사용조차 부작용의 잠재성을 가지고 있어 매우 비효율적일 수 있다.
44. 신경전달물질이 발사되는 속도.
45. 신경과 근육 간의 의사소통에서 중요한 역할을 한다.

량의 손실은 불가피하다.

따라서 어느 시점에서 우리는 '동화 작용'을 촉진해야 한다. 이 시기는 신체에서 테스토스테론, 성장호르몬, IGF-1, 그리고 기타 다른 성장 자극 호르몬이 최대치로 생성되는 시기이다. 이 기간 동안 충분한 단백질을 섭취했다면 기회의 창을 거쳐, 단백질은 아미노산으로 분해되어 우리 몸은 손상된 근육 조직을 복원하고 회복시키는 데 사용될 수 있다.

동화 작용은 신체가 각성되어 운동과 조직 분해에 집중하는 '이화 작용'과 대조를 이룬다. 이러한 상태는 음과 양으로 생각하면, 두 가지 최적의 수행능력과 진행 과정에 필요하다고 생각하면 된다.

하지만 이러한 상태는 이분법적인 것이 아니다. 오히려, 우리는 끊임없이 동화 작용과 이화 작용 사이의의 어딘가를 맴돌고 있으며, 하루 종일 수많은 요인이 동화 작용에 영향을 미친다. 이는 심지어 하루 중 시간과 우리의 생각과도 관련이 있다! 이에 대해서는 다음 장에서 자세히 설명하겠다!

운동 후, 식사 직후, 휴식 및 수면 중에 우리 몸은 동화 작용이 활발하다는 것만 알아두면 충분하다. 반대로 우리는 훈련 중, 스트레스를 받았을 때, 배가 고플 때, 아침에 일어났을 때 가장 많이 이화 작용을 한다.

식사 후 상태, 즉 '식후' 상태에서는 포유류 라파마이신의 표적 단백질mTOR이 상향 조절된다. 이는 순차적으로 IGF-1 같은 호르몬을 증가시키고, 성장과 세포 급증을 조절한다.

식사와 수면은 성장과 회복에 매우 중요한데, 이에 대해서는 다음 장에서 다시 다룰 예정이다. 그리고 훈련 중 근육 손상과 신경학적 피로가 크면 클수록, 회복 기간에 더 많은 노력이 필요하다.

굉장히 많은 정보를 이번 장을 통해 전달했다!

이번 장을 통해 머리 싸매고 공부하는 동안, 당신은 다른 적응을 유발하는 다양한 훈련 접근 방식을 이해하는 데 도움이 되는 배경지식을 얻었을 것이다.

이제 우리가 알아야 하는 내용은 다음과 같다!

현재 가장 인기 있는 형태의 근련 훈련은 무엇이고 어떻게 진행되는가? 어떻게 보디빌더들은 거대한 체형을 만드는가? 어떻게 근력 선수들은 스쿼트와 데드리프트 무게를 증량하는가?

만일 위와 같은 내용을 모른다면, 다음 장에서 이러한 궁금증에 대해 알아보도록 하겠다!

CHAPTER 4

현재 훈련 상태

이 시점에서 나는 현재의 훈련 방식이 잠재력을 극대화하기에는 불완전하다는 점을 이미 언급했다. 그 이유는 부분적으로는 우리 대다수가 훈련을 전혀 하지 않기 때문이다.

하지만 나머지 사람들이 하고 있는 훈련은 거의 전적으로 보디빌딩과 파워리프팅의 개념에 기반을 두고 있기 때문이기도 하다. 온라인에서 찾아볼 수 있는 대부분의 트레이닝 프로그램은 세 가지 큰 동작을 수행하거나 더 큰 이두근을 만들기 위해 브로 사이언스를 사용할 것을 권장한다.

이는 틀린 말이 아니다! 우리는 이러한 프로그램의 작동 방식에서 많은 것을 배울 수 있으며, 완전한 교육 프로그램에는 이러한 아이디어가 반드시 포함되어야 한다. 하지만 이것만으로는 충분하지 않다.

정해진 커리큘럼은 아이들이 자신의 관심사를 따르거나 더 넓은 주제를 자유롭게 탐구할 수 없기 때문에 실제로 교실에서 배우는 내용을 제한할 수 있다는 교사들의 말을 들어본 적이 있는가? 이런 식이다! 파워리프팅 대회나 보디빌딩 포즈 다운에 참가하지 않는 한, 절대 가르치지 않을 시험을 위해 훈련하는 것과 같다!

그리고 여러분이 하게 될 훈련은 여러분의 신체가 할 수 있는 것에 비해 매우 제한적일 것이다. 여러분이 얼마나 폭발적이고, 얼마나 잘 움직일 수 있는지, 얼마나 역동적인지 결코 알 수 없다! 절대!

이 장에서는 현재 최고의 인기를 누리고 있는 트레이닝 스타일에 대해 자세히 살펴보겠다. 3장에서 배운 생리학에 비추어 이러한 훈련 방식이 어떻게 작동하는지, 그리고 이를 통해 무엇을 배울 수 있는지 살펴볼 것이다.

그리고 무엇이 부족한지 알아볼 것이다.

더 큰 근육을 만드는 방법: 보디빌딩 스타일의 트레이닝

현대 보디빌딩에서 운동선수들은 일반적으로 단일 근육 또는 한 가지 동작 범위에 정확하게 힘을 집중하는 운동을 선택한다. 여기에는 '단일 관절'로 설명되는 많은 운동이 포함되며, 이는 하나의 관절만 운동에 관여한다는 의미다.

예를 들면 다음과 같다.

- 이두근 컬
- 삼두근 푸시 다운
- 풀오버
- 펙 플라이

이러한 각 동작에는 몸을 단단하게 유지하면서 하나 또는 두 개의 관절을 저항에 대항하여 움직이는 것이 포함된다. 대부분의 경우 정확한 호를 통해 관절을 안내하도록 설계된 머신 위에 앉아서도 수행할 수 있다.

이러한 유형의 훈련은 한 근육에 모든 노력을 집중하여 보디빌더가 완전히 피로해질 때까지 근육을 단련하는 동시에 근육 내 대사산물을 최대한 축적할 수 있도록 한다. 예를 들어 이두근 컬을 하는 동안에는 팔꿈치 관절만 닫히기 때문에 이두근이 주로 운동을 담당하게 된다.

이는 비교적 가벼운 무게(보통 선수의 최대 1회 반복 횟수의 60~70% 정도)[46]와 높은 총 반복 횟수(10~15회)를 '연속 긴장 시간'과 결합하여 실시한다. 지속적인 장력 유지 시간/관절이 잠기지 않아 전체 운동 세트 동안 근육이 어느 정도 압력을 받는 상태를 유지하는 것을 의미한다. 이 모든 것이 근육 '펌프'를 형성한다.

보디빌더가 덤벨 컬의 12번째 세트에 도달하면 대부분의 근섬유가 피로해져 더 큰 운동 단위가 그 자리를 대신하게 된다. 또한 혈액이 근육에서 빠져나갈 기회가 없기 때문에 대사산물이 동시에 대량으로 축적되어 일시적으로 근육이 크게 부어오르고 이후 근섬유 비대가 발생할 수 있다.

보디빌더들은 전반적인 근력을 키우기 위해 스쿼트나 벤치 프레스와 같은 좀 더 복잡한 '복합'(다관절 운동을 의미) 운동과 함께 이러한 유형의 트레이닝에 의존한다.

보디빌더가 벤치 프레스와 스쿼트를 근육을 키우는 주요 수단으로 사용하지 않는 이유는 무엇일까? 그 이유는 이러한 동작의 복합적인 특성 때문이다. 스쿼트는 여러 근육을 동시에 사용해야 한다.

스쿼트를 완전히 실패할 경우 위험할 뿐만 아니라(이런 복합적인 동작은 '기술적 실패'로만 가야 한다)[47] 단일 근육군을 최대로 단련했다고 보장할 수 없기 때문이다. 스쿼트에는 대퇴사두근, 햄스트링, 둔근, 척추기립근, 복근 등의 근육이 모두 함께 작용한다. 햄스트링이 어느 정도 피로해지면(예: 60%), 대퇴사두근이 어느 정도 피로해지면(예: 50%) 더 이상 반복할 수 없게 될 수 있다. 신체의 총체적인 힘만으로는 신뢰할 수 있는 기술로 스쿼트를 수행하기에 충분하지 않다.

그러나 동시에 단일 그룹의 근육들을 100% 실패 지점으로 볼 수 없다. 따라서 여전히 가져갈 수 있는 이점이 존재한다. 또한 동작의 상단에서 잠그고 여러 근육 그룹이 함께 작동한다는 사실은, 혈액과 대사산물이 한 부위에만 같은 정도로 모이지 않고 대사 스트레스가 극대화되지 않는다는 것을 의미한다.

46. 한 번의 최대 반복 횟수, 즉 1RM은 특정 동작에서 한 번에 들 수 있는 가장 많은 무게를 말한다. 따라서 1RM의 70%는 전체 무게의 70%이다.

47. 자세가 무너지고 더 이상 아름답고 깔끔한 스쿼트(또는 클린)가 되지 않는 지점이다.

강도를 이용한 기술

보디빌더는 근육 성장을 더욱 강화하기 위해 '강도 기술'이라는 흥미로운 방법을 사용한다.

미디어계의 거물이자 국제 보디빌더 연맹IFBB의 공동 창립자인 조 와이더가 '조 웨이더 트레이닝 원칙'이라는 방식을 내놓았다. 그는 프랭크 제인, 세르지오 올리바, 프랑코 콜럼부, 아놀드 슈왈제네거 등 당대의 보디빌딩 스타들을 관찰한 후 이 원칙을 만들었다. 이 시기는 흔히 '보디빌딩의 황금기'라고 불리는 1950년대부터 1970년대 사이였다. 당시 보디빌딩(주로 웨이더 자신의 노력으로 인해)은 엄청난 인기를 누리고 있었지만, 오늘날과 같은 광범위한 약물 남용에는 아직 굴복하지 않았다(이 시기에는 아나볼릭 스테로이드를 적당히 사용하기 시작했지만).

강도를 조절하는 기술에는 다음과 같은 것이 포함된다.

- 드롭 세트
- 번즈
- 플러시 세트
- 네거티브
- 슈퍼 세트
- 강제 반복
- 부분 반복
- 치팅
- 선 피로

이는 대부분의 경우 보디빌더가 최대 능력을 넘어(실패 지점을 넘어) 충분한 휴식을 통해 더 많은 성장을 촉진하도록 돕기 위해 사용된다.

드롭 세트

이러한 각 방법에 대해 자세히 설명하지는 않겠다. 해당 정보는 쉽게 찾을 수 있다. 하지만 드롭 세트가 일반적인 접근 방식을 완벽하게 설명하고 다른 방식으로 활용할 수 있는 환상적인 도구라고 생각하기 때문에 그 작동 방식을 설명하겠다.

드롭 세트의 목표는 한 세트를 실패할 때까지 수행한 후 이 시점에서 가능한 한 빨리 무게를 줄인 다음 더 많은 세트를 계속 수행하는 것이다.

이 전략을 사용하면 시작 중량을 더 이상 반복할 수 없는 상황에서도 근육의 긴장을 유지할 수 있다. 이제 30회 이상 반복하는 세트를 할 수 있으며, 이는 충분한 무게로 시작하여 기계적 긴장과 충분한 근육 손상을 보장할 수 있다.

또한 원하는 만큼 무게를 낮출 수도 있다. 예를 들어 '러닝 더 랙'은 덤벨의 한쪽 끝에서 25kg으로 시작하여 10kg 또는 5kg까지 내려가는 덤벨 컬을 수행하는 것을 의미한다. 이 시점에서 근육이 너무 피곤해져서 10kg을 몇 번 이상 들어 올릴 수 없다.

분할법

내가 회복에 관해 말한 것을 기억하나? 훈련 강도가 높을수록 휴식과 회복에 더 많은 시간을 할애해야 한다. 놀랍게도, 이러한 소위 '강도 기술'은 다소 집중적인 훈련 세션으로 이어진다! 따라서 보디빌딩 스타일의 훈련은 각 근육 그룹에 대한 운동 사이에 긴 회복 기간이 필요하다. 따라서 '분할법'이라고 한다.

고전적인 보디빌딩 분할법에는 각 운동 동안 단일 근육 그룹(또는 2~3개)을 목표로 하는 것이 포함된다. 이렇게 하면 운동의 훈련량을 늘리는 동시에(많은 자극을 의미) 특정 근육에 대한 운동 사이의 회복 시간을 최대화할 수 있다.

고전적인 보디빌딩 스플릿은 다음과 같다.

월요일: 복근, 어깨
화요일: 복근
수요일: 등
목요일: 휴식

금요일: 삼두근, 이두근

토요일: 다리

일요일: 휴식

좋은 보디빌딩 분할 운동은 비슷한 근육군을 가능한 한 멀리 떨어뜨리는 것을 목표로 해야 한다. 예를 들어 가슴 근육과 삼두근은 같은 운동에 많이 사용되므로 적어도 하루 이상 간격을 두는 것이 좋다.

일부 프로 보디빌더는 더 나아가 하루에 두 번씩 팔뚝과 전거근을 집중적으로 훈련하거나 일주일 동안 특정 근육군을 두 번씩 훈련하는 경우도 있다.

아놀드 슈왈제네거는 여러 면에서 오늘날 우리가 알고 있는 건강 및 피트니스 산업에 책임이 있는 인물이다. 그는 1950년대, 1960년대, 1970년대의 근육 잡지뿐만 아니라 〈펌핑 아이언〉, 〈터미네이터〉와 같은 영화를 통해 근력 운동이라는 개념을 한 세대 전체에 대중화시켰다.

'하체 하는 날 건너뛰기', 이건 인터넷상에서
인기 있는 이미지가 되었다!

따라서 오늘날 우리가 여전히 사용하고 있는 많은 트레이닝 개념은 사실 황금기 보디빌딩에서 유래한 것이다. 이로 인해 기능이나 과학적 정확성은 거의 고려하지 않고 보디빌더와 같은 기술을 사용하는 '짐 브로'의 이미지가 생겨났다. 조니 브라보를 생각해보자.

문제는 경험이 부족한 많은 체육관들이 고립된 훈련의 개념을 극단적으로 받아들인다는 것이다. 마찬가지로, 그들은 진정한 보디빌더가 균형과 세부 사항에 중점을 두는 것을 존중하지 않고 미학에만 너무 집중한다. 일반적인 헬스인들은 삼두근과 광배근(섹시하지 않음)을 무시하거나 경시하는 반면 거의 전적으로 흉근, 이두근 및 복근에만 집중한다. '다리 건너뛰는 날'이 밈이 되었다!

이로 인해 많은 신체 활동적인 사람들이 기능 장애와 불균형한 체형을 갖게 된다. 1장에서 설명했듯이, 눈에 잘 띄지 않는 근육을 희생하면서 몸의 앞쪽 근육을 훈련하는 것은 실제로 장시간 앉아 있을 때 발생하는 많은 문제를 더욱 악화시킨다.

게다가 일주일에 한 번 근육을 단련하는 것은 성장에 도움이 되지 않는다는 연구 결과도 점점 더 많아지고 있다.[48] 실제로 주당/월별 총 훈련량은 사실 근비대에 기여하는 가장 중요한 요인 중 하나일 수 있다.

하지만 현재 매우 인기 있는 한 가지 대안은 푸시 풀 레그Push Pull Legs 또는 PPL이라는 분할 방법을 사용하는 것이다. 이것은 모든 미는 운동, 당기는 운동, 다리 운동을 하나로 묶은 것이다. 동시에 가장 자주 사용되는 근육이라는 점에서 논리적인 조합이다. 예를 들어 벤치 프레스는 흉근, 어깨, 삼두근을 사용하는 반면, 밀리터리 프레스는 어깨, 흉근, 삼두근을 사용한다.

PPL은 일주일에 두 번 수행할 수 있으므로 각 근육 그룹도 두 번 타격할 수 있다. 이는 다음과 같이 보일 수 있다.

월요일: 밀기
화요일: 당기기
수요일: 다리
목요일: 밀기
금요일: 당기기
토요일: 다리
일요일: 휴식

참고: 이와 같은 일주일의 훈련 '블록'을 근력 코치들는 '마이크로 사이클'이라고 부른다. 이는 개별 운동을 제외한 훈련 프로그램의 가장 작은 '단위'이다(개별 운동 제외).

48. Schoenfeld BJ. et. al. (2016) "Effects of Resistance Training Frequency on Measures of Muscle Hypertrophy: A Systematic Review and Meta-Analysis." Sports Med. 46(11):1689–1697.

비기능적 근육?

많은 사람들은 보디빌딩을 기능적 훈련에 반대되는 것으로 생각한다. 실제로 최근 보디빌딩을 스포츠이자 하나의 특수한 훈련 방법으로 받아들이는 경향이 있다.

여기서 문제는 고립된 근육 훈련이 근육 간 협응력과 근력을 키우지 못한다는 것이다. 따라서 많은 사람들이 이를 가장 기능적이지 않은 훈련 형태 중 하나라고 생각한다. 실생활에서 우리는 단일 근육만 따로 사용하는 경우는 거의 없다. 문을 열 때에도 우리는 팔꿈치와 어깨를 움직이면서 몸을 지탱한다(약간의 엉덩이 회전도 발생한다).

이는 우리가 앉아서 팔꿈치로만 몸을 숙이는 컬과는 대조적이다. 또한 더 가벼운 무게로 훈련한다는 것은 운동선수가 최대 근력을 최적으로 증가시킬 수 있을 만큼 충분히 신경 추진력이나 2형 근섬유를 충분히 발달시키지 못한다는 것을 의미한다. 적어도 운동을 시작할 때 모든 힘을 즉시 활용하는 데 필요한 폭발적인 방식은 아니다.

그리고 보디빌딩 스포츠에서 단백 동화 스테로이드가 널리 사용되고 있다. 아나볼릭 스테로이드는 테스토스테론과 성장 호르몬 같은 단백 동화 호르몬의 효과를 모방하거나 증강하는 방식으로 작용한다. 이는 회복력을 향상시켜 전반적인 건강을 희생하는 대신 근육을 훨씬 더 크게 성장시킨다. 펌핑 트레이닝과 다량의 단백질 섭취를 병행하면 보디빌더는 거의 비인간적으로 보이는 괴물 같은 체격을 만들 수 있다. 안타깝게도 다른 자질보다 근육 크기를 중시하는 선수들에게 계속 보상을 주고, 선수들의 불법 약물 검사를 제대로 하지 않음으로써 IFBB 같은 단체는 이러한 추세를 막는 데 거의 제 역할을 하지 못했다(이것은 매우 현재적인 문제이다. 황금기 시대의 보디빌더들은 여전히 많은 사람들에게 가장 바람직한 체격을 가진 것으로 여겨지며, 크기와 선명함 사이의 완벽한 균형을 찾아냈다).

보디빌더의 조언을 따르는 것도 같은 이유로 의문이 제기되고 있다. 물론 일주일 동안 휴식을 취하는 고강도 훈련은 다음과 같은 경우에 효과적이다. 하지만 이것이 평균적인 조나 조세핀에게 효과가 있다는 보장은 없다.[49]

보디빌더의 이미지가 심각하게 훼손되었다. 보디빌더들은 엄청난 양의 약물을 사용하여 거대하고 기능적이지 않은 체격을 만든다는 이야기가 나온다. 그들이 만든 근육은 마찬가지로 실제 힘이나 성능으로 해석되지 않는 순수한 '부종' 문제로 대표되고 있다. 많은 사람들은 보디빌더들이 그러한 이상을 추구하게 만드는 동기에 의문을 제기한다.

이러한 비난에는 확실히 어느 정도 진실이 있다. 하지만 나는 보디빌딩을 옹호하는 입장도 언급하고 싶다(내가 약간 편견이 있을 수도 있다. 내 스스로 더 기능적인 스타일로 넘어가기 전, 몇 년 동안 주로 이 방식으로 훈련했고, 항상 재미있고 보람을 느꼈다).

첫째, 나는 근형질 비대를 통해 비수축성 근육을 만드는 것이 어떤 식으로든 열등하다는 암시에 문제가 있다고 여긴다. 나는 보디빌딩 근육을 '가짜 근육' 또는 '치트 근육'으로 묘사하는 것을 들었는데, 이는 순전히 미적인 목적일 뿐이다. 보디빌더는 여전히 매우 강하다.

프랑코 콜럼부(이 스타일로 훈련한 애니의 오랜 절친한 친구)는 전성기 시절 가장 강한 남자 중 한 명으로 유명했다. 그의 업적에는 뜨거운 물병이 터질 때까지 부풀리기, 아버지의 자동차 뒷바퀴 두 개를 땅에서 들어 올리기 등이 있다. 다음 장에서 살펴볼 청동기 시대와 은기 시대의 보디빌더들은 훨씬 더 놀라운 힘과 운동 능력을 보여주었다.

특정 운동에 실패하게 되면 실제로는 더 작은 운동 단위와 중간 운동 단위를 소진하게 되므로 신체는 세트를 완료하기 위해 가장 크고 강한 운동 단위를 모집할 수밖에 없다. 즉, 1RM의 70% 10회 반복은 어떤 면에서 1RM의 100%인 1회 반복과 매우 유사하다! 이는 근력을 키우는 데 도움이 된다.

펌프질과 볼륨을 위한 훈련은 근지구력도 증가시킨다. 근육 세포의 글리코겐 저장량을 늘리면(근육에 혈액을 공급하는 모세혈관의 증가와 같은 다른 적응과 함께) 시간이 지남에 따라 근력을 발휘할 수 있는 능력이 향상된다. 다시 말하지만 이것이 바로 SAID의 원리다. 더 오랜 시간 동안 중량을

---

49. 내 개인적인 경험에 따르면 이러한 훈련 스타일은 어렸을 때(특히 테스토스테론이 최고 수준으로 증가하는 사춘기 동안) 미적인 체격을 구축하는 데 매우 효과적이다. 그러나 이는 젊은 사람의 게임이며 삶의 스트레스가 심해짐에 따라 필요한 회복 기회가 심각하게 줄어들어 부상과 좌절의 가능성이 높아진다.

들어 올리면 더 오랫동안 중량을 더 잘 들 수 있게 된다!

매우 무거운 것을 한 번만 들어 올리는 것과 적당히 무거운 것을 여러 번 들어 올리는 것 중 어떤 것이 일상에서 더 유용할까? 나는 후자를 요일과 시간에 구애받지 않고 하고 싶다.

마지막으로 특정 근육을 강화하기 위해 특정 트레이닝을 사용하는 것은 다른 방법과 함께 사용하는 한 모든 운동선수에게 유용한 전략이다. 예를 들어 레그 컬 머신으로 훈련하면 스프린트 속도를 향상하는 데 도움이 되고 레그 프레스로 스쿼트 근력을 키울 수 있다. 사실 최고의 보디빌더들은 어느 근육 하나도 발달하지 않은 채 균형 잡힌 체격을 만드는 것이 얼마나 중요한지 누구보다 잘 알고 있다.

보디빌딩은 확실히 완벽하지도 않고 모든 면에서 최적의 운동도 아니다(피지컬 운동선수가 되기 위해 훈련하는 경우라면 다른 이야기이다). 하지만 아기를 목욕물과 함께 버려서는 안 된다. 이 책 전반에 걸쳐 살펴보겠지만, 모든 훈련 스타일에는 가치 있는 무언가가 있다. 보디빌딩도 마찬가지다.

어떻게 더 강해지는가: 파워리프팅 스타일의 훈련

보디빌딩도 장점이 있지만 최대 근력을 키우는 데 관심이 있다면 파워리프팅이 더 좋다. 최대 근력은 한 동작에 넣을 수 있는 총 힘의 양을 말하며, 파워리프팅의 경우 다음 중 하나를 의미한다.

- 벤치 프레스
- 스쿼트
- 데드리프트

벤치 프레스를 하려면 벤치에 평평하게 누워 랙에 바벨을 위아래로 매달아놓는다. 그런 다음 바벨을 들어 올려 흉골까지 내린 다음 팔이 고정

될 때까지 다시 위로 누르는 동작을 한 번 반복한다. 이 운동은 가슴, 삼두근, 어깨, 코어를 강화한다.

스쿼트는 바벨을 어깨에 얹은 다음 발뒤꿈치를 바닥에 평평하게 대고 발을 어깨너비로 벌린 상태에서 보이지 않는 의자에 앉은 것처럼 바로 아래로 쪼그려 앉아야 한다. 엉덩이가 편안하게 내려갈 수 있을 때까지 계속해야 한다('엉덩이를 잔디까지' 또는 ATG라고도 함). 그런 다음 다시 완전히 똑바로 설 때까지 머리부터 발뒤꿈치까지 움직인다. 한 번 더 반복한다. 등은 중립을 유지해야 하며, 운동하는 내내 정면을 바라봐야 한다.

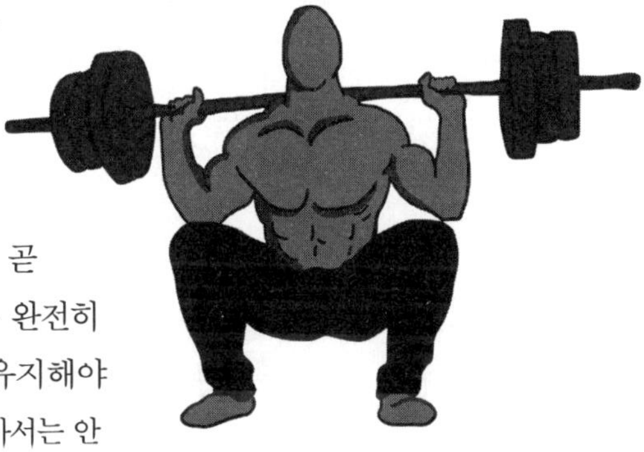

마지막으로 데드리프트를 수행하려면 바벨을 바로 앞에 바닥에 놓고 시작한다. 무릎을 약간 구부리면서 엉덩이를 회전하여 몸을 구부린다. 오버핸드 그립으로 바벨을 잡는다.[50] 목표는 바벨을 잡고 팔을 곧게 펴서 바벨이 몸 앞에 매달리도록 완전히 일어서는 것이다. 척추가 중립을 유지해야 하며(부상을 방지하기 위해 둥글게 말아서는 안 됨), 계속 앞을 바라보아야 한다. 그런 다음 동작을 반대로 하여 바벨을 다시 내려놓는다. 이렇게 하면 허리, 승모근, 그립, 다리, 그리고 코어를 훈련할 수 있다!

이 세 가지 동작은 많은 근육을 동시에 사용하기 때문에 복합 운동으로 간주된다. 이는 우리가 실생활에서 실제로 수행해야 하는 동작인 쪼그려 앉기, 누르기, 구부리기(1장을 기억하는 분들을 위해 원초적인 동작 중 세 가지)를 모방하기 때문에 더욱 기능적으로 만들어준다. 이는 신체를 하나의 기능적인 단위로 사용하도록 가르친다. 그리고 여러 근육의 힘을 결합하여 세 가지 큰 리프트를 하면 훨씬 더 많은 힘을 발휘하고 더 많은 무게를 들어 올릴 수 있다.

근력을 키우는 것이 목표라면 더 많은 무게를 들어 올리는 것이 핵심

50. 혼합 그립(Mixed Grip)은 한 손은 회외되고 한 손은 회내되는 것을 의미한다.

이다!

따라서 반복할 때마다 들어 올리는 무게도 늘려야 한다. 한 세트당 8~15회 반복할 때 1RM의 70%를 들어 올리는 대신, 이제 1~4회 반복할 때 1RM의 80~90%를 사용하게 된다. 이 반복 횟수를 넘으면 몸이 피로해져 더 이상 들어 올릴 수 없게 되므로 그 이상은 할 수 없다.

실제로 다음과 같은 표를 사용하여 주어진 웨이트에 대한 최적의 반복 횟수를 계산할 수 있다.[51]

퍼센트	반복 횟수/세트	최적 반복 # 횟수	범위
55~65	3~6회	24회	18~30회
70~80	3~6회	18회	12~24회
80~90	2~4회	15회	10~20회
90+	1~2회	4회	10회

원하는 경우 참조할 수 있는 다른 프로토콜과 가이드가 있지만 모든 경우에 더 많은 무게=더 적은 횟수의 반복이 가능하다.

1회 최대 중량의 90%로 리프팅 하면 근섬유 동원을 최대화하여 신경 추진력이 발달한다. 이는 더 많은 유형 2형 근섬유의 생성을 촉진하고 많은 근육 손상과 기계적 긴장을 생성한다. 요컨대, 최대 근력과 폭발적인 시작 근력을 구축하는 데 최적일 수 있다.[52]

물론 최대 근력(즉, 100%)으로 훈련하여 근력을 키울 수도 있다. 최대 1회 반복을 수행하려면 최대의 노력과 운동 단위 동원이 필요하지만 템포가 느려지고 폭발력을 개발하는 데 덜 효과적일 수 있다.

이러한 스타일의 훈련은 매우 집중적이며 많은 양의 신경계 피로를 유발한다. 이를 위해서는 많은 회복 시간이 필요하고 부상 가능성이 높아져 결국 선수의 발전에 장애가 된다. 이러한 이유로 많은 트레이너는 운동선수에게 대부분의 경우 최대 1회 반복의 75~85%를 유지하고 이에 따라

51. 소련 시대 스포츠 과학자 A.S. 프리레핀이 올림픽 역도 선수들을 위해 만든 제품이다.

52. 시작 강도는 폭발적인 힘 생산을 위해 처음에 접근할 수 있는 강도이다. 이를 '힘 발달 속도'라고도 한다.

세트와 반복 횟수를 약간 늘릴 것을 권장한다. 많은 코치들은 운동선수들이 훈련 중에 개인 최고 기록을 시도하는 경우는 매우 드물게만 시도할 것을 권장한다. 하지만 언제나 그렇듯이 다양한 의견이 존재한다!

또한 파워리프터는 일반적으로 다시 중량을 들어 올리기 전에 완전히 회복하기 위해 세트 사이에 더 긴 휴식 시간을 갖는다. 보디빌더는 30~90초 정도 휴식을 취하는 반면, 파워리프터는 2~5분 또는 그 이상 휴식을 취한다!

큰 무게를 들어 올리기 위한 프로그램

파워리프팅은 보디빌딩의 인기가 다소 떨어지면서 헬스장을 찾는 대중들 사이에서 점점 인기를 얻고 있다(인터넷에서 선택한 코너에 따라 다르지만). 이제 근력 운동을 처음 시작하는 많은 사람들은 스트롱 리프트 5×5와 같은 프로그램에 관심을 갖게 될 것이다. 여기에는 일주일에 3번, 5회 반복, 5세트의 복합 동작을 사용하여 몸 전체를 훈련하는 것이 포함된다.

이러한 프로그램의 대부분은 특정 근육 그룹을 목표로 하거나 약간 다른 각도를 훈련하기 위해 무료 리프트도 포함한다.

스트롱 리프트 5×5의 예제 프로그램은 다음과 같다.

월요일 스쿼트: 5×5, 오버헤드 프레스 5×5, 데드리프트 5×5
수요일 스쿼트: 5×5, 벤치 프레스 5×5, 바벨 로우 1×5
금요일 스쿼트: 5×5, 오버헤드 프레스 5×5, 데드리프트 1×5

참고: 일부 형태의 워밍업도 포함된다. 종종 여기에는 움직임을 연습하고 신경 경로를 밝게 하며 근육에 혈액이 흐르도록 하기 위해 매우 가벼운 무게(아마도 바만)로 수행되는 '워밍업 세트'가 포함된다.

동적 노력 및 무거운 부분

1RM의 80~90%를 고수하는 것 외에도 고중량에서 들어 올리면서도 근력을 키우는 다른 방법이 있다. 여기에는 우리 자신의 훈련에서 배우고 빌릴 수 있는 흥미로운 메커니즘이 포함된다.

동적 노력 방법

한 가지 예로 웨스트 사이드 바벨 방법에서 사용하는 '동적 노력 방법'을 들 수 있다.[53] 이 스타일의 훈련 목표는 무거운 저항을 가속으로 대체하여 힘의 생성 속도를 높이는 것이다.

신경계에 관한 한, 폭발적인 속도와 폭발적인 힘 사이에는 차이가 없다는 점을 기억하자. 강도 곡선과 함께 뼈와 결합 조직에 가해지는 스트레스와 관련이 있다. 운동 단위 모집에 관한 한, 한 번 반복할 수 있는 최대 무게의 50~70%를 가능한 한 빨리[54] 들어 올리는 것은 일정한 속도로 80~90%를 들어 올리는 것과 같다. 이 '보상 가속'을 통해 매우 무거운 중량을 사용할 필요성을 대체할 수 있다.

많은 피트니스 클럽과 코치들은 최상의 결과를 얻기 위해 동적 노력과 최대 노력을 조합하여 사용한다.

부분적 고중량

또 다른 전략은 부분적인 고중량을 사용하는 것이다. 여기에서는 1RM보다 무거운 중량을 들어 올리지만 동작 범위의 작은 부분만 사용한다. 랙 풀이 좋은 예시이다. 이 운동은 바벨을 파워 케이지의 핀에 올려 무릎 높이까지 들어 올린 상태에서 시작한다. 그런 다음 그보다 훨씬 짧은 동작으로 바벨을 '데드리프트'(때로는 몇 cm 정도만 들어 올리는 동작)로 들어 올린다. 운동의 가장 강한 부분에서 이 동작을 수행하면 평소보다 더 무거운 무게로 훈련할 수 있다.

이는 유튜버 알파 데스티니를 비롯한 많은 유명인들이 사용하는 방법으로 인상적인 결과를 얻었다.

부분적 고중량은 근육을 안정시키는 동시에 그립의 힘을 키울 수 있기 때문에 매우 효과적이다. 또한 부상 위험에 처하지 않고도 자신감을 키울 수 있다. 요컨대, 무거운 무게를 드는 데 익숙해지도록 몸을 훈련할 수

53. 루이 시몬스가 개발한 컨쥬게이트 방식이라고도 하며, 많은 파워리프터들 사이에서 인기가 높다. 웨스트사이드 바벨은 140개가 넘는 세계 신기록을 세운 체육관이다. 하지만 이 체육관과 이 운동법 역시 운동계에서 비평가들의 비판을 받고 있다.

54. 『슈퍼트레이닝』이라는 책에서 추천하는 것처럼.

있다. 무거운 중량에 익숙해지도록 몸을 단련할 수 있으므로 실제로 운동할 때 훨씬 덜 부담스러워진다.

이러한 종류의 훈련은 골지 힘줄 기관의 피드백에 의존하는 근육 '차단' 메커니즘을 무시하여 과도한 운동과 부상을 방지하는 데 도움이 될 수 있다는 견해도 있다. 그러나 이러한 견해는 논란의 여지가 있으며 이를 뒷받침할 구체적인 증거는 없다.

비슷한 방법으로 저항 밴드나 바벨에 매달린 체인을 사용하여 강도 곡선의 여러 지점에서 저항의 양을 변경하는 방법도 있다. 예를 들어 바벨 양쪽에 체인을 매달아 스쿼트를 할 경우 다음과 같은 경우에만 체인이 바닥에 닿게 되어 하중이 가벼워진다. 이를 '수용 저항'이라고 한다.

다음 장에서 살펴보겠지만, 현대 파워리프팅 이전의 옛날 고수들도 비슷한 방법을 사용해서 훈련했다.

점진적 과부하

이러한 전략은 멋지고 재미있지만, 주로 높은 수준의 리프터들에게 적용 가능한 고급 훈련 전략이다. 나머지 사람들은 점진적인 과부하에 집중하는 것이 더 나을 것이다. 이것은 모든 종류의 근력 훈련의 핵심 개념이다. 이것이 실제로 강해지는 부분이 바로 이 부분이다.

점진적인 과부하는 단순히 신체가 적응함에 따라 시간이 지날수록 운동의 난이도를 높이는 것을 의미한다. 120kg 스쿼트를 꾸준히 4회 반복하면 결국에는 쉽게 이것을 할 수 있는 지점에 도달하게 된다. 스쿼트에서 1RM이 150kg에서 160kg으로 늘어났을 수도 있다. 이제 바의 무게를 10kg씩 늘려서 계속 할 수 있다.

또는 근지구력을 강화하고 싶다면 세트당 반복 횟수를 한 번 늘릴 수도 있다(예를 들어 세트당 4회에서 세트당 5회 반복으로). 한동안 그렇게 한 후에는 130kg으로 4회까지만 반복할 수도 있다.

> 마일로는 도전자들이 그의 손에서 석류를
> 떼어내려고 시도하는 동안 석류를 붙잡고 있었다고 한다.

점진적인 과부하에 대한 가장 유명한 사례는 크로톤의 마일로Milo의 전설에서 유래한다. 마일로는 그리스 도시 크로톤 출신으로 기원전 6세기의 레슬링 선수였다. 마일로는 상대를 위협하기 위해 적 앞에서 황소 고기를 생으로 먹은 것으로 유명하며 6차례 올림픽을 우승한 챔피언이었다. 그의 수많은 전설적인 힘의 시연 중 하나는 마일로가 석류를 붙잡고 있는 동안 도전자들은 그의 손에서 석류를 떼어내려고 시도했다고 한다. 그는 과일을 놓치지 않았을 뿐만 아니라, 과일을 손상시키지도 않았다고 한다.

이 전설에 따르면 마일로는 매일 송아지를 등에 업고 놀라운 힘을 키웠다고 한다. 시간이 지나면서 그 송아지는 다 큰 황소로 성장했다. 황소가 성장함에 따라 마일로의 체격도 성장하였고, 그는 놀라운 힘을 키우는 데 필요한 점진적인 과부하를 제공받았다!

정체기 극복하기

초보자의 경우, 이런 종류의 점진적인 근력 증가는 예측 가능하고 신뢰할 수 있는 방식으로 계속될 가능성이 높다(노브 게인). 하지만 결국에는 정체기에 도달하게 되고, 이 시점에서는 더 이상 일관되고 신뢰할 수 있는 방식으로 근력을 늘릴 수 없게 된다.

근력 적응은 주기적인 방식으로 접근할 때 가장 효과적이라고 한다. 즉, 점진적으로 운동 강도를 높인 다음 일정 기간 동안 운동 강도를 낮춰야 한다. 그런 다음 다시 정점에 도달하기 전에 더 높은 정점에 도달하기 위해 점진적인 과부하를 다시 시작할 수 있다.[55] 이것은 일종의 사이클링이며 많은 근력 운동 프로그램이 이 개념을 중심으로 만들어졌다. 종종 '매크로 사이클'(더 작은 메조 사이클과 마이크로 사이클로 구성된 근력 훈련 주기)의 목표는 경기 직전에 최대 정점에 도달하는 것이다. 이를 훈련 프로그램을 작성할 때 주기화라고 한다.[56]

근력 증가가 왜 이렇게 비선형적인 방식으로 이루어져야 하는지는 정

55. 이에 대한 훌륭한 설명은 파벨과 조로건의 인터뷰 참조.
56. 메조 사이클은 다른 방식으로도 사용할 수 있는데, 운동선수 수행능력의 다른 측면을 개발하는 데 사용할 수 있다. 예를 들어 스포츠 코치는 '지구력' 사이클과 '파워' 사이클을 포함할 수 있다.

확히 알 수 없지만, 아마도 신경 적응이 일어나는 방식과 관련이 있을 것으로 추측한다. 내 딸이 기어가는 법을 배우는 것을 지켜보면서 이런 현상을 관찰했었는데, 딸은 점점 기술을 습득하는 데 가까워지다가도 특정 지점에서 '멈춰서' 몇 주 동안 진전이 없곤 했다. 이러한 것들에 지나치게 집착하는 부모라면 매우 실망스러운 일이다!

정체기는 학습 과정에서 정상적이고 필요한 부분이다.

노먼 도이지의 저서 『스스로 치유하는 뇌』에 따르면, 새로운 기술을 배울 때는 일반적으로 다음 단계로 넘어가기 전에 통합하는 기간이 있다. 여기서 정체기는 학습 과정의 정상적이고 필요한 부분으로 설명된다. 내 딸이 네발로 서는 법을 배웠을 때, 골수화 및 기타 과정을 통해 새로운 신경망을 굳히는 데 상당한 기간이 걸렸다. 그러나 이러한 과정은 딸이 한쪽 팔을 그 자세에서 들어 올리는 법을 배우기 전에 반드시 이루어져야 했다.

사이클링과 함께 다른 기술을 사용하여 정체기를 극복할 수 있다. 정해진 무게에서 더 오래 버티다가(쉬운 무게일지라도) 준비가 되면 더 큰 무게로 점프할 수 있다. 여기서 목표는 다음 단계로 넘어가기 전에 상승세를 '굳히는' 것이다.

또한 리프터는 자신의 약점이나 폼 문제를 해결하는 데 시간이 걸릴 수도 있다. 동작에서 어려움을 겪고 있는 특정 고착 지점이 있을까? 아니면 동작을 하는 동안 호흡이 제대로 되지 않나?[57] 이러한 경우 이러한 문제를 해결하기 위해 구체적인 훈련 전략을 사용할 수 있다.

57. 또 다른 흥미로운 기법은 '마이크로플레이팅'이다. 여기서는 운동할 때마다 무게의 양을 0.25kg만 늘리거나 더 가볍게 하는 것이다. 신체가 그 차이를 거의 인식하지 못하기 때문에 이러한 작은 변화에 훨씬 더 잘 적응할 수 있다는 아이디어이다. 하지만 시간이 지남에 따라 이러한 점진적인 증가는 체지방을 증가시킨다.

아직 완벽하지 않은 운동

많은 사람들은 3대 운동을 신뢰하며 이것이 완전한 훈련 프로그램에 필요한 전부라고 믿는다. 하지만 1장을 읽었다면 이미 알겠지만, 이는 내가 지지할 수 있는 입장이 아니다!

3대 운동은 7가지의 원초적인 동작 중 3개를 모방했다고 언급했을 때 단서가 생겼다. 나머지 4가지 동작은 어떨까?

문제는 대부분의 피트니스 산업의 특징적 성격에 있다. 각 훈련 방식을 옹호하는 많은 사람들은 자신의 방식을 홍보하는 데 너무 열심이어서 어떤 한계를 경시하거나 단호하게 부인한다. 그 방법을 따르는 충성스러운 추종자들도 종종 같은 함정에 빠지게 된다. 특정 방식으로 훈련에 일생을 바친 사람들은 자신의 시간을 더 현명하게 보낼 수 있었다는 사실을 인정하기를 꺼린다. 파워리프팅을 옹호하는 사람들은 파워리프팅이 어떤 운동에서든 말 그대로 당신을 더 강하게 만들어줄 것이라고 주장한다. 사실이 아니다.

3대 운동을 훈련하면 실제로 여러 면에서 당신이 더 강해질 것이다. 하지만 그것이 회전력에도 영향을 미칠까? 아니다. 그렇지 않을 것이다.

파워리프터에게 한쪽 팔로 푸시업을 해달라고 요청하면 대부분은 할 수 없을 것이다. 이것은 그들이 배우지 못한 '기술'이기 때문이 아니다. 그리고 너무 무거워서 그런 것도 아니다(150kg의 오버헤드 프레스를 할 수 있다면 한 손으로 체중의 일부를 들어 올릴 수 있어야 한다). 그보다는 복사근을 단련하지 않았고 들어 올릴 때 어깨를 누르는 데 익숙하지 않기 때문이다. 마찬가지로, 그들은 그 자세에서 코어를 지탱할 수 없다. 간단히 말해서, 그들은 충분히 강하지 않다.

팔을 곧게 펴는 근력, 어깨의 외회전, 흉부 근력 등도 마찬가지이다. 순수한 파워리프팅 프로그램에서는 이 모든 것이 해결되지 않는다.

고유수용성 감각, 이동성, 근지구력, 균형, 상대적 근력 등과 같은 다른 요소들을 다루기도 전에 말이다. 나는 파워리프터와 보디빌더 모두 계단을 오르다 숨이 멎을 정도로 힘들어하는 사람들을 알고 있다!

많은 사람들이 스쿼트를 운동의 왕 또는 가장 기능적인 운동 중 하나로 칭송하지만 스쿼트가 어떻게 이런 칭호를 얻게 되었는지는 명확하지 않다. 물론 운동 패턴 자체는 인간의 이동성의 기본 특징이다. 하지만 극심한 부하가 걸렸을 때? 그것은 확실히 자연스러운 요구 사항은 아니다. 스쿼트 랙이 없었다면 그 많은 무게를 어떻게 어깨에 지탱할 수 있었는지조차 불분명하기 때문에 우리 조상들은 스쿼트 랙을 중요하게 생각하지 않았을 가능성이 높다. 또한 쪼그려 앉는 자세는 우리가 일반적으로 운동할 때 하는 자세도 아니다.

우리 조상들이 어깨에 짐을 지고 쪼그려 앉았다고 해도 바벨처럼 완벽하게 균형 잡힌 무게는 아니었을 것이다.

반면에 한쪽 다리로 점프하는 것은 운동선수, 수렵 채집인, 현대인에게 훨씬 더 일반적인 활동이다. 빠르게 방향을 바꾸거나 웅크린 자세로 빠르게 떨어지는 것도 마찬가지이다.

이것은 스쿼트가 유용한 운동이 아니라거나 이러한 동작에서 근력을 키우는 것이 가치 없다는 의미가 아니다.

이러한 운동은 대회를 위해 특별히 선택된 운동이라는 점을 명심해야 한다. 현재 많은 헬스장에서 믿고 행하고 있는 것처럼 이러한 운동들은 인간의 모든 측면, 심지어 근력을 극대화하는 마법의 공식이 아니다.

나는 근력이 부족한 일반 운동선수에게 단 세 번의 리프팅으로 최대 근력을 키우는 것이 방금 설명한 다른 운동 능력의 측면보다 더 가치가 있다고 생각하지 않는다. 사실 그것과는 거리가 멀다.

여기서 배워야 할 교훈이 있다. 이것은 퍼즐의 한 조각일 뿐이다. 하지만 종합적인 발전을 위해서는 보디빌딩과 파워리프팅 이상의 것이 필요하다. 그리고 그것은 시간을 거슬러 올라가는 여행으로 시작된다.

CHAPTER 5

잊혀진 신체 문화의 역사와 기술

보디빌딩과 파워리프팅은 '신체 문화' 중 널리 알려진 두 가지이다. 이는 몸을 물리적으로 발전시키는 움직임이며, 운동선수 혹은 군사 훈련의 목적과는 거리가 있다.

이 두 접근법은 많은 사람들이 접하는 신체 문화의 유일한 측면이다. 최소 19세기의 독일, 영국 및 미국으로 거슬러 올라가면 이 운동에 대한 풍부한 역사를 찾아볼 수 있다. 하지만 시간이 지남에 따라서 많은 운동 기술들이 잊혀졌고, 우리는 현재 남아 있는 운동들만을 접하고 있다.

이러한 잊혀진 운동 방법들을 다시 되살리는 데 점차 관심이 증가하고 있다.

일반적이지 않은 리프팅 방식, 올드타임 스트롱맨, 동(銅)과 은(銀) 시대의 보디빌더, 심지어 고전무술가들로부터 많은 것을 배울 수 있다고 생각한다. 사실, 이러한 것들이 현대의 트레이닝 전략에 존재하는 '공백'을 채우는 데 큰 역할을 하며, 진정한 기능성 트레이닝을 대표한다.

시간에 잊힌 훈련

인류는 아주 오랜 시간, 그 이전부터 훈련해왔다.

물론 '맨 처음부터' 근력 운동을 목표로 훈련을 한 것은 아니다. 달리고, 오르내리고, 싸워야 하는 초기 인간의 생활양식에 요구되는 물리적 특성에 기반한 훈련을 하였으며 이로 인해 근육과 근지구력을 길렀다. 이러한 종류의 훈련은 현재에도 여전히 많은 특별한 이점을 지닌다.

보디빌딩과 근력 훈련의 시작이 고대 그리스와 크로토네의 밀로과 같은 인물들로 거슬러 올라갈 수 있다. 고대 그리스인들은 조각상의 영웅적인 체형을 '그리스적 이상'으로 여겼다.

체육관을 뜻하는 영단어 'Gymnasium'은 '맨몸의 장소'[58]라는 뜻이며, 이러한 내용은 체육관의 시초가 그리스에서 시작되었음을 유추해 볼 수 있다. 이 당시에도 훈련은 스포츠와 올림픽 종목의 수행능력 향상, 그리고 개인의 건강을 돌보는 수단으로 여겨졌다.

고대 그리스의 철학자 소크라테스는 다음과 같이 말했다.

"어떤 사람이든 체육 훈련에 있어서 아마추어가 될 권리는 없다. 남자가 자신의 몸이 어떤 아름다움과 힘을 가질 수 있는지 보지 않고 늙어가는 것은 부끄러운 일이다."[59]

우리가 이 장에서 언급하는 내용이 신체 문화의 시작이라고 말할 수 있다.

올드타임 스트롱맨

신체 문화에 대한 관심이 급격히 증가했던 올드타임 스트롱맨의 시대로 넘어가보자.

---

58. 체육관에서 트레이너가 당신에게 옷을 입으라고 한다면, 이 문장을 인용할 수 있다.

59. 소크라테스가 완벽한 플란체를 할 수 있었는지 확인할 수 없다.

'올드타임 스트롱맨'이란 일반적으로 1900년대 초 전국을 누비며 사람들에게 놀라운 신체 기술을 보여준 힘센 남성들을 가리키며, 아서 삭슨 Arthur Saxon, 조 그린스타인 Joe Greenstein a.k.a The Mighty Atom, 맥식 Maxick과 같은 대표적인 인물들이 있었다. 이 시기는 파워리프팅과 올림픽 리프팅, 보디빌딩과 근육 잡지 그리고 스테로이드 및 기타 성능 향상 약물이 등장하기 이전의 시기였다.

이들은 동시대인들 사이를 걷는 초인들이다.

당시는 대중 사이에서 신체 훈련이 흔하지 않았기 때문에 이들이 선보인 놀라운 기술은 더욱 특별했다. 이들은 동시대인들 사이를 걷는 초인들이다. 현대에도 이들과 견줄 만한 인물을 찾기는 어렵다. 올드타임 스트롱맨은 한 손으로 물체를 머리 위로 들어 올리거나, 엄격한 기술 없이도 무게를 드는 데 익숙하다.

실제로, 초기 올림픽 역도대회에 덤벨 푸시, 한 손 리프팅 그리고 프리스타일 형식의 라운드가 포함된다. 1920년대 전까지 이것들은 표준화되지 않았으며, 1928년이 되서야 '밀리터리 프레스', '클린 앤 저크', '스내치'라는 3가지 표준화된 종목이 생겼다. 원 핸드 동작은 종목에 포함되지 않았고, 이러한 현상은 1972년까지 지속되었다.[60]

이러한 종류의 리프팅이 역도 시합에서 제외되면서 대부분의 체육관 프로그램에서도 제외되었다. 하지만 역도 시합에서 제외됐다고 해서 일반인들에게 도움이 되지 않는 건 아니다.

'투 핸즈 애니하우 Two hands anyhow'는 운동선수가 자신의 머리 위로 가능한 많은 무게를 들어 올리는 형식의 리프팅이다. 이건 창의적인 도전이며, 정해진 동작을 사용해 무게를 들어 올리는 게 중요하지 않다.

여기에는 종종 선수가 지렛대의 원리를 적용하여 바 아래에 자신을 밀어 넣는 벤트 프레스와 같은 움직임이 포함된다.

---

60. Dave Randolph (2015) *Ultimate Olympic Weightlifting: A Complete Guide to Barbell Lifts—from Beginner to Gold Medal*. Ulysses Press.

이러한 움직임에는 주로 코어를 지지하기 위해 옆구리 근육이 사용된다. 옆구리 근육은 우리 몸통의 양쪽에 위치하며 회전하거나 옆으로 구부릴 때 힘을 제공한다. 이 근육들은 몸통을 안정화하는 데 도움이 되지만 전통적인 파워리프팅에는 포함되지 않으며, 일부 보디빌더는 이 근육이 허리를 더 굵게 만들 수 있기 때문에 기피하였다.

따라서 이 리프트의 최고 기록을 여전히 아서 색슨Arthur Saxon이 가지고 있는 것은 놀라운 일이 아니다. 그는 1900년대 초에 152kg의 바벨과 50kg 케틀벨을 동시에 들어 올렸다. 색슨은 또한 168kg의 벤트 프레스 기록을 가지고 있다. 이러한 기술을 사용하여 한 손으로 이만큼 무게를 머리 위로 드는 것은 놀라운 일이다.

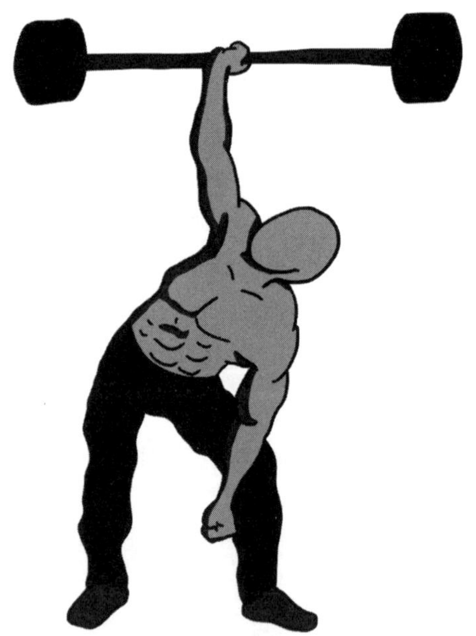

벤트 프레스는 한 손으로 무게를 안정적으로 유지하고, 몸을 그 아래로 이동시키는 동작을 포함한다.

현대의 스트롱맨들의 성취를 과소평가하려는 것은 아니다. 이들은 여전히 강력하다.

중요한 것은 앞서 소개한 것들이 현재는 사람들이 시도하지 않는 다른 유형의 힘이라는 점이다. 이것은 시간이 지남에 따라 잊혀지고 잃어버린 힘이다.

현대의 대회는 올림픽 파워리프팅의 클린 앤 저크나 스트롱맨의 통나무 프레스와 같이 양손으로 하는 리프트에 중점을 둔다. 이것들은 선수들이 더 많은 총 중량을 들 수 있게 해주며, 순전히 숫자로 측정되어 최대 힘을 기록하기 쉽고 비즈니스에 좋다.

올드타임 스트롱맨들은 스포츠맨이 아니라 쇼맨이었다. 왜냐하면 관중에게 인상적인 신체활동을 보여주는 것에 중점을 두었기 때문이다. 한 손으로 무게를 들고 머리 위에서 균형을 잡는 것은 놀라운 일이다.

그러나 이것이 쇼맨십이라 할지라도, 나는 이게 실용성이 없다고 생각하지 않는다. 현실에서 한 손으로 힘을 발생시키고 전체 몸을 안정시키는 능력은 양손으로 최대 힘을 발휘하는 것과 마찬가지로 유용하다. 우리는 양손을 사용하여 완벽하고 좋은 자세로 물건을 들어 올릴 일이 거의 없다. 반면에 한 손으로 유모차를 펼치는 동안 다른 손에 아기를 들어야 하는 일은 더 흔하다.

한 손을 사용하거나, 몸의 한쪽에 무게를 싣는 동작은 '오프셋 운동'으로 여겨진다. 이러한 움직임은 몸의 반대편에 있는 외복사근을 참여시켜 몸이 휘시 않도록 한다.

이러한 종류의 힘은 현실적인 삶과 직접 관련이 있다. 공항에서 무거운 가방을 운반하거나 어깨에 아이를 메고 다니는 일이 필요한 적이 있는가? 이러한 안정성은 다양한 종류의 스포츠 활동에도 특히 잘 적용된다. 예를 들어 레슬러들은 몸의 한쪽에 가해진 힘에 맞서기 위해 자신의 몸을 단단히 만들어 버텨야 하며, 이 힘을 바탕으로 상대방을 바닥에 내리꽂아야한다.

일반적으로 강한 코어는 사지의 빠르고 강력한 움직임을 이끌어낸다고 알려져 있다. 맥길McGill은 이렇게 말한다.

"근위부 강성Proximal stiffness은 원위부 운동 능력Distal athleticism을 향상시킨다."

이러한 유형의 움직임은 '항측굴곡Anti-lateral flexion'이라고 불리며, 척추에서 측면으로 굽히려는 중력에 저항하는 것을 의미한다. 이것은 현재 기능적인 트레이너들 사이에서 인기 있는 개념이다. 코어 안정성은 기능적인 훈련에서 큰 주제로 다루어지며, 올드타임 스트롱맨들은 이러한 개념을 아주 잘 이해했다.

벤트 프레스와 투 핸즈 애니하우와 같은 기술들은 점점 사라지고 있지만, 올림픽 역도 선수들에 의해 오늘날까지 여전히 연습되고 있는 두 가지 리프팅 기술이 있다. 그건 스내치와 클린 앤 저크이며, 이는 먼 거리를 큰 힘을 사용하여 무게가 이동할 수 있게 해준다. 또한 이 동작들은 플라이오메트릭의 특성을 가지고 있어 경기에 선수들을 최적화시킨다. 올림픽 역도 동작은 다른 리프팅 동작과는 달리 빠른 속도로 무게를 들어야 하며, 이는 전신의 협응성과 2형 유형의 근섬유를 발달시킨다. 이 동작이 놀랍긴 하지만 시상면에서 동작이 제한되기에 움직임의 다양성이 매우 부족하다.

캐논볼을 잡는 방법

벤트 프레스는 올드타임 스트롱맨들이 개발한 스트렝스 훈련 중 하나일 뿐이며, 현재는 많이 잊혀졌다. 하지만 이는 여전히 가치 있는 훈련이다.

많은 올드타임 스트롱맨들은 똑똑한 기업가이기도 했고, 자신들이 개발하거나 주장한 방법을 설명하는 소책자와 책을 팔아 돈을 많이 벌었다. 이 중 많은 것들은 악력[61]을 개발하는 것의 중요성과 이점을 강조하며 신문을 주먹으로 찢거나 책을 손가락으로 드는 운동을 권했다. 어떤 사람들은 빗자루 끝에 물건을 달아 운동하여 전완을 발달시키는 것을 제안했다.

스트렝스는 공연 내에서도 성공의 핵심 요소였다. 올드타임 스트롱맨은 관중들이 무대로 올라와 그들과 같은 스트렝스 쇼에 참여하는 것을 즐겼다.

물론, 그들은 항상 실패했다.

---

61. Thomas Inch (1930) *Developing the Grip and Forearm*, Mike Brown (1974) *Iron Claws: Grip Development and Bench Press Course*, Edward Aston (1946) *How to Develop a Powerful Grip*. George F. Jowett *Molding a Might Grip*.

하지만 올드타임 스트롱맨들은 매번 자신들에게 유리하도록 조작했다. 이들은 아령과 덤벨에 더 두꺼운 바를 사용했다. 이렇게 하면 도전자가 무거운 벤트 프레스나 밀리터리 프레스를 수행할 힘이 있더라도 무게를 들어 올릴 수 없었다.

그러나 스트롱맨 토마스 인치는 이러한 개념을 논리적인 결론으로 이끌어 '언리프터블 챌린지 덤벨unliftable Challenge Dumbbell'을 개발했다. 이는 오늘날에도 많은 프로 강사들이 바닥에서 움직이기 어려운 아더식 덤벨이었다. 이 덤벨은 78kg이나 되는 무게를 가지고 있었고, 손잡이 지름이 6cm였다!

사무라이 전사의 강력한 새끼손가락

다른 지역과 다른 시기에도 악력은 중요한 관심사였다. 예를 들어 사무라이는 악력, 특히 새끼손가락 근력의 중요성을 누구보다 잘 알고 있었다.

사무라이 전사에게 있어서 가장 심각한 처벌 중 하나는 새끼손가락을 자르는 것이었다. 그 이유는 무엇일까요? 새끼손가락을 잃으면 그들은 덜 위험해졌다. 왜냐하면 넷째 손가락과 새끼손가락(두 개의 작은 손가락)은 실제로 우리 악력의 34~67%를 책임지고 있기 때문이다. 새끼손가락이 잘린 사무라이는 적에게 상대적으로 쉽게 본인의 칼을 뺏길 수 있었다.

이것은 놀랄 일일 수 있지만, 손은 하나의 기능적인 단위로 작동하도록 설계되어 있어, 모든 손가락은 중요한 역할을 하게 된다. '반대 엄지'라고 부르는 이유는 이것이 새끼손가락과 반대되기 때문이다. 그리고 이것은 상당히 중요하다. 엄지로 주먹을 말아 잡음으로써 닫힌 루프가 형성된다.

이것은 그립 위치에 따라 악력의 강도가 달라짐을 의미한다. 특히, 바벨을 잡을 때 엄지손가락으로 다른 손가락들을 감싸쥐려는 의식적인 노력만으로 다 강한 악력을 생성할 수 있다. 이것은 또한 멀리 떨어진 근육의 활성화에도 변화를 줄 수 있다. 예를 들어 철봉에서 풀업을 할 때 넷째 손가락을 철봉 위에 올려놓는 것은 광배근 활성을 증가시킨다.

바벨이나 덤벨을 옆에 들고 있을 때, 새끼손가락을 손잡이 밑으로 더 많이 가져가면 손목을 더 휘게 만들어 그립을 더 탁월하게 훈련시킬 수 있다.

악력과 손가락 근력이 뛰어난 인물로 캐논 볼 킹이라 불린 존 홀텀John Holtum이 있다.

1845년에 태어난 홀텀은 맨손과 가슴으로 발사된 캐논볼을 잡는 것으로 유명했다. 한 번의 실패로 존은 세 개의 손가락을 잃었지만, 그래도 그는 이후에도 성공적으로 이 기술을 반복했다.

또 다른 올드타임 스트롱맨들의 매우 인기 있는 기술 중 하나이며 현재도 많은 강사들이 연습하는 동작은 바늘꺾기이다. 순전히 손가락의 힘과 의지로 못을 비틀거나 다시 모양을 잡는 것이다.

바늘 외에도 못, 프라이팬, 다른 금속 물건들을 구부리는 건 동일한 게임으로 간주된다.

이러한 놀라운 묘기는 의심할 여지없이 인상적이며, 관객을 놀라게 한다. 심지어 우리가 못을 구부릴 필요가 없음에도 악력이 실제 나이, 기대수명 그리고 삶의 질과 상관관계가 있다는 점을 살펴본다면 악력 훈련은 필수이다.[62]

대상이 누구든, 만일 이두근을 개발하는 데 시간을 할애한다면 악력을 개발하는 데도 꼭 시간 투자를 해야 한다. 악력은 움직이려는 물체와 연결시켜준다. 악력을 개발하지 않으면 기능이 제한된다. 악력을 강화하는 데 노력한다면 다른 모든 리프팅 기록을 향상시키는 데 도움이 될 것이다.

당신이 무언가를 단단히 잡지 않는다면, 뇌는 최대 근력을 출력하라고 명령하지 않는다.

근력은 우리 일상생활 속에서 끊임없이 사용된다. 일상에서 우리가 들거나 다루는 것들은 대체로 바벨 모양이 아니다. 주로 가구, 어린이, 가

62. Christina Musalek et al. (2017) "Grip Strength as an Indicator of Health-Related Quality of Life in Old Age—A Pilot Study." *Int J Environ Res Public Health*. 14(12):1447.

라테 도복과 같은 어색한 형태들이다. 자연에서는 돌을 들거나 두껍고 단단한 나뭇가지를 올라타야 했다.

마인드-머슬 커넥션

그립 스트렝스와 오프셋 운동이 중요하다고 생각하지만 '마인드-머슬 커넥션'을 강화하는 것 또한 몹시 중요하다.

올드타임 스트롱맨들은 최소 두 가지 방법으로 이것을 했다. 근육을 의식적으로 제어하거나 등척성 수축을 이겨내거나.

먼저, 등척성 수축의 극복에 대해 먼저 얘기해보겠다.

첫 번째로 등척성 수축은 움직임으로 이어지지 않는 근육의 수축이다. 당신이 어떤 무게를 들고 팔 길이만큼 유지한다면, 이를 위해 여러 근육 그룹에서 등척성 수축을 유지하고 있을 것이다. 관련된 근육의 길이는 변하지 않는다. 이것은 단축성 수축 또는 원심성 수축과 대조적이다.

이런 방식으로 무게를 유지하는 것은 '등척성 수축'이라고 부른다. 즉, 저항에 맞춰 관절을 의도적으로 고정하고 있는 것이다.

또 다른 종류의 등척성 수축은 '등척성 수축의 극복'이다. 여기서 핵심은 움직일 수 없는 힘을 밀거나 당기려고 시도하는 것이다. 다시 말하면, 당신은 움직이려고 근육을 수축하지만 이를 방지하도록 게임을 설정한다. 근육을 단축하거나 길게 만들려고 노력하지만 효과가 없다.

예를 들어 벤치 프레스 아래에 누워 300kg을 모든 힘을 다해 들려고 시도한다면, 이것은 등척성 수축의 극복이다. 마찬가지로 철봉을 구부리려고 시도하거나 실패한 건 등척성 수축의 극복으로 간주된다. 이것은 현대의 스트롱맨들이 사용하는 방식이다. 마찬가지로 철봉을 구부리려고 시도하거나 실패한 건 등척성 수축의 극복으로 간주된다. 이것은 현대의 스트롱맨들이 사용하는 방식이다.

또는 전설적인 인도의 레슬러 '위대한 가마The Great Gama'에서 힌트를 얻을 수도 있다. 그는 나무를 내리치려고 노력했던 것으로 전해져왔다!

이러한 유형의 등척성 수축은 신경 활성을 증가시킴으로써 힘을 발달시킬 수 있었다. 등척성 수축을 더 극복하면 할수록 잠재적인 힘과 파워를 더욱 효과적으로 활용할 수 있게 될 것이다.

이 효과를 일으키는 것은 무엇일까?

사실, 등척성 수축을 이겨내기 위해선 자신의 1RM(최대 중량)의 110%의 힘을 내는 것과 같은 힘을 내야 한다. 최대 중량을 들 때는 100%의 힘을 동원해야 한다. 차이점은 힘 곡선이 없기 때문에 여기에서 최대 출력을 계속 유지할 수 있다는 것이다.

클린 앤 스내치와 같은 올림픽 리프트를 생각해보자. 이것은 의심의 여지없이 놀라운 운동이다.

그러나 리프트의 초기 부분에서만 최대 힘을 발휘해야 하는 경우가 있다. 그 이후에는 탄력과 기술이 큰 역할을 한다.

심지어 100% 1RM 벤치 프레스에서도 구간별로 사용되는 근육 그룹과 무게 부하의 양이 변하며, 전체 운동 범위 중에 가장 많이 힘을 쓰는 구간도 존재한다. 이게 아니더라도 전체 움직임은 몇 초 안에 끝나며, 단순히 몇 가지 근육 그룹에서만 최대의 힘을 몇 초간만 사용할 것이다.

그러나 등척성 수축을 극복하는 과정에서는 지속적으로 최대 출력을 유지하게 된다(일반적으로 각 '세트'에 6~10초 권장). 또한 근비대를 촉진하기 위해 보디빌더처럼 단일 근육에 중점을 둘 수도 있다. 여기서 다시 한 번 SAID 원리가 적용되며, 이는 운동 동원률 향상으로 이어질 수 있다.

한편 '탄도성 등척성 운동'을 수행하면 이동에 폭발성을 추가할 수 있다. 벽이나 나무를 강하게 밀거나 갑자기 폭발적으로 움직일 수 있다. 여전히 최대 수축을 유지하거나 여러 폭발적인 수축을 만들어낼 수 있다.

이러한 훈련 유형을 사용한 많은 올드타임 스트롱맨들 중에 '알렉산더 자스Alexander Zass'가 가장 두드러지는 인물이다. 자스는 1차 세계대전 동안 러시아 군대에서 복무했으며, 포로로 잡힌 후 전쟁 포로수용소에 수감되었다. 놀랍게도, 그는 수용소에서 네 번이나 탈출할 수 있었다고 한다. 마지막에 그가 한 번 더 탈출했을 때, 놀라운 힘을 사용하여 족쇄에서 벗어나 철문을 구부려 탈출했다고 한다.

간단히 말하면, 그는 철장을 구부릴 때까지 훈련했다.

'놀라운 샘슨'이라는 이름으로도 알려진 자스는 이 놀라운 힘을 이용해 스트롱맨으로 공연하며 무거운 물건을 들고 체인을 깨는 등의 행위를 했다. 그는 레슬러로서도 활동하면서 그의 엄청난 힘을 더욱 좋은 방향으로 사용했다.

그의 '샘슨 시스템'의 핵심은 등척성 훈련과 악력과 손목에 집중하는 것이었다.

샘슨이 수행한 다른 훈련 중 일부로는 어깨에 그랜드 피아노, 피아니스트, 그리고 무용수를 동시에 올리고, 대포에서 발사된 여성을 받으면서 손바닥으로 두꺼운 목재판에 5cm 못을 박는 것이라고 전해진다. 전쟁 중에 그는 자신의 말을 어깨에 실어 안은 것으로도 알려져 있다.

거의 100년이 지난 지금, 현대의 초강력 인물 덴니스 로저스Dennis Roger가 스탄 리Stan Lee의 '슈퍼 휴먼'에 나타났다. 덴니스는 특별한 점이 없어 보이지만 많은 사람들에게 체중 대비 세계에서 가장 강한 남자 중 하나로 꼽힌다. 그는 등척성 수축에 기반한 훈련을 하며, 그의 훈련 프로그램을 또한 판매한다. '슈퍼 휴먼'에서 연구자들은 덴니스가 실제로 자신의 운동 단위를 더 동원할 수 있었음을 확인하여, 그의 작은 체격에 믿기 힘든 힘을 나타내고 있다고 결론지었다.

물론 이런 식으로 등척성 훈련을 하는 것은 완벽하지 않다. 어쩌면 이것은 관절 각도의 30도 이내에서만 힘 증가를 가져오는 한계가 있는 것처럼 보인다. 다시 말해, 이두 컬의 전 범위에서 힘을 증가시키려면 최소 세 개의 별도의 다른 관절 각도에서 노력해야 전체 효과를 얻을 수 있다.

퀘이지-이소메트릭

퀘이지-이소메트릭Quasi-Isometric은 올드타임 스트롱맨이 아닌 러시아에서 왔으며 훨씬 최근에 사용되었다. 이 방법은 시스테마Systema라는 무술을 연마하는 러시아 사람들에 의해 사용되며, 이는 운동에서 몸을 극도로 느리게 움직이는 것을 포함한다. 일반적으로 이것은 철봉이나 푸시업과 같은 체중 이동을 사용하며, 이 경우 1회 반복은 30초에서 60초까지 소요될 수 있다.

퀘이지-이소메트릭은 등척성 운동의 훌륭한 진화이며, 마인드-머슬 커넥션을 개발하는 데 놀라운 이점을 제공한다. 등척성 훈련을 극복하는 방식은 최대 힘에 중점을 두는 데 비해, 퀘이지-이소메트릭의 목표는 더 정확하고 통제된 힘과 최적의 운동 단위를 동원하여 내가 원하는 만큼 아주 조금 위치를 바꾸는 것이다. 등척성 훈련을 극복하려는 시도는 원시적인 힘을 키우는 데 중점을 둔다면, 퀘이지-이소메트릭은 더 다양한 영역을 발전시킨다.

이런 종류의 훈련은 움직임의 모든 부분을 천천히 진행하도록 한다. 그렇기 때문에 당신의 가장 약한 부분을 그냥 지나치고 넘어갈 수 없다. 모든 영역에서 강해져야 한다. 예를 들면, 퀘이지-이소메트릭 스쿼트를 수행할 때, 바닥에 쪼그려 앉는 동작이 가장 힘들다는 걸 발견한다.

반복을 통해 천천히 움직이는 것은 완벽한 기술을 습득하게 한다. 스쿼트를 하는 동안에 등은 직선으로 유지되고, 어떤 근육이 활성화되는지 느낄 수 있다. 뒤꿈치를 통해 바닥을 밀고 있음을 확인할 수 있으며, 발을 약간 더 넓게 또는 좁게 두는 것이 움직임에 어떤 영향을 미치는지 배울 수 있다.

또한 당신의 코어를 꽉 조여 조절된 얕은 호흡을 연습할 기회이기도 하다.

'수동적인 퀘이지 이소메트릭'을 사용하여 더 크게 통제할 수도 있다. 이는 몸의 대부분에 힘을 풀어두지만 계속 움직이기 위해 특정 근육에만 필요한 힘을 가할 것이다. 이렇게 하면 움직임이 훨씬 효율적으로 이루어진다. 수동 퀘이지 이소메트릭 반복은 움직임에서 최대 긴장을 유지하기 위해 전체 몸을 수축시키는 활동적인 퀘이지 이소메트릭과 대조된다.

느린 움직임의 이점은 저항 훈련에만 국한되지 않는다. 만약 골프 스윙이나 직업과 관련된 문제가 있다면 움직임을 늦춰서 그 문제가 어디에서 나오는지 찾아보고 올바른 패턴을 강화하는 것을 시도해보아라.

퀘이지 이소메트릭이 모든 종류의 훈련에 적합한 것은 아니다. 예를 들어 케틀벨 스윙에는 적합하지 않으며 명백한 이유로 아주 무거운 중량과 함께 연습해서는 안 된다.

마음이 근육보다 강하다

두 번째로 뇌-근육 연결을 강화하는 방법은 간단히 의지를 사용하여 근육을 활성화하는 것이다.

이것은 1882년에 태어난 독일 강사 막스 식Max Sick[63]에 의해 시연되었다. 막스는 어릴 때 병약했지만[64] 가벼운 중량과 '근육 제어 운동'만을 사용하여 놀랄 만한 체구를 구축할 수 있었다고 전해진다. 막스는 그의 힘을 발전시켜 자신보다 40파운드나 무거운 남자를 16번이나 머리 위로 들 수 있을 정도로 힘이 놀랄 만큼 강력해졌다.

막스는 『Muscle Control』이라는 책에서 어떻게 각각의 근육을 개별적으로 수축하고 이완시킬 수 있는지를 소개했다. 그는 팔에 있는 각각 전완 굴곡근을 주변 부위를 수축시키지 않고도 사용할 수 있었고, 복근의 반을 완전히 이완시키면서 나머지 반은 완전히 이완시킬 수 있었다.

그는 놀라운 수준으로 견갑골을 조절해냈다. 막스는 그의 이러한 능력의 비결이 해당 근육에 힘을 동원하는 능력뿐 아니라 상대적으로 근육을 완전히 이완시키는 능력에 있다고 믿었다.

보통 이두근 컬을 시도할 때 삼두근은 약간 수축해서 안정감을 얻는다. 이로 인해 이두근은 주동근이 되고 삼두근은 보조근이 된다. 삼두근을 수축하여 부상을 방지하는 법을 배움으로써 더 큰 힘을 발휘할 수 있다.

대부분의 사람들은 팔을 움직이지 않고 이두근을 수축시켜놓을 수 있다는 것을 알고 있다. 그러나 이것을 전완 근육으로 똑같이 시도한다면 쉽지 않다는 것을 알게 된다.

이것이 어렵다면 움직임에서 의도를 변경해보자. 오렌지를 쥐는 것처럼 손을 열어놓고 그것을 눌러 부수는 것을 상상해보자. 그러나 손가락을 움직이지 않도록 주의하자. 이제 팔목이 어떻게 수축되는지 확인해라.

훈련과 적합한 신호로 몸 전체에서 여러 근육을 이렇게 정밀하게 통제할 수 있다. 맥식Maxick은 이 방법을 '막살딩Maxalding'이라고 브랜딩했다.

63. 그는 피트니스와 스트롱맨 작가로 활약하기 위해 마크로 개명했다.

64. 이러한 종류의 비하인드 스토리는 스트롱맨들에게서 쉽게 찾아볼 수 있다.

초기 보디빌더인 프랭크 살도Frank Saldo와 함께 이 방법을 개발했다.

주어진 근육 그룹을 얼마나 많이 사용하느냐에 따라 해당 영역을 통제하는 능력이 달라진다. 예를 들어 테리 크루즈가 '펙 댄스'를 선보이는 걸로 미루어보아 그는 펙을 많이 개발하고 사용해왔다고 생각할 수 있다.

이제 이두근에 53개의 운동 단위가 있다고 가정해보자. 여기서는 근육을 움직일 수 있는지가 아니라, 오히려 이두근을 얼마나 통제할 수 있는지가 중요하다.

사진에서 '좋은 면'이 있다고 들어본 적이 있나? 이런 좋은 면이 존재하는 이유는 사람은 얼굴의 한쪽 면을 더 잘 사용하기 때문이다(일반적으로 오른손잡이는 오른쪽 얼굴을 더 잘 사용한다고 한다). 이를 통해서 사람의 표정, 외모, 카리스마와 같은 것들이 증가한다고 한다!

근육 조절을 통해 혜택을 받은 사람 중 한 명으로 해리 후디니Harry Houdini라는 인물이 있다. 1874년에 부다페스트에서 태어난 해리는 마술사 및 탈출 아티스트로 유명해졌다. 그의 다른 마술에는 대포알 받기, 물속에서 숨 참기, 자물쇠와 열쇠를 삼켜서 다시 구토하기 등이 포함되었다.

이러한 많은 마술은 뇌-근육 연결에 의존했다. 후디니는 팔의 개별 근육을 수축시켜 족쇄에 넣기 전에 손목을 물리적으로 크게 만들 수 있었다고 한다. 그런 다음 카운트다운이 시작되면 쉽게 탈출할 수 있었다. 후디니는 더 마이티 아톰Joesph Greenstein으로부터 대포알을 받는 법을 배웠다고 추측되며, 근육 제어는 맥식에게 배웠을 것이라고 한다. 근육 제어를 개발하는 방법을 통해 후디니는 놀라운 역작을 선보일 수 있었다![65]

인간의 신체를 완벽하게 통제하는 것과 같이 초인적으로 보이는 퍼포먼스를 할 수 있다고 생각하니 놀랍다. 이런 쇼는 마치 관객들에게 마술처럼 보이게 한다!

---

65. 그들은 끈에 달린 물건들을 삼키고 나서 그 물건들을 다시 뱉어내는 연습을 했다. 위의 근육이 작동하는 것을 느끼고 그 움직임들을 마음대로 조절하는 법을 배웠다! 멋지면서 역겨운 방식이다.

마인드-머슬 커넥션의 더 많은 활용

맥식의 기술은 흥미로우나 현재 자주 볼 수 있는 건 아니다. 이것은 다른 훈련 방식과 비교했을 때 어느 정도 제한된 유용성을 시사한다. 그러나 흥미롭게도 이 개념은 현대 훈련에서 완전히 사라지지 않았다. 게다가 체육관과 무대 외에도 많은 용도가 있다.

예를 들어 보디빌더들은 종종 '마인드-머슬 커넥션'에 대해 이야기한다. 이들에게 이것의 유용성은 운동 중 올바른 근육이 가장 많이 참여하도록 보장하는 데 있다. 딥스 중에 펙을 훈련하려면 몸을 약간 앞으로 기울여야 하며 그렇지 않으면 삼두가 많이 관여한다. 마찬가지로 트라이셉스 푸시 다운은 특히 삼두를 대상으로 하지만 상체는 정지 상태를 유지해야 한다. 그렇지 않으면 이 동작은 크런치 동작이 될 수 있다.

근육의 긴장을 느끼고 움직일 때 근육을 적극적으로 참여시킴으로써 보디빌더는 기계적인 긴장을 최대화하고 대상 영역을 키우고 있음을 확신할 수 있다. 아놀드 슈왈제네거는 이두 컬을 하는 동안 해당 근육에 집중하면서 근육이 방 전체를 채울 정도로 부풀어올랐다고 상상했다고 한다.[66]

기능적인 트레이닝에서는 마인드-머슬 커넥션이 움직임 중 올바른 기술을 보장하는 데 사용된다. 스쿼트 중에 "발뒤꿈치를 바닥으로 박아 넣으세요"와 같은 지시는 스쿼트 중에 내뇌사누근의 과활성을 제한하고 대둔근과 햄스트링이 올바르게 참여할 수 있도록 인지시킨다.

또한 프리스탠딩 핸드스탠드와 같은 동작을 수행하려고 할 때 상체를 단단하게 유지하려는 데 완전히 집중하지 않는다면 넘어질 수 있다. 이를 이해하는 것이 성공의 지름길이다.

운동의 '의도'를 변경하면 해당 운동의 성격과 이점이 변할 수 있다. 벤치 프레스 중에 트레이너는 고객에게 "천장을 향해 막대를 발사한다고 상상해보세요!"와 같은 지시를 줄 수 있다. 이러한 생각은 더 많은 폭발성을 유도하고, 더 많은 힘을 쌓을 수 있게 한다.

의도와 인식의 간단한 변화는 근육 활성을 변화시키고 스포츠에서 결

---

66. 올드타임 트롱맨들은 근육의 최대수축 지점을 활용하여 근력과 근비대를 이끌어내려 했다. 이러한 목적을 위해 스프링이 달린 덤벨을 사용했다고 알려져 있다.

과를 향상시키며 부상을 예방할 수 있다. 실제로 몸에 귀 기울이는 것은 어떤 운동선수라도 성과를 높이기 위해 사용할 수 있는 가장 중요한 전략 중 하나이다.

왜 올드타임 스트롱맨들이 여전히 중요한가?

올드타임 스트롱맨들로부터 특정 개념과 기술을 배울 수 있을 뿐만 아니라, 그들의 일반적인 훈련과 신체 문화에 대한 접근 방식에서도 뭔가를 배워야 한다고 생각한다.

이 시대의 올드타임 스트롱맨들을 돋보이게 만드는 한 가지는 그들은 또한 종합 운동선수였다는 점이다. 올드타임 스트롱맨들은 굉장히 무거운 무게를 들 수 있을 뿐만 아니라 체조(역도, 핸드밸런싱)와 심지어 보디빌딩 루틴도 소화해냈다. 그들은 손으로 거리를 롤러 블레이드 하거나 손으로 나무판에 못을 박을 정도의 근육 훈련뿐만 아니라 신체 문화의 모든 측면을 훈련했다.

사실, 유진 산도Eugene Sandow는 '현대 보디빌딩의 아버지'로 널리 칭송받고 있다. 산도는 보디빌딩 포즈를 자신의 운동 루틴에 통합한 최초의 사람 중 하나였다. 이러한 사람 몸에 대한 존중과 실험으로부터 우리는 오늘날 미적인 체형에 대한 찬사를 이끌어낸다. 산도가 없었더라면, 우리는《맨즈 헬스》와 같은 잡지의 커버 모델을 보지 못했을 것이다.

이러한 아이콘들은 본인들을 아름다운 신체의 표본으로 세우고, 인간의 신체적 한계를 넘기 위해 새로운 방법을 찾았다. 그들은 창의적인 방식으로 몸을 훈련하고, 다른 이들에게 자신의 한계를 뛰어넘도록 영감을 주었다. 그들은 훈련을 흥미롭고 다양하며 매력적으로 만들었다. 이와 같이 인류는 본인 신체를 끊임없이 연구하고 단련해왔다.

신체의 무궁무진한 가능성을 고려해볼 때, 우리가 스쿼트와 덤벨 컬만 해야 할 이유가 무엇일까?

사람은 얼마나 훌륭한 작품인가! 얼마나 귀한 이성을
가지고 있으며, 얼마나 무한한 능력을 지녔는가!
형태와 움직임에서 얼마나 표현력 있고 경이로운가!
행동에서는 천사와 같으며, 이해에서는 신과 같은가!
세상의 아름다움, 동물 중에 모범이다.

- 셰익스피어

CHAPTER 6

케틀벨: 기능적 파워를 위한 비밀 무기

우리가 역사를 통해서 배움을 얻듯, 과거의 스트롱맨들 또한 그들 이전의 선배들에게 교훈을 얻는다. 최근 케틀벨, 아이언 클럽, 샌드백과 같은 기능적 훈련 도구의 인기가 오르고 있다. 우리에게 새롭게 느껴지는 이러한 운동 도구들은 올드타임 스트롱맨들에게는 굉장히 친숙했다.

이 중 케틀벨은 인스타그램과 유튜브와 같은 매체에서 빈번히 찾아볼 수 있다. 이를 가능하게 한 건 케틀벨의 엉뚱한 생김새와 다재다능성 때문이라고 생각한다.

케틀벨은 스스로 단순한 유행이 아닌, 더욱 기능적이고 효율적인 훈련을 가져다줄 거라고 약속하며 이를 이행한다. 케틀벨의 잠재적 능력은 클럽벨과 같은 다른 도구들과 함께 결합했을 때 더욱 빛을 발한다. 샌드백, 메디신볼 그리고 모든 운동 도구들은 어떻게 적용하는지에 따라서 간과되는 근력과 신체 능력을 개발할 수 있다. 이것이 우리의 무수한 잠재력에 접근할 수 있는 또 다른 방식이다.

케틀벨이란?

케틀벨은 평평한 바닥면과 위에 핸들이 달린 철로 된 캐논볼이다. 일반적이지 않은 형태는 무게가 핸들에서 살짝 바깥쪽으로 빠져 있음을 의미한다. 우리가 잡는 부위는 무게 중심부가 아니다. 핸들의 위치에 따라 케틀벨의 무게가 흔들릴 수 있고, 여기서 케틀벨 운동의 많은 잠재력이 발생한다.

케틀벨 스윙은 모멘텀, 토크 그리고 끊임없는 저항 각의 변화를 포함한다. 이것은 더욱 활동적이고 역동적 형태의 운동이다.

케틀벨은 전통적으로 '푸드Pood'라는 구소련의 무게 단위로 측정된다. 1푸드는 16.38kg이다. 전형적으로 운동선수들은 그들이 더 많은 무게를 다룰 수 있음에도 불구하고 1, 1.5, 2 푸드의 케틀벨을 가지고 운동한다. 그렇지만 온라인으로 케틀벨을 주문한다면, kg이나 파운드 단위로 구매하는 것이 더 쉽다.

케틀벨을 처음 접하는 사람들은 본인 체중의 약 15%의 케틀벨로 시작하는 것이 이상적이다. 만일 케틀벨을 다뤄본 경험이 있다면 체중의 약 30%의 무게를 권장한다. 덤벨과 마찬가지로 케틀벨로 무엇을 하려는지에 따라서 달라진다.

케틀벨 트레이닝의 간단한 역사

일부 역사가들은 케틀벨 트레이닝의 기원이 고대 그리스로 거슬러 올라간다고 말한다. 고대 그리스는 핼터Haltere라는 중량을 사용하여 훈련했다. 이것의 외형은 케틀벨과 다르며 오히려 원형의 덤벨이라고 표현하는 것이 더욱 적합하다. 하지만 이 도구는 케틀벨처럼 스윙이 가능하였고, 이것이 주된 훈련 방식이었다.

우리가 알고 있는 케틀벨은 18세기 러시아로 거슬러 올라간다. 농부들은 농작물의 무게를 잴 때, 반대편 무게의 균형을 잡기 위해 기리아Girya라는 중량을 사용했다. 또한 러시아의 스트롱맨은 근력을 키우기 위해 이를 사용했으며 후에 이를 위한 목적으로 점차 우리가 알고 있는 케틀벨로 발전해나갔다.

반면 서양의 올드타임 스트롱맨들에겐 처음부터 중량 운동을 목적으로 도입되고 사용되었다. 더욱 최근에는 피트니스 강사이자 작가인 파벨은 현대의 케틀벨 르네상스를 이끌고 소셜 미디어에 이를 기재한 인물로 각광 받고 있다.

많은 올드타임 스트롱맨들의 도구처럼, 케틀벨은 운동선수들의 약점 부위를 집중적으로 훈련할 수 있게 해준다. 덤벨과 바벨은 제한적이고 예측 가능한 움직임 패턴과 수직 움직임을 훈련하는 데 사용되는 반면, 케틀벨은 지속적인 움직임 변화와 상황에서 제한되고 특정한 움직임 패턴을 사용한다.

이는 코어의 브레이싱을 통해서 당신이 급격한 변화에 반응하고 적응하게 한다. 어깨는 예측할 수 없는 상황 속에서 강해져야 한다. 일상생활과 스포츠 상황 속에서 나타나는 움직임 방식을 케틀벨에 반영하는 한, 우리는 케틀벨 훈련을 '기능적'이라고 여긴다.

케틀벨 트레이닝은 무술인들에게 특히 인기가 있다. 케틀벨 스윙은 코어, 엉덩이 그리고 파워 및 안정성의 생성을 요구할 뿐 아니라 적용되는 힘의 양과 각도의 갑작스러운 변화에 적응할 수 있어야 한다는 점에서 레슬링과 유사하다.

케틀벨 스윙, 겟업 그리고 걷기!

케틀벨 스윙은 케틀벨의 왕이다.

스윙은 힙 힌지뿐 아니라 인체의 후방 사슬의 폭발적이고 기능적인 근력을 강화시킨다. 스윙을 시작하기 위해서, 당신은 땅에 케틀벨을 견고히 고정시키고 발을 어깨너비만큼 벌려 서야 한다. 무릎을 살짝 구부려 두 손으로 케틀벨을 잡고, 힙 힌지 자세를 유지한다. 이때 허리는 곧게 편 상태가 유지되어야 한다.

스윙을 하기 위해서, 엉덩이를 전방으로 힘차게 밀어 몸통 전체가 곧게 펴질 수 있게 해야 한다. 이렇게 함으로써, 자연스럽게 케틀벨을 띄울 수 있고, 팔은 곧게 펴진 상태를 유지할 수 있다. 이를 정확한 동작으로 한다면, 케틀벨은 궤적을 따라 이동하여 어깨 높이까지 떠오를 것이다. 이건 팔이 아닌 엉덩이의 추진력으로 무게를 들어 올리는 것이기 때문에, 최소한의 어깨와 팔의 힘을 사용해야 한다는 것에 주목하라!

중량이 아래 방향으로 내려옴에 따라서 고관절을 중심으로 다시 회전하게 되며, 케틀벨이 다리 사이를 통과해서 뒤로 지나가기 위해 무릎은 살짝 구부러진다. 처음엔 이 동작이 무섭게 느껴질 수 있다. 케틀벨이 다리 사이의 끝 범위에 도달하면, 폭발적으로 케틀벨을 다시 던져 올린다. 이러한 동작은 자연스럽게 반복되게 된다.

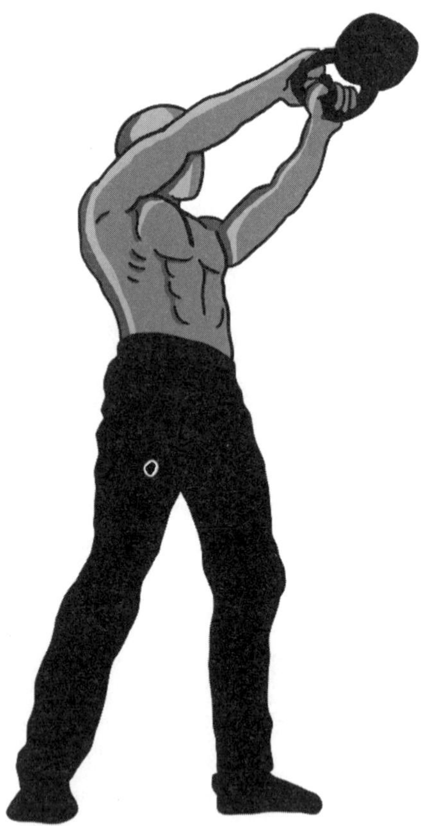

케틀벨 스윙

중력과 케틀벨의 디자인 때문에, 두 번의 반복이 정확히 같을 수는 없다. 코어와 다리는 몸을 안정화시키고 케틀벨 스윙의 움직임에 따라 체중이 앞뒤로 쏠리는 걸 피하게 된다. 이는 중량에 맞서 싸우는 것과 유사하며, 케틀벨의 무게가 일반적으로 데드리프트의 무게보다 가볍지만 더욱 역동적인 동작을 포함하기 때문에 훨씬 도전적이다.

케틀벨 스윙은 본질적으로 탄도성Ballistic을 지니고 있다. 이러한 특성은 대상자를 폭발적으로 움직이게 하고, 많은 속근섬유를 활성화시킨다.[67] 이 동작에서 폭발적으로 둔근을

67. 이건 수행되는 스윙 스타일에 따라 조금 다르다. 경쟁용 스윙은 덜 폭발적이고 모멘텀에 따라 달라진다.

사용하는 것이 둔근이 설계된 방식대로 사용하는 것이다.

둔근은 인체에서 가장 큰 근육군이며, 추진력을 위한 것이다. 케틀벨 스윙이 데드리프트, 스쿼트, 단거리 달리기 그리고 수직 점프의 수행능력을 늘려준다는 것은 놀라운 일이 아니다.

둔근은 인체에서 가장 큰 근육군이며, 추진력을 위한 것이다.

케틀벨 스윙의 탁월한 성능은 무수히 많다. 그중 관련성이 없어 보이는 활동에까지 성과를 향상시키는 능력은 널리 인정되어 '왓 더 헬 이펙트 What the hell effect'라는 애칭이 붙었다.

케틀벨 스윙의 연속적이고 주기적인 움직임은 긴 반복 범위를 만들어내고, 이는 근지구력과 운동 수용력을 증진시킨다. 이것은 저항운동의 특성을 가진 유산소 운동의 형태로 사용할 수 있고, 체중 감량에 용이하다.

현재 많은 사람들은 코어와 탄력 있는 엉덩이를 개발하면서 지방을 연소하기 위해 케틀벨 스윙을 한다. 바로 여기서 케틀벨 운동의 갑작스러운 인기 증가의 이유를 찾아볼 수 있다. 케틀벨의 HIIT High Intensity Interval Training 루틴들은 굉장히 효과적이다.

케틀벨을 사용한 다른 동작은 터키쉬 겟업이다. 이 동작은 땅에 누워 팔을 폄과 동시에 어깨 위로 케틀벨을 든다. 그리고 남은 팔과 다리를 사용하여 엉덩이를 들어 올리는 동작을 포함한다.

이것은 자세히 설명하기 어려운 구체적인 기술을 요구하지만 케틀벨을 안정적으로 유지하기 위해 몸통과 어깨 안정성을 요구한다. 또한 이 동작은 몸을 대각선으로 가로질러 배열된 근육들의 작동을 의미한다. 이런 대각선 형태의 근육들은 곧 다뤄볼 것이다.

파벨 차졸린은 터키쉬 겟업에 대해 다음과 같이 말했다.

> '펑셔널 트레이닝'의 왕인 겟업은 올드타임 스트롱맨의 묘기이며, 진정한 기능적 훈련이다. 충분한 무게로 진행된 겟업은, 바벨, 밴드, 덤벨을 사용할 때 배울 수 없는 많은 움직임 동작들을 얻을 수 있다. 일단 겟업을 완벽히 배우고 나면, 본인 몸의 주인이 될 것이다.

겟업은 누군가의 어깨에 마술을 걸어. 브라질리언 주짓수에서 어깨 조르기와 고중량 벤치 프레스에 대해 좋은 회복 운동이 될 수 있으며, 또한 동시에 가장 좋은 복근 운동이다.

케틀벨을 이용한 다른 일반적인 전략은 한 손에 케틀벨을 들고 걷는 것이다. 이것은 '로디드 캐리Loaded Carry'로 알려져 있다. 가장 일반적으로 알려진 캐리는 '파머스 워크'이며, 농부들이 규칙적으로 무거운 물건을 들고 긴 거리를 이동하는 모습에서 착안된 동작과 명칭이다. 또한 이러한 캐리 동작은 트랩바와 같은 도구들을 통해서도 가능하지만 케틀벨의 손잡이 위치 때문에 케틀벨로 수행하는 것이 가장 적합하다.

동일한 방식으로, 가장 '펑셔널'한 운동은 일상 속에서 실제로 해야 할 필요가 있는 동작이다. 예를 들면, 쇼핑백을 들고 상가에서 집까지 걸어가는 것과 같은 행동이 있다. 이것이 부하를 짊어지고 보행을 훈련함으로써 엉덩이, 코어, 밸런스를 강화하는 데 도움이 된다. 몇 미터를 걸어간 후에, 악력이 풀려 케틀벨을 잡기 힘들 것이고 승모근도 뻐근해질 것이다. 이럴 때 승모근을 살짝 상승시켜 활성을 유지하는 걸 목표로 해야 한다.

이처럼 외부 부하를 들고 하는 캐리는 실제로 지방 연소에 환상적이다. 더 먼 거리, 시간, 스피드를 목표로 삼고 훈련해야 한다.

당신은 오직 한 측면에서 부하를 증가시킴으로서 운동 강도를 높일 수 있다. 그다음, 오프셋 형식의 운동을 통해 복사근들을 훈련할 수 있다. 이제 본인 몸의 외측 굴곡을 방지하기 위해 중력에 맞서 대항할 수 있다.

케틀벨의 독특한 특성은 케틀벨을 무한히 적용할 수 있게 해준다. 헤일로, 피규어 8Figure 8 및 다른 움직임들은 전통적으로 바벨과 덤벨로 훈련하기 어려운 코어와 어깨에 도전적인 과제를 제시한다.

> 클럽벨의 기원은 힘의 상징인
> 헤라클레스의 전설로 거슬러 올라간다.

당신이 이러한 움직임에 대해 많은 관심이 있다면, 유튜브가 가이드가 될 것이다.

헤비 클럽

케틀벨이 인스타그램과 유튜브에 굉장히 흔한 반면에, 헤비 클럽은 여전히 친숙하지 않은 존재로 남아 있다. 헤비 클럽은 역사가 오래된 트레이닝 도구 중 하나이며 굉장히 유용하고 독특한 장비이다.

클럽은 헤라클레스 전설이나 길가메시 일화와 같은 작품에서 찾아볼 수 있을 정도로 아주 오래전부터 힘의 상징이었다.

오늘날 클럽 스윙은 인도 아대륙과 페르시아에서 기원했다고 여겨진다. 페르시안 레슬러 펠후아니Pehlwani는 힘을 기르기 위해 큰 전투용 클럽을 휘둘렀다. 가다Gada라고 불리는 뭉툭한 곤봉은 1800년대에 인도 병사들이 힘, 가동성, 민첩성을 기를 목적으로 사용하였다.[68] 19세기 인도에 머물렀던 영국의 병사들은 이 트레이닝의 특성을 알아보고 유럽에 가져왔다. 이 도구들이 당시에 유럽 내 전국을 휩쓸고 있던 피지컬 문화의 유행에 합류됐다.

오늘날 무거운 클럽은 작고 다른 모습으로 다양하게 존재한다. 영국 스타일의 인디안 클럽은 보통 나무로 제작되어, 약간 더 가볍고 한 손으로 하나씩 휘두른다. 헤비 클럽이나 스틸 클럽은 굉장히 무겁고 전형적으로 케틀벨보다 더 사용된다. 또한 곤봉 훈련은 여전히 긴 막대기 끝에 무게가 달려 있어 긴 모멘트암을 유지한다.

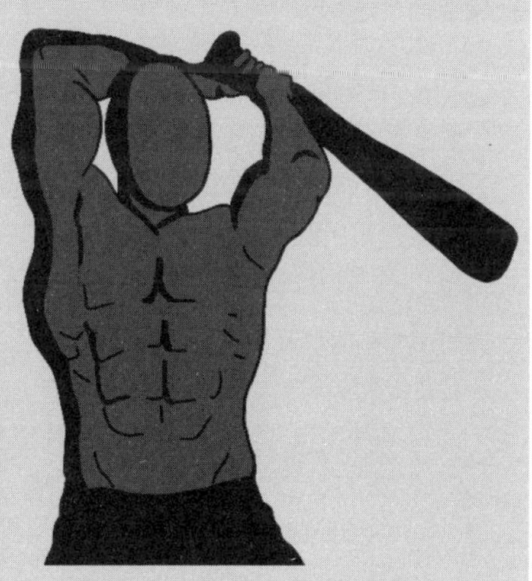

헤비 클럽은 어떤 방식에서는 스테로이드를 사용하는 케틀벨과 같다. 케틀벨과 마찬가지로, 스틸

68. 마우리아 왕조와 굽타 왕조 시대인 기원후 5세기에서 7세기의 동전들 또한 왕들이 가다(Gada)를 휘두르는 모습을 묘사하고 있어, 이것이 인도 전역에서 오래전부터 사용되었음을 시사한다!

클럽은 그립에서 상당히 먼 부위에 가장 무거운 부분을 위치시켜 불균등한 무게 분포가 특징이다. 이것은 극복해야 하는 상대적인 저항의 양을 순차적으로 증가시키는 지레를 만든다. 물론 클럽을 다른 위치에서 연습함으로써 이러한 저항값을 바꿀 수 있다. 그러므로 역동적으로 저항의 변화를 생성한다. 지레를 늘리거나 줄이기 위해 손을 위아래로 변화시킬 수 있다.

클럽의 디자인에 따라, 스윙 시 발생하는 힘의 총량은 달라지게 된다. 클럽이 움직일 때 잡고 있는 것만으로도 굉장히 큰 도전이며, 악력 훈련에도 굉장히 효율적이다. 체육관에서 이 동작을 시도하기 전에, 훈련 파트너가 멀리 떨어져 있는지 반드시 확인해야 한다.

케틀벨 스윙이 케틀벨의 '왕'이라면, 감마 캐스트는 클럽의 '왕'이다. 이 움직임은 몸통을 곧게 유지하면서, 머리 주변을 클럽으로 움직이기 시작하는 동작으로 케틀벨 헤일로와 유사하다. 두 손으로 클럽벨을 잡고, 클럽의 머리 부분이 천장을 향하게 하여 당신 앞에 위치시킬 것이다. 그 다음 클럽을 한쪽 어깨 방향으로 보내고, 머리 뒤를 지나 다시 반대쪽 어깨를 통해 앞으로 당겨온다.

이 동작은 어깨 안정성을 담당하는 근육과 견갑상완 관절을 목표로 한다. 동시에, 이러한 움직이는 동안 발생한 압박력은 실제로 충분한 가동성을 증가시킨다. 팔을 곧게 뻗어 머리 위로 들어 올릴 수 없다면, 감마 캐스트는 재활 운동으로서 굉장히 좋다(물론 적합한 무게로 시작해야 한다).

다른 인기 있는 동작들은 클럽벨 윈드밀, 바바리안 스쿼트, 푸시 프레스 그리고 헤머와 같은 동작들이다. 헤머는 후라이팬같이 큰 원을 그리며 클럽을 단순히 스윙하는 걸 포함한다![69] 또한 약간의 지면만 있다면 클럽벨을 스윙하는 것이 가능하다.

이러한 움직임들의 대다수가 회전과 굴곡을 막기 위해 브레이싱 테크닉을 포함하고, 이를 통해 회전력을 만들어내려 한다. 또한 클럽벨은 관절에서 압박보다 견인력을 만들어내는 특별함이 있다. 이것은 가동범위를 개선시켜줄 뿐 아니라, 장기간 관절 문제를 보호하는 데 도움을 준다.

69. 약간 우스꽝스러워 보일 수 있다!

클럽과 케틀벨로 할 수 있는 동작들이 무수히 많다. 예를 들어, 한 개 혹은 두 개의 케틀벨을 지면에서 들어 올리는 클린 동작을 통해 랙 포지션을 취하고, 케틀벨을 위로 밀어냄으로써 케틀벨 프레스를 할 수 있다.

렉 포지션은 케틀벨을 오랜 시간 동안 들고 있기에 가장 안정적이고 간단한 포지션이다. 팔꿈치는 구부러져 있고, 손목은 신전되지 않고 곧게 펴진 상태에서 케틀벨을 잡아 어깨 높이의 팔 바깥쪽에 안착시킨다(이 자세를 '부러진 손목 포지션'이라고 칭한다).

이 자세에서 당신은 스쿼트, 런지, 그리고 다리를 사용하는 다른 움직임들을 할 수 있다. 대안으로, 고블릿 스쿼트를 수행하기 위해서 한 개의 케틀벨을 잡아 발 앞에 위치할 수 있다. 앞의 두 가지 경우에서, 신체 앞쪽에 부하가 걸린다는 특성은 일반적인 백 스쿼트보다 대퇴사두에 더 높은 활성을 유발하고 항굴곡 움직임을 유도한다.

이것은 무게가 당신을 앞으로 기울게 해도, 척추를 곧게 펴려고 유지하는 것을 의미한다. 이것은 잘못된 리프팅 테크닉으로부터 야기될 수 있는 부상들을 방지하는 데 좋다. 게다가 클린 앤 저크 혹은 스내치와 같은 폭발적인 움직임을 수행하기 위해서 케틀벨을 사용할 수 있다. 저크는 팔보다 오히려 반루 파워를 출력하여 머리 위로 무게를 밀어내는 것이다. 사실, 케틀벨 트레이닝은 더 안전하게 올림픽 리프팅을 경험할 수 있는 굉장히 좋은 방법이다.

하드 스타일 케틀벨 트레이닝

머리 위로 케틀벨 스윙을 하는 것은 굉장히 멋진 일이다. 케틀벨 트레이닝은 굉장히 많은 미묘한 차이와 기술이 있다. 케틀벨을 훈련도구로 선택하는 순간, 고유한 이점이 있는 기술과 방법론의 세계가 펼쳐진다.

예를 들면, 하드스타일 케틀벨 트레이닝은 움직임을 통해 발생한 근육 긴장의 양이 증폭된다. 이 형태의 트레이닝은 1980년대 소련 특공대가 사용했던 '고주류 가라테' 지향 전투 훈련을 지원하기 위해 러시아에서 개발되었다.

여기에 몸을 빠르고 느슨하게fast and loose 하는 것과 단단하고 잘 구부러지지 않게 하는 것 사이의 차이가 발생한다. 여기서 고주류 가라테의 영향을 확인할 수 있다. '카라테카'로 불리는 격투가들은 주먹을 때릴 때 느슨하고 채찍처럼 사용하여, 주먹이 물체에 닿는 순간 수축하여 타격한다.[70] 몇몇은 하드 스타일 케틀벨 트레이닝을 '무게가 주어진 무술'과 더욱 유사하다고 기술했다.[71]

몇몇은 하드 스타일 케틀벨 트레이닝을
'무게가 주어진 무술'과 더욱 유사하다고 기술했다.

하드 스타일 케틀벨 스윙은 일반인들에겐 다른 케틀벨 스윙과 다를게 없어 보이지만, 스윙 동작 중 '하드'한 구간과 '소프트'한 구간 사이의 전환에 중점을 둔다. 스윙 동작 동안 무게를 위로 띄우기 위해 최대의 긴장을 발생시키며, 이 동작 이후엔 긴장을 풀게 된다. 심지어 호흡은 중요한 열쇠다. 숨을 내쉬는 동작은 추가적인 힘과 파워를 발생시키고 척추 안정성을 증가시킨다. 다시 말하면, 가라테 가타에서 기합을 주는 것과 유사하다.[72]

케틀벨 펜듈럼은 자연스럽게 동작을 이끌어주지만, 케틀벨 스윙에 비해 운동동작의 시간이 짧다. 이러한 동작들의 장단점을 살피다 보면 유산소 피트니스나 시간을 두고 경쟁하는 피트니스를 발전시키기에 이상적이다.

다시 말해 마인드-머슬 커넥션의 연습은 결과를 바꾸고, 근력과 파워 조절의 핵심이다. 아주 약간 의도와 집중을 변경함으로써, 신체에 미치는 영향을 완전히 바꿀 수 있다.

---

70. Kris Wilder (2007), *The Way of Sanchin Kata: The Application of Power*.

71. 실제로 '하드 스타일'이라는 용어는 주로 긴장과 힘의 발달에 중점을 두는 특정한 무술 카테고리를 지칭하는 데 사용되며, 쇼토칸 가라테와 같은 무술이 여기에 해당된다. 이는 태극권과 같은 '소프트 스타일' 무술과 대조되는데, 소프트 스타일은 몸을 유연하게 유지하여 더 큰 속도와 충격에 용이하게 한다. 오키나와 무술 스타일인 고주류 가라테와, 다소 덜하지만 와도류 가라테(내가 수련했던 것)는 두 접근법을 결합하려고 시도한다.

72. 이것은 영화에서 무술가들이 외치는 "히야!"다.

크로스핏에 대한 약간의 견해

이미 한 가지 방식에 몇 가지 개념이 포함된 트레이닝 스타일이 존재한다. 그것은 크로스핏이다. 아마 당신은 이것을 들어봤을 것이다.

어떻게 크로스핏이 현대에 피트니스 문화에 딱 들어맞았을까?

그렉 글래스만Greg Glassman에 의해 만들어진 크로스핏은 공식적으로 2000년에 창설되었다. 크로스핏은 다양한 리프팅과 움직임들을 결합하여, 목표하는 동양을 수행하는 데 집중한다.

크로스핏터들은 데드리프트, 메디신볼 클린, 에어 스쿼트, 푸시 저크, 키핑 풀업, 달리기, 로프 기어오르기 그리고 물구나무서서 걷기 등을 포함한다. 전문 크로스핏 박스를 통해 크로스핏을 경험하거나 혹은 웹사이트[73]에 올라온 와드(WODWorkout of the Day)를 통해 운동할 수 있다. 이 책을 쓰는 지금, 오늘의 WOD는 다음과 같다.

주어진 시간 동안 24-21-18-15-12-9-6-3 반복하기;
메디신볼 클린(여성: 14파운드 / 남성: 20파운드)
푸시업

집에서 해야 한다면, 주전자나 다른 무거운 물건을 가지고 하는 걸로 수정해보라! .

대안이 되는 WOD는 1마일 달리기를 한 다음, 가능한 많은 데드리프트를 수행하고(약 50회), 50회의 윗몸일으키기와 50회의 스텝 업을 수행하는 것이다. 다양한 펑셔널 무브먼트들이 있으며, 볼륨과 시간을 위해 수행되고 종종 비정상적인 방법을 결합한다.

매년 크로스핏의 열렬한 추종자들이 크로스핏 게임에 참여한다. 이러한 경쟁들은 피트니스의 모든 면에 도전하는 것을 목표로 한다. 레이싱, 밧줄 오르기, 물구나무서서 걷기, 웨이트 리프팅, 수영과 같은 것들이 포함되며 승자에겐 '지구상에서 가장 건강한Fittest on Earth'이라는 칭호가 붙는다.

73. www.CrossFit.com.

이러한 종류의 트레이닝은 장단점이 있다. 크로스핏을 비판하는 사람들은 데드리프트와 같은 리프팅을 실패 지점까지 수행하는 걸 지적한다. 특히 장거리 달리기와 같은 동작 수행 후, 신체가 지쳐 있을 때 이와 같은 많은 반복수의 리프팅은 부상으로 이어질 수 있다.

마찬가지로, '키핑 푸시업'과 같은 동작들은 운동량을 우선시하면서 동작을 의도적으로 희생하여, 전신의 힘을 요구하는 동작들과의 연계성을 최소화한다. 크로스핏 강사가 되기 위해선, 다른 사람을 빠른 시간 안에 가르칠 수 있는 능력[74]과 해당 운동을 수행할 체력이 뒷받침되어야 한다.

하지만 모든 것을 제쳐두고, 크로스핏 훈련에 찬성하는 몇 가지 주장이 있다. 일상생활에서 힘들고 지칠 때 멈출 여유가 없을 수도 있다. 베트맨은 무거운 상자를 한 번만 들어 올리지 않는다. 그는 루프탑을 가로질러 상대방을 쫓아야 하고, 골목 아래에서 악당들과 싸우고 때론 악당들의 머리를 가로질러 상자를 부셔야 한다.

한마디로, 진정으로 기능적이기 위해선 피로할 때 잘 움직일 수 있어야 한다. 이러한 종류의 트레이닝엔 경의로운 정신적인 측면 또한 존재한다.

게다가 많은 반복 횟수의 트레이닝은 굉장히 많은 우호적인 반응을 이끌어낼 수 있다. 이건 심혈관계의 도전을 일으킴과 동시에 모세혈관의 밀도와 근형질의 비대를 증가시키고 체지방을 최소화한다. 또한 많은 사람들은 강도 높은 크로스핏을 통해 강한 전신 운동을 진심으로 즐긴다. 이를 통해 보디빌더와 같은 놀라운 외형과 그보다 더욱 기능적인 신체 능력을 가질 수 있다.

오래 살고 싶다면, 훈련하는 방식과 운동하는 방식이 달라야 한다. 피로한 동안 극도로 무거운 리프팅을 하는 걸 포함하지 않는 방식들이 있다. 예를 들어 단순히 칼리스테닉스 운동들은 운동을 수행할 때 스스로 복합적인 움직임과 많은 반복을 할 수 있도록 한다. 게다가 수준급의 칼리스테닉스나 최대 근력을 증명하는 것으로부터 멀리 떨어지는 건 스포

74. 이는 마케팅 목적으로 과장되게 다뤄졌다.

츠에서 큰 제한사항이다. 최소한의 가동성이나 다른 신체적 특징들에 주목해야 한다.

크로스핏은 피트니스 분야에서 사랑받는 영역들의 총 집합체이다. 크로스핏은 궁극적으로 스포츠이며, 훈련되어야 하는 움직임들을 세트 단위로 처방하는 것과 같다. 심지어 조심스럽게 운동하더라도, 크로스핏은 여전히 볼륨과 시간에 굉장히 많이 집중된 운동이다. 피트니스의 모든 영역에 초점을 두고 있는 크로스핏이지만, 이는 피트니스 영역의 한 분야일 뿐 전체는 아니다.

케틀벨 플로우와 저글링

케틀벨 '플로우'라는 동작이 있다. 케틀벨 플로우는 여러 동작들을 연속된 움직임 시퀀스에 녹여낸다. 샌드백과 같은 도구들을 사용해서도 적용할 수 있다(샌드백은 다음 챕터에서 살펴보겠다).

플로우는 한 가지 동작에서 다음 동작으로 전환되며, 이는 굉장히 신체에 도전적이다. 이를 통해 신체에 필요한 안정성과 펑셔널 스트렝스를 기를 수 있다. 원암 케틀벨 스윙 후 바로 하프닐링 케틀벨 프레스를 이어 한다면, 이 연결된 동작이 얼마나 어려운지 실감할 수 있을 것이다.

플로우는 '하이브리드 운동'의 형태를 따라간다. 하이브리드 운동은 1회 안에 2개 이상의 움직임들을 결합한다. 플로우는 이러한 움직임 결합들의 연속체이다.

맨-메이커스는 가장 잘 알려진 하이브리드 운동들 중 하나이다. 땅에 놓인 덤벨을 양손으로 잡고 푸시업을 수행하는 동작이 있다. 그다음 덤벨을 옆으로 당겨 로우 동작을 수행하고, 점프 동작으로 발을 앞으로 가져와 스쿼트 동작을 수행한다.

더욱 심화된 케틀벨 플로우는 웨이트 로잉, 클린 앤 프레스, 케틀벨을 던지고 받으면서 진행하는 고블릿 스쿼트 동작들이 있다.

> 케틀벨 플로우와 하이브리드 운동은
> 고정적이고 반복적인 움직임 패턴에서 벗어나게 해주는
> 진정한 기능적 훈련 방법이다.

케틀벨 플로우와 하이브리드 운동은 굉장히 기능적인 운동들이다. 이러한 동작들은 고정된 움직임 패턴에서 벗어나 자연스러운 움직임과 동작들을 할 수 있게 이끌어준다. 우리는 고정된 반복 횟수와 세트 수에 맞춰 일상생활을 보내지 않는다. 한 자세에서 다른 자세로 움직이기 위해 매번 자유롭고 도전적으로 행동한다.

내 딸인 에미Emmy가 태어났을 때, 딸을 한 손으로 안고 반대 손으로 트렁크를 열고 유모차를 꺼내곤 했다. 이런 동작들은 자세와 자세 사이에서 부드럽게 움직이는 걸 요구하면서 많은 안정화 근육들을 사용하게 한다.

이러한 형태의 움직임은 예측하거나 기대할 수 없는 방식으로 몸을 사용하게 하며, 인체는 대체로 이러한 방식의 움직임에 취약하다.

플로우가 상당히 복잡하고 복합적인 움직임 패턴임을 고려할 때, 운동 동작이 무너지는 정도의 무거운 무게로 운동하는 건 피해야 한다. 초보자들에게는 경험 있는 코치의 지도 아래에서 플로우 동작이 진행되어야 한다.

케틀벨 플로우는 최근 들어 인기가 급증하였고, 정적인 자세에서 동적인 동작으로 이어지는 요가에서 큐잉을 가져왔다. 또한 인터넷을 통한 정보의 확산으로 다양한 케틀벨 플로우 스타일이 접촉되어 셀 수 없이 많고 다양한 케틀벨 플로우 동작으로 산출되고 있다.

파머 스트렝스

케틀벨 플로우와 하이브리드 운동은 한 가지 플로우에 다양한 움직임들을 결합하는 것에서부터 시작한다. 얼핏 보면 이러한 플로우는 운동처럼 보이지 않을 수 있지만, 보이는 것 이상으로 좋은 운동이라는 것은

확실하다.

우리는 사무라이나 스파르타 전사들의 전설에 대해선 자주 들었지만, 이에 못지않게 강하고 튼튼한 다른 그룹에 대해선 듣지 못했다. 바로 '농부'다.

농부는 강하거나 튼튼해 보이진 않지만, '파머 스트렝스Farmer Strength'라는 용어가 있다. 이 용어는 손으로 하는 모든 종류의 작업과 연관이 깊다. 파머 스트렝스를 가지고 있는 사람들은 반드시 근육이 크거나 갈라져 있지는 않지만, 끊임없이 반복되는 노동을 통해서 악력, 근지구력, 의지력, 건의 근력, 뼈의 근력, 안정성 및 부상에 대한 저항성이 놀라울 만큼 높다. 땅에 구멍을 파는 걸 생각해보자. 이것은 거의 유사한 수백번의 움직임을 반복하여 수행된다. 1회 반복은 지면에서 무거운 흙을 삽을 이용하여 퍼 올린 후, 다시 삽을 땅으로 힘차게 밀어내는 것이다. 구멍은 시간이 지남에 따라 점점 더 깊어지고, 노동자는 많은 햇볕과 공기를 마시며, 카트를 통해 흙을 목표 지점까지 나를 수 있다.

일반적인 체육관이나 피트니스 센터에서는 이와 같은 동작이 없다. 심지어 우리가 이용 가능한 많은 기능성 도구와 프로그램들을 살펴봤을 때도 동일하다.

하지만 '플로우' 동작을 통해서 다양한 움직임과 예측할 수 없는 무게 변수를 결합함으로써, '파머 스트렝스'에 가장 유사한 형태를 취할 수 있다.

케틀벨 플로우는 심지어 파트너와 함께 놀이 형태로 진행될 수 있고, 이를 통해 재미와 탄성 스트렝스, 타이밍 등의 효과를 기대해볼 수 있다. 케틀벨 훈련을 다양한 형태로 접목함으로써 우리는 외부 부하를 조절하고 흡수하는 '감속 훈련'을 할 수 있다.

케틀벨 저글링은 일반적으로 혼자 하는 운동이다. 손을 교체하기 위해 케틀벨을 가장 높은 지점까지 올려야 하고, 다시 케틀벨을 잡기 위해 손을 뒤집거나 돌려야 한다.

물론, 이런 활동들 사이에는 '위험'과 '이점'이 함께 존재한다. 인스타그램에서 본 동작들을 따라 할 때, 너무 무리하지는 마라! 항상 부상의 위험이 있다는 사실을 명심하고, 차근차근 신중히 연습해야 한다.

바라건대 이 장을 통해 모든 운동 도구의 장점을 알고, 목표에 알맞은 사용법을 발견하는 안목을 가지길 희망한다. 당신의 운동을 더 기능적으로 만들고 싶다면, 케틀벨 플로우 동작이 도움이 될 수 있다. 악력과 안정성을 증가시키고 케틀벨을 통한 운동조절 능력을 얻는 데 도움을 줄 것이다.

그러면서 너무 한 가지 도구만을 사용하지는 마라! 다양한 운동 도구를 사용할 수 있어야 한다. 다음 장에서, 우리는 왜 메디신볼과 샌드백을 사용하여 운동해야 하는지 알아보자.

CHAPTER 7

특이한 힘을 위한 특이한 도구

케틀벨은 실제 근력과 운동 능력을 키우는 데 도움이 된다는 인기에 힘입어 전 세계 체육관에서 인기를 끌고 있으며, 선수들의 경기 준비를 돕는 기능성 훈련 전문가들이 가장 선호하는 운동 도구이다.

물론 요즘 동네 헬스장에서 찾을 수 있는 대체 운동 도구가 이것들뿐인 것은 아니다. 사실 '기능성 훈련'이라는 말을 들으면 모래주머니, 메디신볼, 심지어 타이어와 같은 대체 도구를 떠올릴 수 있다. 이러한 도구는 헬스장과 소셜 미디어에서 점점 더 높은 비율로 등장하고 있다. 하지만 이러한 도구가 트레이닝에 도움이 될까? 덤벨이 제공하지 못하는 샌드백의 장점은 무엇일까?

체육관에 대한 더 많은 호기심

이 장에서는 많은 사람이 전통적으로 '기능적 훈련'이라고 생각하는 것에 대해 논의한다. 즉, 운동 훈련이나 규칙적인 생활 방식을 보완하는 방식으로 근육을 안정화하고 동적 근력을 개발하기 위해 덜 일반적으로 사용되는 도구를 사용하는 것을 의미한다.

이 부분에서 논란이 되기도 한다. 메디신볼을 던지는 것은 눈길을 끌기 때문에 체육관이나 코치의 마케팅에 악용될 수 있다. 위험한 것은 공을 던지고 그 자체를 위해 한쪽 다리로 서게 된다는 것이다. 조금 어리석은 일이다.

이러한 관행으로 인해 안타깝게도 펑셔널 트레이닝은 일부 사람들, 특히 이 광범위한 주제가 무엇을 포함할 수 있고 무엇을 포함해야 하는지 완전히 이해하지 못하는 사람들 사이에서 나쁜 이름을 얻게 되었다. 타이어나 모래주머니와 같은 도구의 경우, 핵심은 각 도구의 고유한 이점과 핵심 운동을 이해하는 것이다.

이소룡의 명언을 다시 한 번 인용해보겠다.

> "유용한 것은 흡수하고, 쓸모없는 것은 버리고, 본질적으로 [우리] 자신의 것을 더하라."

타이어

시각적으로 가장 눈에 띄는 기능 훈련 도구 중 하나는 타이어이다. 일반적으로 선수는 거대한 트랙터 타이어를 뒤집거나 밀어야 한다.[75]

타이어 뒤집기는 동심원 운동이라는 독특한 이점이 있다. 이것이 의미하는 바는 이두근은 타이어를 뒤집는 동안 짧아지지만, 하중이 가해지면 절대 길어지지 않는다는 것이다. 타이어를 뒤집은 후에는 타이어가 바닥에 떨어지기만 하면 된다.

작가이자 모험가이며 피트니스 코치인 로스 에글리는 그의 저서 『The World's Fitness Book』에서 타이어 뒤집기를 통해 과도한 훈련이나 부상 없이 매일 엄청난 양의 이두근을 훈련하는 방법을 설명한다. 그는 24시간 동안 에베레스트 산의 높이에 도달할 수 있을 만큼의 로프를 누적해서 오르는 놀라운 스턴트를 준비하기 위해 이 방법을 사용했다! 매일 이

75. 삼손이 피아노와 댄서를 들어 올릴 수 있다면 타이어를 들어 올리는 것도 그리 이상해 보이지 않겠지!

두근을 훈련함으로써 그는 그 부위의 작업 능력과 지구력을 크게 향상시킬 수 있었다(또한 거대한 팔을 갖게 되었다).

운동의 편심 연장 부분은 가장 많은 미세 파열과 근육 손상을 유발하는 부분이다. 그러나 운동의 단축성 부분만으로도 근육 성장을 위한 다른 두 가지 자극 즉 기계적 긴장과 대사 스트레스를 제공한다. 이러한 방식으로 로스는 팔에 손상을 입혀 목표를 달성하지 못할까 봐 걱정하지 않고도 놀라운 힘과 수행능력을 키울 수 있었다.[76]

타이어의 다른 용도는 다음과 같다.

- 푸시 오버: 파트너 또는 벽에 타이어를 기울이기
- 프론트 스쿼트: 타이어의 한쪽을 지탱하면서 스쿼트 하기
- 레그 프레스: 등을 대고 누워서 타이어를 위로 밀어 올리는 동작

파트너가 타이어 위에 앉거나 기대어 타이어에 무게를 더할 수도 있다. 또는 억눌린 공격성을 표출하고 싶다면 타이어를 휘두르며 운동장을 가로질러 던져보는 것도 좋다.

또 다른 옵션은 망치로 타이어를 반복적으로 두드리는 것이다. 이 슬레지해머 훈련은 수많은 근육을 함께 사용하는 훌륭한 탄도 훈련의 한 형태로서 여러 가지 독특한 이점이 있다. 슬레지해머 훈련은 칼로리를 빠르게 연소하는 데도 환상적이다. 카타르시스가 매우 크지만 부상 위험이 상대적으로 높기 때문에 장점과 단점을 잘 따져봐야 한다.

샌드백

샌드백은 체육관에서 들고 다닐 수 있는 무거운 캔버스 소재의 모래주머니이다. 샌드백은 무게 중심이 바뀌는 도구를 제공함으로써 케틀벨과 클럽벨 트레이닝의 일부 개념을 더욱 발전시켰다. 샌드백 스내치, 샌드백 쇼벨

76. 로스는 이후 영국을 수영으로 1,780마일이나 일주한 최초의 사람이 되었다. 신체 문화와 모험 정신을 결합하여 새롭고 흥미로운 방식으로 인간의 잠재력을 끌어올린 현대 운동선수의 고무적인 사례이다!

(모래주머니를 몸의 한쪽에서 다른 쪽으로 옮기는 동작) 또는 리버스 런지(모래주머니를 한쪽으로 휘두르며 돌진하는 동작)를 하면 모래가 샌드백 안쪽으로 이동한다.

파트너나 형제를 머리 위로 들어 올려본 적이 있다면,[77] 이것이 생각보다 어렵다는 것을 알 것이다. 바벨과 달리 실제 사람은 체중을 이동하고 이리저리 꿈틀거리기 때문이다.[78] 샌드백도 마찬가지로 '비협조적인 무게'로서 두 번 들어 올린 무게가 절대 똑같은 무게가 나오지 않는다.

또한 샌드백의 모양으로 인해 불편한 방식으로 들고 있어야 한다. 예를 들어 프론트 스쿼트(6장의 고블릿 스쿼트처럼 웨이트를 앞으로 내밀고 스쿼트 하는 동작)를 할 때, 샌드백의 큰 둘레는 웨이트를 몸통에서 더 멀리 이동시킨다. 이는 예를 들어 바벨을 팔꿈치의 구부러진 부분으로 잡는 저처 스쿼트Zercher Squat보다 더 큰 효과를 얻을 수 있다.

따라서 샌드백 프론트 스쿼트의 자세는 부상으로 이어질 수 있는 척추의 굴곡(전방 굴곡)과 그에 수반되는 등의 굽음을 방지하기 위해 척추를 더 많이 지탱하도록 한다. 이런 식으로 의도적으로 척추에 무리를 주는 것은 위험하게 들릴 수 있지만, 실제로는 그 반대이다. 이러한 종류의 근력을 의식적으로 개발하면 데드리프트, 스쿼트 또는 이사를 하는 동안 실수로 척추가 둥글어지는 것을 더 잘 방지할 수 있다.

핵심은 자신의 체력 수준에 맞는 적절한 무게로 이러한 동작을 올바르게 수행하는 것이다. 샌드백은 또한 부드럽고 유연하다. 즉, 다른 도구를 사용하면 매우 위험할 수 있는 실수를 감당할 수 있다는 뜻이다. 또한 샌드백이 몸에 잘 맞을 수 있다는 뜻이기도 하다.

어깨에 걸치거나 무릎이나 등에 올려놓고 양손을 자유롭게 사용할 수 있다. 팔굽혀펴기나 삼두근 딥스 운동에 웨이트를 추가할 때 편리한 방법이다.

샌드백에 넣을 수 있는 웨이트의 양은 제한되어 있지만, 예측할 수 없는 역동적인 훈련에 완벽하게 적합하다. 그리고 이렇게 복잡하고 예측할

77. 아니, 나만?

78. 그리고 특정 부위를 잡기에 부적절하다는 사소한 문제도 있다!

수 없는 동작을 할 때는 실제로 너무 많은 저항을 만들어서는 안 된다.

샌드백 훈련은 또한 시상면 밖에서 움직이는 많은 동작을 지원하는데,[79] 이는 좋은 점일 수밖에 없다. 예를 들어 우드촙은 샌드백을 한쪽 어깨 위에서 아래쪽으로 대각선으로 휘두르는 동작이다. 이렇게 하면 회전력이 발달하고 복사근이 맞물려 토크를 만들어낸다.

샌드백이 체육관에서 유행하는 다른 많은 운동과 마찬가지로 새로운 유행이라고 생각하지 말자. 사실 샌드백은 길고 풍부한 역사를 가지고 있다. 샌드백은 수백 년 또는 수천 년 동안 운동선수, 특히 레슬링 선수들이 사용해왔다. 모래주머니는 고대 이집트에서는 군인들이 사용했을 정도로 옛날 강자들이 즐겨 사용했던 운동기구이기도 하다.

메디신볼

메디신볼은 3천 년 전 페르시아 레슬링 선수들이 사용했다는 고대 그림이 있을 정도로 오랜 역사를 가지고 있다. 히포크라테스는 동물의 가죽을 박제하여 환자에게 의료적 혜택을 위해 던지라고 지시했다고 한다. 로마의 검투사들도 비슷한 것을 사용했다고 한다.

메디신볼은 무거운 공으로, 손잡이가 두 개 달린 경우가 많다. (항상 그런 것은 아니지만) 어떤 경우에는 약간의 바운스가 있는 경우도 있는 반면, 어떤 경우에는 충격을 흡수하도록 설계된 경우도 있다. 어느 쪽이든, 메디신볼은 벽이나 바닥에 탄력으로 던지도록 고안되었기 때문에 운동선수들이 가속력을 훈련하는 데 완벽한 도구이다. 이는 힘의 발달 속도에 초점을 맞춘다는 점에서 4장에서 살펴본 보상 가속도와 매우 유사하다. 공을 얼마나 빨리 그리고 얼마나 강하게 던질 수 있을까?

머리 위로 메디신볼을 들고 땅에 내리치는 동작을 메디신볼 슬램이라고 하며, 또 다른 놀라운 전신 폭발 운동이다. 회전 던지기와 투포환 던지기는 다시 한 번 횡단면에서의 움직임(몸이 비틀어짐을 의미)을 통합한다.

79. 시상면은 체육관에서 전통적인 수직 및 수평 동작을 할 때 거의 독점적으로 움직이는 전방 운동면이다.

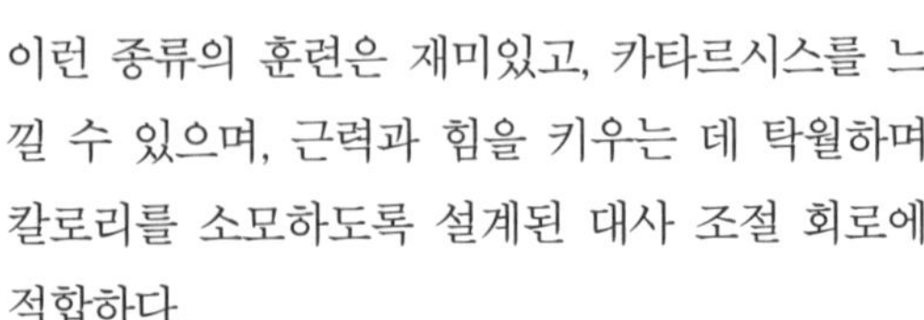

이런 종류의 훈련은 재미있고, 카타르시스를 느낄 수 있으며, 근력과 힘을 키우는 데 탁월하며 칼로리를 소모하도록 설계된 대사 조절 회로에 적합하다.

메디신볼은 다른 용도로도 많이 사용된다. 예를 들어 팔굽혀펴기를 할 때 불안정한 표면으로 사용하거나 윗몸 일으키기나 크런치를 할 때 가벼운 저항을 제공할 수 있다. 또한 샌드백처럼 좌우로 흔들 수 있다. 하지만 메디신볼은 그다지 무겁지 않으므로 근비대를 촉진하고 최대 근력을 키우는 데 더 좋은 도구가 있다.

밸런스 보드와 짐볼

마지막으로, 많은 코치들이 선수들의 코어 안정성과 고유수용성 발달을 돕기 위해 밸런스 볼과 짐볼을 사용한다. 이를 '불안정한 표면 훈련' 또는 UST라고 한다.

짐볼은 단순히 선수가 지지대로 사용할 수 있는 커다란 공이다. 예를 들어 선수는 삼두근 딥스를 하는 동안 공 위에 손을 올려놓거나, 팔굽혀펴기를 하는 동안 다리를 공 위에 올려놓을 수 있다.

그러나 벤치에서 같은 동작을 할 때와 달리 짐볼은 본질적으로 불안정하다(이름에서 알 수 있듯이). 즉, 선수는 균형을 유지하기 위해 어깨, 엉덩이, 손목의 코어 근육과 안전 장치를 사용하여 스스로를 안정시켜야 한다.

밸런스 보드에 서 있을 때도 마찬가지이다. 밸런스 보드는 둥근 바닥이 있는 일종의 판자이다. 보수볼은 짐볼의 절반처럼 보이지만 거꾸로 밸런스 보드로도 사용할 수 있다. 공이나 콜라 캔 위에 나무판자를 올려놓을 수도 있다.

하지만 여기서부터 논란의 여지가 생긴다. 덤벨을 컬링하면서 불안정한 표면에서 균형을 잡는 것은 잠재적으로 위험할 수 있기 때문이다. 한 번만 미끄러져도 몇 주 또는 몇 달 동안 운동을 할 수 없게 된다.

따라서 불안정한 표면은 무거운 웨이트를 사용하는 훈련에 매우 부적합하다. 실제로 신체는 불안정한 자세에서 상당한 힘을 발휘할 수 없다. 즉, 도전의 양이 거의 항상 낮게 유지되어 적응 가능성이 줄어들고 효과가 최소화된다.

헬스장에서 운동할 시간이 제한되어 있는 상황에서 밸런스 볼 위에서 가벼운 덤벨로 암컬을 하는 것이 정말 최선의 선택일까?

또 다른 문제는 이러한 유형의 운동이 실생활에서 우리가 처할 수 있는 상황을 모방하지 못한다는 것이다. 스포츠와 일상생활에서 지면이 불안정한 상황은 거의 없다. 고르지 않을 수는 있지만 일반적으로 불안정하지는 않다. 스케이트보드를 타거나 또는 개울을 건널 때, 바위와 바위 사이를 뛰어넘는 경우는 예외이다. 하지만 이는 비교적 드문 경우다.

즉, 우리가 슈퍼 평셔널 트레이닝에 관심이 있다면 실용적인 것 이상의 것을 목표로 하는 것이다. 선사시대나 현대인 모두 100kg을 들어 올리는 경우가 많지 않다는 주장도 마찬가지로 제기될 수 있다. 슈퍼 평셔널 트레이닝의 목표는 일반적인 기능을 뛰어넘어 흔하지 않은 능력을 개발하기 위해 도전하는 것이다.

또 다른 주장은 균형 훈련이 고유수용성 감각을 훈련하는 데 유용한 수단이 될 수 있다는 것이다. 불안정한 표면에서 복잡한 동작을 연습함으로써 균형 감각을 향상시킬 수 있을까?

고유수용성 감각 훈련: 스파이더맨처럼 움직이기

고유수용성 감각은 공간에서 자신의 위치를 감지하는 신체의 능력을 말한다. 이는 근육의 늘어남과 수축에 관한 피드백을 수신함으로써 이루어진다.

신체의 고유 수용기에는 다음이 포함된다.

- 근방추: 근육의 길이가 변할 때 이를 감지하는 스트레치 수용체이다. 신체의 각 근육의 길이를 알면 뇌는 신체의 정신적 이미지를 만들 수 있다. 어느 팔다리를 뻗고 있는지? 현재 팔은 어떤 각도로 뻗어 있는지?
- 골지 건 기관: 힘줄에서 발견되며 근육 긴장의 변화를 알려준다. 근력 운동에 대해 설명할 때 이미 간략하게 소개한 바 있다. 골지 힘줄 기관은 부상을 방지하는 데 도움이 될 뿐만 아니라 물체의 무게를 측정하여 얼마나 많은 힘이 필요한지 알 수 있다. 우리가 문을 열 때 문 손잡이를 계속 뜯어내지 않는 것도 골지 힘줄 기관 덕분이다. 또한 균형 잡기 운동을 할 때 정확한 움직임을 가능하게 해준다.
- 파치니안 소체: 피부에 위치하며 압력 변화를 감지한다. 예를 들어 촉감과 온도를 알려줄 뿐만 아니라 한 발과 다른 발에 얼마나 많은 무게가 실렸는지 알 수 있도록 도와준다.

고유 수용체는 감각의 정보와 함께 작용하여 균형을 잡고 움직일 수 있도록 도와준다. 예를 들어 눈과 전정기관을 통해 현재 세상이 30도 기울어져 있다는 것을 알려주면, 목과 코어 근육에서 추가 정보가 있어야 한쪽으로 기울어져 있다는 것을 이해할 수 있다. 그렇지 않으면 신체는 넘어지고 있다고 생각하고 스스로를 바로잡기 위한 조치를 취한다.

고유수용성 감각은 정신과 근육의 연결에서 중요한 역할을 한다. 근육을 더 잘 제어하려면 먼저 근육을 느낄 수 있어야 한다.

많은 코치들이 재활을 위해 이러한 유형의 훈련을 권장하며, 특히 균형 감각 문제로 어려움을 겪는 노년층의 경우 평생 동안 사용하지 않은 결과인 경우가 많다. 밸런스 보드는 발목이 한쪽으로 '비틀어지는' 외측 염좌와 같은 부상 후 잃어버린 발목 안정성을 회복하는 데도 유용할 수 있다. 두 경우 모두 UST는 발목 주변 힘줄의 고유수용성 감각을 회복하여 안정성을 개선하고 추가 부상을 예방하는 데 도움이 될 수 있다. 이는 이러한 형태의 훈련의 합법적이고 유용한 응용 프로그램이다.

이러한 유형의 교육이 주류로 넘어온 것은 바로 여기부터이다. 보드

위에서 균형을 잡는 것이 멋져 보였기 때문에, 더 많은 사람들에게 처방되는 것은 시간 문제였다.

문제는 이 연구가 더 많은 사람들에게 적용되는 밸런스 보드를 뒷받침하지 못한다는 것이다. 즉, UST를 사용하는 것이 훈련된 운동선수의 부상을 예방하는지는 입증되지 않았다.[80]

밸런스 보드에 서 있으면 주로 발의 내번과 외번을 제어하는 정강이 근육에 무리가 가게 된다. 그러나 우리 대부분은 처음부터 이러한 근육을 충분히 제어할 수 있기 때문에 이러한 훈련의 유용성이 줄어드는 것 같다.[81]

참고: TRX와 같은 서스펜션 스트랩을 사용해도 비슷한 효과를 얻을 수 있다. 이 스트랩은 머리 위의 고정된 지점에 부착한 다음 팔굽혀펴기나 웨이트 로우를 하는 동안 손이나 발을 지탱하는 데 사용할 수 있다. 서스펜션 스트랩은 기능적인 고객층을 대상으로 하는 헬스장에서 매우 인기가 있다.

하지만 서스펜션 스트랩을 사용하는 것은 권장하지 않는다. 다음 장에서는 링 딥스 그리고 이와 유사한 동작을 하는 동안 체중 전체를 지탱할 수 있어 훨씬 더 우수한 체조 링에 대해 알아보겠다. 가장 큰 차이점은 TRX를 사용하면 브랜드 피트니스 도구는 100달러를 호가하는 반면, 체조 링은 eBay에서 약 30달러에 판매된다. 유행에 속지 말자!

균형 감각을 어떻게 개선할까 - 목 훈련?

UST가 고유수용성 감각과 균형을 개선하는 데 유용한 프로토콜이 아니라면 어떤 다른 것이 있을까? 다음 장에서는 체조와 특히 한쪽 다리 운동을 통해 이 질문에 대한 몇 가지 해답을 제시할 것이다. 마찬가지로,

80. EM Cressey (2007), "The Effects of Ten Weeks of Lower-Body Unstable Surface Training on Markers of Athletic Performance." *Journal of Strength and Conditioning Research*. 21(2):561–567.

81. 아직 밸런스 보드를 버리지 마라. 다음 장에서 밸런스 보드가 제공할 수 있는 다른 인지적 이점도 살펴볼 것이다.

우리는 이미 무거운 오프셋 운동을 사용하여 코어의 안정성을 개선하는 방법을 알고 있다.

그러나 놀랍게도 목 훈련도 매우 유용할 수 있다. 이것이 왜 중요할까? 첫째, 목을 강화하면 실제로 중추 신경계를 통한 신호 전달을 개선할 수 있다는 사실이 밝혀졌다. 뇌의 모든 정보가 몸의 나머지 부분에 도달하려면 이 데이터를 초고속으로 통과해야 하며, 그 반대의 경우도 마찬가지이다.

동시에 목의 근육은 이미 살펴본 바와 같이 신체의 위치를 이해하는 데 중요하다. 뇌는 신체의 나머지 부분에 대한 방향을 계산하기 위해 감각에서 얻은 정보와 목에서 얻은 정보를 결합해야 한다.

물론 머리를 안정적으로 유지하는 것이 일반적으로 균형과 수행능력을 위해 바람직하다. 목과 머리에는 시력을 안정적으로 유지하기 위한 자체 안정화 메커니즘이 있다(눈의 작은 근육의 도움도 받는다). 예를 들어 점프에서 착지할 때 머리는 자연스럽게 앞으로 기울어지고 구르거나 흔들리게 된다. 마찬가지로 목이 튼튼하면 달리면서 발생하는 힘을 상쇄할 수 있어 몸통이 가속하는 동안 목이 뒤처지는 것을 방지할 수 있다.

이러한 이유로 목이 근육의 근방추 밀도가 가장 높은 부위 중 하나라는 사실은 크게 놀랄 일이 아니다.

이것은 '눈과 머리의 결합'이라는 주제에 해당한다. 또 다른 예는 목이 시각과 함께 작동하여 물체와 환경의 측면을 추적하는 방식이다. 사실, 이 기능은 우리 몸의 시스템에 내장되어 있기 때문에 재미있는 실험을 통해 이를 증명할 수 있다.

먼저 고개를 똑바로 들고 정면을 본다. 이제 한 손을 목 뒤쪽에 대고 고개를 가만히 유지한 채 눈을 왼쪽에서 오른쪽으로 움직여보자. 실제로 목 뒤쪽의 근육이 움직이는 것을 느낄 수 있다. 이 근육은 두판상근이며, 앞으로 이어질 머리의 움직임을 예상하여 수축하고 있다.

코치이자 목 훈련 옹호자인 마이크 기틀슨은 "머리가 가는 대로 몸이 따라간다"고 말한다.

목을 훈련하면 다른 많은 이점도 있다. 실제로 목은 코어 훈련에서 '빠진 조각'이며, 심지어 체조 동작 중 토크를 생성하는 데에도 사용할 수 있다. 운동선수들은 충격을 흡수하고 뇌진탕을 예방하기 위해 목 훈련을 우선시한다. 또한 남성 연예인들은 목을 두껍게 만들면 훨씬 더 남성적이고 볼륨감 있어 보이기 때문에 목을 단련하는 것을 좋아한다.

따라서 밸런스 볼 위에 서 있는 것보다 목을 단련하는 데 더 많은 시간을 할애할 수 있다. 이를 위해 헤드 하네스라는 다른 도구를 사용할 수 있다. 헤드 하네스를 사용하면 머리에 체인을 통해 추를 매달거나 케이블에 연결할 수 있다. 이것은 운동에 포함할 만한 가치가 있는 '기능적' 도구라고 할 수 있다.

손으로 저항을 주는 등척성 수축을 하거나, 머리의 해당 부위에 웨이트 플레이트를 살짝 대고 가벼운 목 컬을 할 수 있다. 많은 코치들이 목 굴곡, 목의 측면 굴곡, 목 신전 운동에 중점을 두지만 목 돌출, 후인, 회전도 잊지 마라. 가볍게 시작하여 점차 강도를 조절한다.

더 많은 옵션: 밴드, 로프... 그리고 의자?

기능 훈련에는 일반적으로 다른 대체 도구도 포함된다. 저항 밴드는 이동성을 개발하는 데 사용할 수 있으며, 덜 안정적인 자세에서의 움직임에 부드러운 저항을 제공한다. 저항 밴드 훈련의 독특한 특성은 밴드를 더 늘릴수록 더 많은 저항을 제공하므로, 덤벨이나 캐틀벨에 비해 근력 곡선을 변화시킨다는 것이다.

케이블과 풀리는 운동선수가 다양한 무게를 이동하기 위해 손잡이를 당기고 밀 수 있는 고정식 기구이다. 케이블과 풀리는 특정 근육군을 분리하기 위한 수단으로 여러 가지 일반적인 보디빌딩 동작에 사용할 수 있지만, 보다 역동적인 동작 범위를 이동하는 데에도 사용할 수 있다. 예를 들어 상-하 방향 우드촙은 샌드백 우드촙이나 타이어를 이용한 슬레지해머 훈련과 유사한 동작이다. 어깨 높이 위의 고정된 위치에서 두 손으로 케이블을 잡은 다음 양손으로 대각선으로 아래쪽으로 자르면서 코어와 엉덩이를 비틀어준다.

샌드백이나 클럽벨을 이용한 슬레지해머 훈련이나 이와 유사한 동작과 달리 케이블을 사용할 때 저항 각도는 선수의 뒤에서 오는 것이다. 선수는 도르래가 제공하는 저항에 대항하여 웨이트를 아래쪽과 앞으로 당기게 된다. 반대로 같은 방식으로 클럽벨을 휘두르면 중력에 의해 저항 각도가 똑바로 아래로 향하게 되므로 잘못된 근육을 목표로 삼게 된다. 케이블과 밴드는 여러 지점에 고정할 수 있어 특정 운동의 목표에 맞게 저항 각도를 변경할 수 있기 때문에 매우 유용하다. 케이블을 사용하여 우드촙을 한다는 것은 동작을 하는 동안 복사근, 엉덩이, 코어를 모두 사용한다는 것을 의미한다.

이러한 고유한 특성 덕분에 케이블을 사용하면 통증과 이동성 상실을 유발할 수 있는 불균형을 바로잡을 수 있다. 예를 들어 페이스 풀은 일상생활에서 부족하기 쉬운 어깨의 외회전을 제공한다. 이 운동은 우리가 정기적으로 구부정한 자세를 취하고 헬스장에서 미는 동작을 선호하는 것에 대한 완벽한 해독제이다. 특히 페이스 풀을 수행하려면 어깨에서 당기는 것이 아니라 케이블을 얼굴 높이에서 몸 쪽으로 끌어당기면 된다.[82]

어떤 아이템이든 효과적인 기능 훈련 도구가 될 수 있다.

스펙트럼의 다른 쪽 끝에는 아마도 가장 오래된 훈련 도구인 '거대한 바위'가 있을 것이다. 요즘에는 아틀라스 스톤이라고 불리는 완벽한 구형의 돌을 트레이닝에 사용하는 경우가 많다. 구하기는 어렵지만 아틀라스 스톤은 후방 사슬과 그립을 훈련하는 데 환상적이다. 아틀라스 스톤을 들어 올리려면 척추를 둥글게 만들어야 하지만 상체가 스톤을 감싸고 있기 때문에 부상의 위험이 최소화된다.

오늘날에도 여전히 스트롱맨 대회에서 사용되는 아틀라스 스톤은 손잡이나 바 없이도 실제 힘을 기르고 무게와 물건을 들어 올리는 데 탁월하

82. 서 있는 자세에서 케이블 프레스를 '간단하게' 수행하는 것조차도 매우 유익하다. 이것은 실생활에서 물건을 누르는 방법인 프레스뿐만 아니라 반회전 운동이 된다! 마지막으로 누워서 무언가를 밀었던 때가 언제였나? 코어의 힘과 가슴과 어깨의 힘을 조화시키지 못하면 현실 세계로 옮길 수 없다. 또한 고유수용성 감각을 사용하여 넘어지지 않고 얼마나 많은 힘을 가할 수 있는지 '감지'하는 법을 배운다. 이것이 '지각적 운동 환경'을 형성한다. 지각과 힘의 분리 지각에서 힘을 분리하는 것은 현실 세계에서 거의 의미가 없다. 이를 규칙적으로 조화롭게 사용하지 못하면 결국에는 능력을 완전히 상실할 수 있다. '움직임 맹인'이 될 수도 있다.

다. 선수의 무릎 위에 웨이트를 올려놓고 하는 랩핑과 같은 동작은 다른 어색한 물건을 들어 올릴 때 정말 유용하게 사용할 수 있다.

불가리안 백은 양쪽 손잡이를 잡고 케틀벨처럼 휘두르는 무거운 가방이다. 이상한 모래주머니처럼 보이지만, 운동 효과 면에서는 케틀벨과 메디신볼을 합친 것과 비슷하다. 또한 메디신볼에 로프를 연결할 수 있어 운동장에서 던지기에도 좋다.

이 챕터와 그 이전의 장을 통해 회전 근력, 탄도 훈련 및 기타 관련 개념에 대한 충분한 지식을 얻었기를 바라며, 주어진 도구를 평가하고 프로그램에 어떻게 적용할 수 있는지(또는 그렇지 않은지) 알아볼 수 있기를 바란다.

무엇이든 기능적인 도구가 될 수 있다

샌드백과 메디신볼은 각각 고유한 장점이 있지만, 운동의 성패를 좌우하는 것은 도구가 아니다! 즉, 올바른 방법으로 사용하면 어떤 아이템이든 효과적인 펑셔널 트레이닝 도구가 될 수 있다.

얼마 전 내 유튜브 채널에서 의자를 이용한 트레이닝에 관한 영상을 만들었다. 양손에 다리가 달린 의자를 잡고 메디신볼 슬램(바닥에 닿기 전에 멈추는 동작)을 하듯이 머리 위로 휘두를 수 있다. 또는 한 손으로 의자를 잡고 의자를 앞쪽으로 향하게 하여 전완 훈련을 위해 가능한 한 긴 지렛대를 만들 수 있다. 이 외에도 의자나 작은 테이블을 이용해 할 수 있는 운동은 무수히 많다. 램프도 좋다. 퇴비나 시멘트 봉지는 샌드백을 대신할 수 있는 훌륭한 대안이 될 수 있다. 오래된 가구도 얼마든지 개조할 수 있다.

요컨대, '틀에 박힌 사고'의 함정에 빠지지 말고 이국적인 도구에 많은 돈을 써야 한다고 생각하지 말자.

업무에 적합한 도구

이러한 옵션 중 일부는 일반적인 훈련 방식에 비해 새롭고 강력한 이점을 제공하지만 대부분의 옵션이 수천 년 동안 사용되어왔다는 점을 고려하면 아이러니한 일이다.

따라서 기존의 방법으로는 소홀히 할 수 있는 힘과 수행능력의 측면을 훈련할 수 있다. 이러한 특성을 개발하는 것은 운동선수뿐만 아니라 일반인에게도 큰 이점을 가져다준다.

오늘만 해도 배달 트럭에서 펜스 패널과 기둥 몇 개, 무거운 시멘트 포대를 가져와야 했다. 시멘트 포대를 옮기기 위해 나는 모래주머니를 깨끗이 닦은 다음 제로 자세로 포대를 들고 걸었다.

이 자세를 취하려면 코어가 둥글어져 부상을 입는 것을 방지하고, 집까지 거리가 멀어지면서 피곤해지기 시작해도 그 자세를 유지해야 했다.

울타리 패널을 들어 올리려면 몸의 한쪽으로 들어 올리고 다른 쪽의 전거근 근육을 사용하여 안정시켜야 했다. 다시 말하지만 나는 그들과 함께 걸어야 했다. 나뭇가지 밑으로 몸을 숨기고 좁은 틈새를 비집고 지나가야 했다. 제자리로 이동하는 데에도 상당한 악력이 필요했다.

> 인생에 어떤 일이 닥쳐도 대처할 수 있다는 것을
> 알고 있을 것이다!

기능적 훈련에 대한 관심 덕분에 스쿼트나 바이셉스 컬로는 할 수 없는 일상적인 근력 운동에 도전할 수 있었다. 내게 이런 능력이 있다는 것을 알았기 때문에 배달원에게 무리하게 울타리 패널을 더 멀리 들어달라고 요구할 필요가 없었다. 또한 잠재적인(매우 강한) 도둑을 위해 펜스 패널을 밖에 두고 불안해할 필요가 없다는 뜻이기도 했다.

이는 근력이 일상생활에 직접적인 영향을 미칠 수 있다는 것을 보여주는 예시다. 부상을 예방할 뿐만 아니라 신체를 사용하는 방식에 새로운 기회를 창출할 수도 있다. 신체적 능력과 적응력이 향상되면 스트레스를 유발하는 문제를 해결할 수 있는 잠재력을 갖게 된다.

인생에 어떤 일이 닥쳐도 대처할 수 있다.

이러한 훈련은 모두에게 도움이 될 수 있다. 나는 잘 넘어지던 고령의 고객을 위해 오프셋 파머스 워킹을 프로그래밍한 적이 있다. 이를 통해 엉덩이와 코어의 안정화 근육을 강화하여 쪼그려 앉기만으로는 발생하지 않았던 향후 사고를 최소화할 수 있다.

세라페 효과

운동선수에게는 이러한 동작 중 상당수가 훨씬 더 가치가 있다. 샌드백 우드촙이나 메디신볼을 이용한 투포환 던지기와 같은 동작이 야구 투구나 테니스 서브와 같은 동작을 어떻게 모방하는지 생각해보아라. 이러한 동작은 '세라페 효과'[83]라고 알려진 것에 의존한다.

세라페 효과를 이용한 동작을 하려면 먼저 어깨를 움직여 몸통을 회전하여 뒤로 젖히고 반대쪽 엉덩이를 앞으로 움직인다. 이 자세는 몸통 전체에 걸쳐 여러 근육을 스트레칭하여 최대 힘을 발휘할 수 있도록 준비시킨다. 이 효과를 직접 확인하려면 오른팔로 공을 던져보면 된다. 오른팔로 공을 던지면 자연스럽게 어깨를 뒤로 젖히고 왼쪽 엉덩이는 앞으로 움직이는 동작을 할 수 있다.

이는 해부학적 근거가 있다. 광대뼈와 능형근, 전거근, 내측 및 외측 복사근이 결합하여 몸 전체에 X자 모양을 형성한다(이 효과에 이름을 붙인 멕시코의 '세라페', 목에 두르는 스카프와 비슷하다). 이 근육들은 대각선으로 정렬되어 있어 인체에서 회전 운동의 중요성을 보여준다.

'대측성 운동'은 수많은 스포츠와 활동에서 발견되며, 걷기가 가장 대표적인 예이다. 우리는 자연스럽게 걸을 때 지지하는 발을 뒤로 움직이고 반대쪽 어깨를 자동으로 앞으로 움직인다.

마찬가지로 문을 열거나 돌을 던질 때도 매우 유사한 움직임 패턴을 사용한다. 다음 장에서 살펴볼 것처럼 우리의 신경 배선도 이러한 종

---

83. Logan & McKinney (1970), *Kinesiology*. W. C. Brown Co.

류의 움직임을 지원하도록 설정되어 있다.

세라페 효과는 스포츠 전반에서 볼 수 있다. 예를 들어 대부분의 격투기 선수는 펀치를 날릴 때 잽을 사용하여 더 강력한 크로스를 준비한다. 그 결과, 선수는 지배적인 어깨를 뒤로 가져가면서 반대쪽 엉덩이를 앞으로 회전시켜 다음 펀치를 위해 다시 몸을 준비할 수 있다. 이렇게 동작을 서로 연결하는 것을 '키네틱 링크'라고 한다.

숙련된 무술가나 복싱 선수는 이러한 인체의 기능을 활용하여 최대 5,000뉴턴의 힘을 전달하는 펀치를 던질 수 있다! 이는 0.5톤의 무게가 지면에 가하는 압력보다 더 큰 힘이다. 격투기 선수의 몸무게를 이용한 강력한 발차기는 최대 9,000뉴턴의 힘을 발생시킬 수 있다.[84] 세라페 효과는 야구 투수가 시속 100마일이 넘는 속도로 공을 던질 수 있는 이유도 설명해준다. 인체는 정말 놀라운 힘을 발휘할 수 있다.

이는 대체 도구와 스마트 프로그래밍을 통한 훈련으로 얻을 수 있는 가치를 보여주는 예시이다.

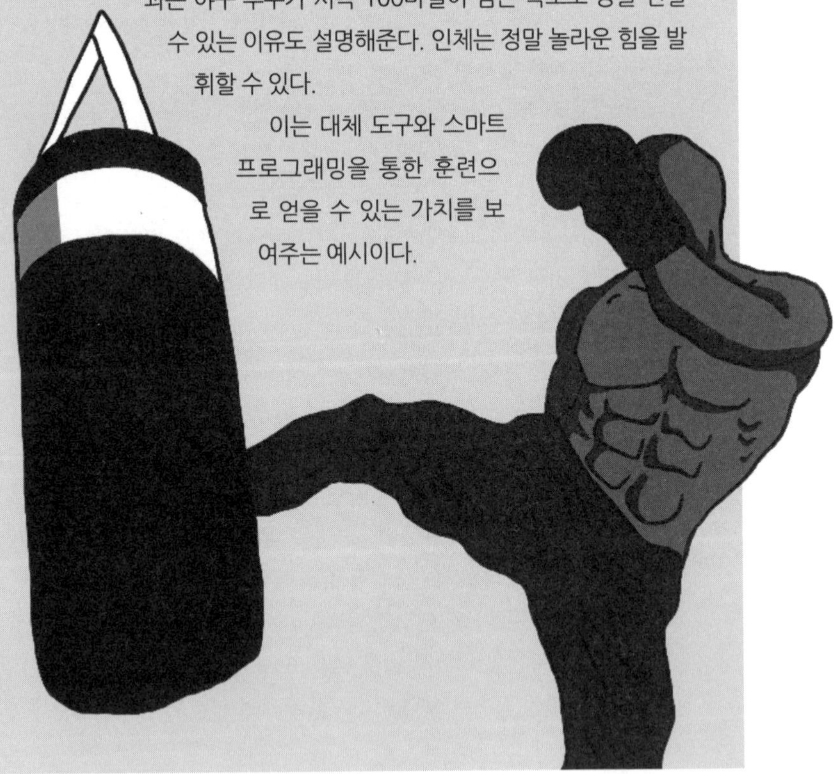

84. 이 수치는 디트로이트에 위치한 웨인 주립 대학교의 신디 버(Cindy Bir) 등이 수집했다.

하지만 위험은 '다른 것이 항상 더 낫다'고 가정하는 데 있다. 또는 덜 일반적인 자세와 움직임 패턴을 훈련하는 것이 더 무거운 웨이트를 들어 올리는 것보다 우월하다고 생각하는 것이다. 실제로 케틀벨과 같은 도구가 약간 더 적합하더라도 기존의 방법으로도 동일한 효과를 얻을 수 있다. 운동을 가치 있게 만드는 것은 도구가 아니라 의도와 집중이다.

데드리프트를 할 때 트랩바 대신 타이어를 선택한다고 해서 달라지는 것은 거의 없다. 사실, 무게의 양을 크게 줄이고 그립을 지면으로부터 훨씬 더 높게 배치함으로써 실제로 해당 동작의 일부 이점을 약화시킬 수 있다. 물론 운동에 다양성과 흥미를 더하는 방법으로서는 여전히 가치가 있다. 어떤 사람들은 타이어를 들어 올리는 것을 즐기기도 한다!

운동을 가치 있게 만드는 것은 도구가 아니라 의도와 집중이다.

문제는 각 형태의 훈련에서 진정한 이점이 어디에 있는지 인식하고 올바른 이유로 이를 실행하는 것이다. 샌드백을 이용한 회전 운동, 메디신볼과 케틀벨을 이용한 탄도 운동, 무거운 짐을 드는 운동을 추가하면 전반적인 운동 능력에 큰 도움이 될 수 있다.

각 유형의 훈련에서 부족한 부분을 인식하고 다른 영역의 개념을 차용하여 이를 메우면 진정한 다재다능한 사람이 될 수 있다. 신체의 어느 한 부분도 소홀히 하지 않고 본래의 목적대로 신체를 사용하기 시작할 수 있다. 게다가 자신만의 독특한 훈련 방식을 개발할 수 있다.

그래서 나는 케틀벨 플로우나 요가와 클럽벨을 결합한 '클럽벨 요가'(서머 헌팅턴이 창시한 운동)를 좋아한다. 이러한 아이디어는 두 가지 훈련 스타일의 측면을 취한 다음 이를 결합하여 훨씬 더 기능적인 결과를 얻을 수 있다.

상자 밖에서 생각해보아라! 창의력을 발휘하라! 그리고 무수히 많은 영향과 도구를 활용할 수 있다.

하지만 무엇보다도 최고의 도구는 무엇일까? 바로 자신의 몸이다. 다음 두 장에서는 자신의 체중을 조절하여 놀라운 힘, 이동성 및 민첩성을 개발하는 방법에 대해 알아보겠다.

CHAPTER 8

몸 마스터하기

지금까지 케틀벨 저글링부터 망치로 타이어를 치는 것까지 모든 운동에 대해 이야기했다. 독자들은 우리가 거의 모든 것을 다뤘다고 생각할 수도 있다! 사실, 가장 중요하고 가치 있는 훈련 범주 중 하나인 맨몸 운동은 아직 다루지 않았다.

맨몸 운동이라고도 하는 체조는 체중을 이용해 저항력을 제공하는 모든 운동을 포함한다.

신경계에 관한 한 덤벨, 케틀벨 또는 자신의 팔은 차이가 없다. 저항은 저항이며, 힘은 힘이다. 따라서 자신의 몸과 약간의 중력만 활용하면 완벽하게 훌륭한 운동을 할 수 있다.

그러나 체조는 단순히 웨이트 없이 편리하게 훈련할 수 있는 방법 그 이상이다. 오히려 체조는 자신의 몸을 완전히 숙달하는 데 도움이 된다. 자신의 체중을 사용하기 때문에 근력이 증가하면 상대적인 근력이 향상된다. 비슷한 체중을 유지하면서 더 강해지면 민첩성, 폭발성, 속도 등이 향상된다.

또한 체조는 저항을 거의 사용하지 않기 때문에 더 취약한 자세와 더 복잡한 움직임 패턴으로 훈련할 수 있다. 충분한 연습을 통해 초인적인 수준의 유연성과 아름다운 동작을 만들어낼 수 있다.

팔굽혀펴기, 풀업, 스쿼트

맨몸 훈련에는 고급 체조 동작이 포함될 수 있지만, 기본 동작도 신체 발달에 중요한 역할을 한다. 가장 일반적인 맨몸 운동은 다음과 같다.

- 팔굽혀펴기
- 윗몸 일으키기
- 풀업/친업
- 스쿼트

이러한 운동은 전 세계 체육 교사, 군사 훈련 및 스포츠 코치들이 보편적으로 인정하고 사용하는 운동이다. 이 외에도 잘 쓰지 않는 신체의 부위를 단련하기 위해 약간 덜 눈에 띄는 여러 동작을 통합할 수도 있다.

- 인디언 스쿼트: 대퇴사두근을 단련하기 위해 발끝으로 스쿼트를 하는 동작
- 카프 레이즈: 종아리로만 몸을 들어 올리는 운동
- 파이크 푸시업: 어깨를 단련하기 위해 아래쪽 각도로 푸시업을 하는 운동
- 삼두근 딥스: 높은 곳에 손을 올려 상체를 올렸다 내리는 동작으로 삼두근을 단련하는 운동[85]
- 레그 레이즈: 바닥에 누워 있거나 어떤 방식으로든 매달린 상태에서 다리를 들어 올리는 운동
- 슈퍼맨: 엎드린 상태에서 머리와 다리를 들어 올려 척추를 신전하는 훈련(척추 기립근에 의해 제공됨)

85. 어깨의 내회전을 줄이기 위해 손이 회내되는 동작을 주의하자.

목록은 계속 이어진다.

이러한 운동은 다양한 근육군과 움직임 패턴을 함께 단련할 수 있다. 또한 대부분 간단하고 위험도가 낮기 때문에 지방 연소를 위한 대사 조절 회로에 매우 적합하다. 또한 근육량을 늘리지 않고 체력과 근력을 향상시키고 싶은 분들에게도 효과적이며 개선하고자 하는 분들에게도 효과적이고, 초보자에게도 이상적이다.

물론 문제는 이러한 운동은 저항력을 제한적으로만 제공할 수 있다는 것이다. 팔굽혀펴기는 올라올 때 체중의 60% 정도의 무게만 요구되는 반면, 스트렝스 운동선수는 벤치 프레스를 할 때 체중의 두 배 이상을 들어 올릴 수 있다. 요컨대, 이런 방식으로는 근력의 잠재력을 최대한 개발할 수 없다.

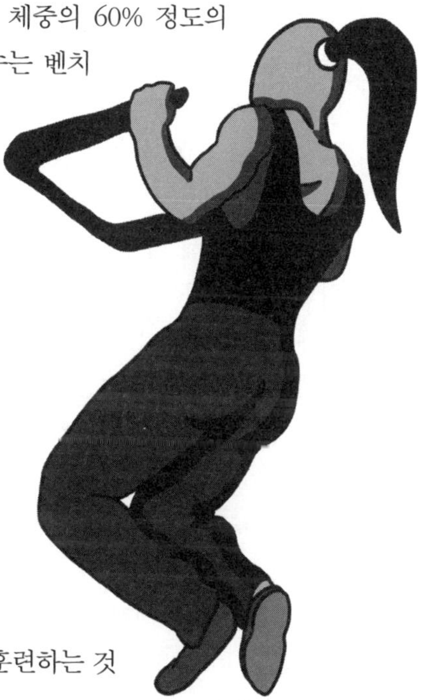

그렇다면 해결책은 무엇일까?

실제로 몇 가지 옵션이 있다.

- 매우 높은 반복 횟수를 수행
- 편측(한 발, 한 손) 동작으로 전환
- 레버 암 확장
- 폭발적으로 훈련

이 중 가장 간단한 훈련은 대량으로 훈련하는 것이다.

이러한 동작은 대부분 닫힌사슬 동작으로, 팔다리를 바닥에 고정하고 자유롭게 움직일 수 없다. 여러 근육군을 사용하지만 부상 위험이 낮고 비교적 안전하다. 또한 특정 근육 그룹을 어느 정도 분리하여 타겟팅하는 데 도움이 된다.

따라서 맨몸 운동은 근지구력 및 일부 근비대를 만드는 데 적합하다. 이러한 유형의 운동은 실패할 때까지 훈련함으로써 보디빌딩 강도 훈련 기술로 가능한 것과 정확히 동일한 종류의 근형질 비대를 자극할 수 있다.

목표 근육으로 가는 혈류를 증가시키고, 작은 근육이 피로해지면 더 큰 운동 단위를 모집하며, 근육에 많은 양의 혈액과 대사산물을 가두어 근형질 비대를 유발한다.

전설에 따르면 인도의 레슬러 가마(이 책에서 이미 소개한 바 있다)는 엄청나게 거대한 맨몸 운동 세트(정확히 말하면 힌두 스쿼트 5,000회와 힌두 푸시업 3,000회)를 사용하여 훈련했다고 한다!

우리는 또한 매우 높은 반복 횟수를 '감옥 운동'과 연관시킨다. 죄수 스타일 운동은 일반적으로 찰스 브론슨과 같은 유명인이 대중화시킨 매우 높은 강도의 웨이트 동작을 말한다. 브론슨은 그의 저서 『Solitary Fitness』에서 매일 팔굽혀펴기를 2,000번씩 한다고 주장했다.[86]

극도로 높은 볼륨은 황금기 보디빌더 톰 플라츠가 사용했던 트릭이기도 하다. 플래츠는 보디빌딩계에서 최고의 다리를 가진 선수로 유명했다. 그는 이를 위해 레그 프레스를 100회 반복하고 시간이 지남에 따라 무게의 양을 늘렸다고 한다. 결국 그는 100kg으로 100회씩 여러 세트를 할 수 있게 되었다고 한다. 물론 이것은 맨몸 운동의 예는 아니지만, 여기에도 정확히 동일한 규칙이 적용된다. 레그 프레스는 비교적 가벼운 하중으로 사용할 수 있는 유사한 닫힌사슬 운동이다. 맨몸 스쿼트도 마찬가지이다.

마이크 타이슨은 감옥에 있는 동안 바닥에 쪼그리고 앉아 카드 한 장씩을 집어 들면서 비슷한 방법으로 큰 다리를 만들었다고 한다. 이를 통해 타이슨은 보다 구체적인 도전 과제를 만들 수 있었고, 이는 헌신과 노력을 장려한다. 이와 같은 게임화 훈련은 누구에게나 훌륭한 전략이 될 수 있다.

내 경험에 따르면, 한 번의 운동으로 팔굽혀펴기를 수백 번 하면 벤치프레스[87]와 핸드 밸런싱 프레스 동작으로 이어져 큰 근육과 상당한 근력을 키우는 데 도움이 되었다. 이것이 바로 내가 열세 살 때 침실에서 운동을

86. 일부 수감자들은 서로를 무게추로 사용하기도 한다고 한다! 이것은 내 친구 구프(Goof)와 내가 한 동영상에서 따라 하려고 시도한 기술이다. '두 사람 운동'은 내 채널에서 가장 우스꽝스러운 영상 중 하나였다!

87. 마찬가지로 황금기 보디빌더 톰 플라츠는 업계 최고의 다리로 널리 알려진 다리를 만들기 위해 가벼운 스쿼트를 매우 높은 횟수로 반복했다고 한다. 그는 결국 225파운드의 무게로 스쿼트를 100회 이상 반복할 수 있었다!

시작한 방법이다. 그것이 내가 나이가 들면서 쌓을 수 있는 기초를 제공했다고 생각한다.

이런 훈련의 유일한 문제점은 무엇인가? 지루하다는 점이다! 그리고 그 자체로 완전한 능력을 개발하지 못한다는 점인데, 이는 지금까지 모든 형태의 개별 훈련에서 직면했던 한계이다. 이러한 동작은 복합적이고 여러 관절을 사용하지만 시상면 내에서 매우 제한적이고 안전하게 이루어진다.

어느 시점에서 우리는 개별 동작 자체를 더 도전적이고 다양하게 만드는 방법을 찾아야 한다. 바로 이 지점에서 맨몸 운동의 진정한 힘이 드러난다.

낮은 저항으로 운동하면 훨씬 더 복잡하고 복잡한 동작을 할 수 있으며, 그중 일부는 물리 법칙을 무시하는 것처럼 보이기 때문이다.

체조로 코어 안정성 훈련하기

이 책에서 우리는 이미 다채로운 캐릭터들을 만났다. 인도 레슬링 선수와 옛날의 강자부터 고대 철학자, 전쟁 포로까지. 하지만 이소룡만큼 놀라운 신체 능력을 가진 인물을 쉽게 떠올릴 수 있는 사람은 드물다.

이소룡은 자신의 필모그래피를 통해 서양 관객들에게 중국 무술을 소개한 것은 물론, 종합격투기에 영감을 준 그의 기본 철학인 절권도가 격투 스타일을 발전시킨 것으로도 유명하다.

이소룡이 전 세계의 주목을 받는 데는 그의 철학과 카리스마도 큰 역할을 했지만, 그에 못지않게 중요한 것은 그의 순수한 육체와 몸을 통해 자신을 표현했다는 점이다. 이소룡은 해부학 그림처럼 보이는 체격을 가졌으며, 체지방률이 6~8%에 달하는 것으로 추정된다.

이소룡은 해부학 그림처럼 보이는 체격을 가졌다.

하지만 무엇보다도 이소룡이 놀라운 힘과 속도로 킥과 펀치를 날리는 방식이 가장 인상적이었다. 그에 대한 수많은 도시 전설이 떠돌고 있다. 개봉하지 않은 탄산음료가 든 강철 캔을 손가락으로 뚫고 들어가고, 상대방의 손에 든 동전을 손을 오므리기도 전에 다른 동전으로 바꿔치기 할 수 있었다고 한다. 일부 기록에 따르면 그는 70파운드의 바벨을 장시간 팔을 죽 뻗은 채 들고 있었다고 한다.

이 모든 것이 사실인지는 수많은 인터넷 포럼에서 격렬한 논쟁의 대상이 되고 있다. 하지만 분명한 것은 이소룡이 그런 이야기를 불러일으킬 만큼 강력한 힘을 가지고 움직였다는 사실이다.

이 힘은 어디에서 온 것일까? 나는 그 해답이 브루스의 가장 유명한 신체적 업적, 특히 두 손가락 팔굽혀펴기에서 찾을 수 있다고 생각한다.

두 손가락 푸시업: 완벽한 한쪽 운동

두 손가락 푸시업은 말 그대로 두 손가락으로 하는 운동이다. 이소룡은 몸의 한쪽에 있는 엄지와 검지에만 체중을 싣고 팔굽혀펴기를 수행했다.

물론 이 동작을 하려면 엄청난 손가락 힘이 필요했다. 하지만 이보다 더 중요한 것은 뛰어난 코어 안정성이다.

기능적 피트니스와 관련된 안정성에 대해서는 이미 다룬 적이 있다. 안정성이란 신체 부위를 단단하게 유지하고 제자리에 고정하는 능력을 가리키는 용어로 종종 오해되는 경우가 있다. 팔을 한쪽으로 뻗은 상태에서 다른 사람이 팔을 아래로 밀려고 할 때 그 상태를 유지하려면 어깨의 안정성에 의존하여 그 힘에 저항해야 한다.

두 손가락 푸시업의 경우, 이소룡은 고르지 않은 지지대로 인해 발생하는 회전력에 저항하기 위해 사지를 사용해야 했다.

왼팔이 바닥에서 떨어지면 중력은 이소룡의 몸을 반대편으로 비틀어 버리려고 할 것이다. 이소룡은 상체를 지탱해야만 몸통을 바닥과 평행하게 유지하면서 이 동작을 완벽하게 수행할 수 있었다. 이것이 바로 코어 안정성이다.

지난 장에서는 나무 깎는 기계와 같은 동작이 어떻게 회전력과 세라페 효과를 발달시킬 수 있는지 살펴봤다. 여기서는 동일한 근육 그룹을 사용하여 필요한 자극을 적용하기 위해 우리 몸만 사용하는 움직임을 방지하는 방법을 살펴본다.

우리는 이러한 움직임을 항회전 운동이라고 부른다.

앞서 설명한 한 손 파머스 워킹도 마찬가지로 코어의 안정성을 높이는 데 도움이 되는 운동이다. 이 경우 몸이 옆으로 구부러지는 것을 방지하여 측면 굴곡을 방지한다.

우리는 이미 고블릿 스쿼트에서와 같이 척추를 아래나 앞으로 당기는 힘에 대항하여 척추를 똑바로 세우는 능력인 굴곡 방지 기능도 경험한 바 있다. 신전 방지 기능은 그 반대로 척추가 뒤로 구부러지는 것을 방지한다.

두 손가락 밀기는 몸의 한쪽만 사용하여 체중 이동을 더 힘들게 만드는 한 가지 옵션을 보여준다('편측성' 동작). 한쪽 팔로만 하는 운동으로 전환하면 안정성이 향상될 뿐만 아니라 한 팔로 체중의 60%를 지탱하게 되므로 양쪽 팔로 운동하는 양이 두 배로 늘어나 더 많은 성장을 촉진할 수 있다.

한 다리 스쿼트도 한 팔 턱걸이 운동과 비슷한 효과를 얻을 수 있다.

항신전 움직임

브루스의 또 다른 유명한 동작은 전형적인 항신전 운동인 드래곤 플래그였다. 이 운동은 일종의 고정점(대부분의 경우 머리 뒤의 바 또는 누워 있는 벤치의 끝)을 사용하여 상체를 안정적으로 유지한 다음 다리를 쭉 뻗은 상태에서 하체를 올렸다 내렸다 하는 동작이다. 발은 천장을 향하고 어깨만 바닥에 닿은 상태에서 시작한다. 발은 바닥 바로 위로 올리고 등은 여전히 완벽하게 고정된 상태로 마무리한다. 이 자세에서는 발의 무게와 몸의 지렛대로 인해 등이 구부러지는 것을 막기 위해 최선을 다해야 한다.

그렇다면 이 모든 것이 브루스의 번개 펀치와 발차기와 무슨 관련이 있을까? 왜 이런 방식으로 신전 방지 효과를 제공하는 체중을 이용한 동작을 훈련에 포함해야 할까?

이소룡을 보면 상체는 거의 경직되어 있는 반면 팔다리는 힘차게 뻗어 나가는 것을 볼 수 있다.

코어를 단단하게 유지하는 능력은 어떤 종류의 강력한 타격이든 전달하는 데 매우 중요하다. 그 이유를 시각화하는 가장 쉬운 방법은 나무판자 끝에 달린 못으로 누군가를 때린다고 상상해보아라. 아플 것 같지 않은가?

하지만 이제 구부러지는 나뭇가지에 못이 박힌 채로 누군가를 때린다고 상상해보라. 덜 아플 것이다. 나뭇가지에 약간의 굴곡이 있기 때문에 힘의 일부가 목표물에 전달되기보다는 나뭇가지를 구부리는 데 쓰이기 때문이다.

또한 못의 궤적은 목표물까지 이동할 때 더 느리고 덜 효율적일 것이다.

근육이 수축하면 삽입부와 원점 양쪽 끝에 힘이 가해지기 때문에 실제로는 이보다 더 멀리 이동한다. 따라서 에너지가 팔다리로 전달되지 않고 코어를 움직이는 데 낭비된다.

강성 능력은 수많은 운동 사슬로 구성된 신체 작동의 기본이다. 운동학적 사슬은 강체와 움직이는 관절(접합부라고 함)로 구성된 모든 시스템으로, 힘의 이동을 가능하게 한다. 피벗 조인트로 연결된 일련의 긴 금속 마스트로 이루어진 크레인을 생각해보아라. 크레인의 어느 한 부분이 '늘어진 상태'라면 무게를 움직일 수 없을 것이다.

그렇다면 우리의 목표는 우리의 어떤 부분도 늘어진 상태[88]가 되지 않도록 하는 것이다.

하지만 이는 사실이 아니다. 내가 유튜브 채널에서 비슷한 주제에 대해 이야기했을 때, 많은 해설자들이 영구적으로 경직된 자세는 바람직하지 않다고 지적했다. 격투기 선수들은 펀치를 '휘두르며' 그 과정에서 유연성을 잃지 않도록 배운다. 선수들은 활처럼 근육에 부하를 주고 이전 장에서 설명한 세라페 효과를 최대한 활용하기 위해 몸통을 확장해야 한다.

어떤 사람들은 코어 안정성을 훈련하면 민첩성이나 이동성이 떨어지지 않느냐고 묻기도 한다!

하지만 코어 안정성을 훈련한다고 해서 영구적으로 경직되는 것은 아니다. 그것은 단순히 필요에 따라 경직될 수 있는 능력이 있다는 것을 의

88. 표현 문구.

미한다. 무술 선수에게 주어진 전체 펀치를 날리는 격투기 선수에게 주어진 지시를 생각해보면, 펀치를 날리는 순간까지 빠르게 움직이지 말고 몸을 수축하여 단단하게 만들어야 한다는 것이다. 이때 생성된 힘이 목표물에 전달되어야 한다. 이 말이 익숙하게 들린다면 '하드스타일' 케틀벨 훈련에 대해 설명할 때 접했던 강성 조절 개념과 동일하다.

브루스는 이렇게 해서 관중을 열광시킨 세 번째 기술인 1인치 펀치(이소룡 기술 이름)를 시연할 수 있었다. 이 기술을 통해 브루스는 불과 몇 cm 떨어진 곳에서 날아오는 주먹을 피하려던 지원자를 뒤로 날려 보낼 수 있었다.[89] 그는 고관절 회전을 통해 완벽하게 힘을 생성하고 이를 주먹으로 전달함으로써 이 기술을 성공시켰다.

그 비결은 완벽한 체중 이동을 통해 부분적으로나마 구축된 코어의 안정성에 있었다. 한 손 팔굽혀펴기와 드래곤 플래그 같은 동작은 코어 안정성을 개발하는 데 완벽한 운동이다. 자신의 체중을 사용하여 훈련할 수 있고(고유수용성 감각과 근육 조절력 향상), 무게가 없기 때문에 부상을 입을 가능성이 적다. 하중을 받는 상태에서 척추를 구부리는 것은 대부분의 상황에서 바람직하지 않다.[90]

잭 라렌 푸시업 및 기타 항신전 동작

또 다른 항신전 운동은 피트니스의 또 다른 전설적인 아이콘에서 유래했다. 잭 라렌. 1914년에 태어난 잭 라렌은 피트니스 전문가이자 일찍이 신체 훈련의 광범위한 이점을 옹호한 인물이다. 그는 최초의 체육관 중 하나를 설립하고 스미스 머신, 케이블 풀리 머신, 레그 익스텐션 등 수많은 인기 운동기구를 발명했다.

하지만 그는 40에 64kg이 넘는 무게를 몸에 지고 금문까지 수영을 하는 등 놀라운 업적을 남긴 것으로 더 잘 알려져 있다. 41세에는 수갑을 찬 채로 알카트라즈 섬에서 피셔맨스 워프까지 수영을 했다. 그는 60세

89. 실제로는 1인치가 아니라 대략 손가락 길이 정도였다.

90. 짐네스틱 바디의 크리스 소머스 코치가 추천하는 제퍼슨 컬과 같은 몇 가지 예외가 있다.

때도 같은 묘기를 선보였는데, 이번에는 1,000파운드짜리 보트를 끌면서 묘기를 펼쳤다.

문제의 동작은 팔을 앞으로 뻗어 팔굽혀펴기 자세를 취해야 하는 라렌 푸시업이다. 손가락만 바닥에 닿아야 하며, 거기서부터 다음과 같은 동작을 수행한다.

사용 가능한 모든 동작 범위를 사용하여 팔굽혀펴기를 수행한다. 이 운동은 상당한 어깨와 손가락 힘뿐만 아니라 허리가 처지는 것을 방지하는 강력한 코어가 필요하다. 몸의 숙련도를 더욱 높이고 싶다면 한 손 라렌 푸시업을 시도해보아라.

복근 롤아웃은 특히 서서 할 때 비슷한 효과를 얻을 수 있다. 나는 성룡의 영화 〈빅타임Gorgeous〉에서 성룡이 이 동작을 완벽하게 반복하는 것을 본 이후로 이 동작을 좋아했다.

체조 선수들이 일반적으로 사용하는 최고의 신전 방지 동작은 아마도 할로우 바디일 것이다. 할로우 바디를 하려면 등을 대고 평평하게 누워 코어를 수축하여 어깨와 발을 땅에서 들어 올린다. 허리가 바닥에 닿는 유일한 지점이 된다. 도전을 더 하고 싶다면 손을 옆구리에 두거나 머리 위로 향하게 할 수도 있다.

이 동작은 다른 많은 고급 맨몸 운동 동작을 가능하게 하는 단단한 코어를 만드는 방법을 알려준다. 또한 복부 중간 부분을 감싸는 복횡근을 단련하여 평평한 복근을 만들고 척추 안정성을 높이는 데 도움이 된다.[91]

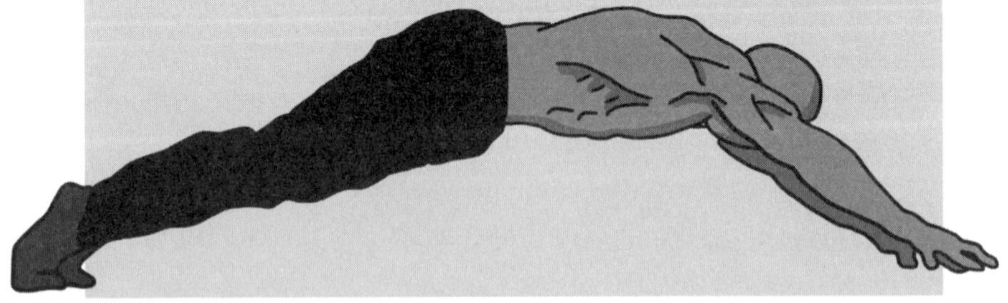

91. 특히 복횡근을 단련하려면 베큠이란 동작을 사용해 볼 수 있다. 이 운동은 배꼽을 척추 쪽으로 빨아들이는 동작을 포함한다. 이 운동은 더 평평한 복근을 만들고자 하는 황금기 보디빌더들이 즐겨 사용했다. 이 운동은 팀 페리스(Tim Ferriss)의 『포아워 바디(The 4 Hour Body)』에서 '고양이 토하기' 운동이라고 매력적으로 언급된 네발기기 상태로 할 수 있다.

이런 종류의 코어 안정성은 무술가에게만 유용한 것이 아니다. 문을 열어야 할 때는 늘 회전 방지 기능을 사용해야 한다. 6장에서 만났던 농부도 땅을 파는 작업을 할 때 회전력에 저항해야 한다. 물론 모든 운동선수도 마찬가지로 엉덩이에서 더 많은 힘을 생성하거나 상지의 속도를 높이면 이점을 얻을 수 있다.

맨몸 체조로 코어 안정성을 훈련한 이후로 거의 모든 동작에서의 운동 수행능력이 크게 향상되었음을 느꼈다. 이는 특히 박수 치며 팔굽혀펴기를 할 때 두드러진다. 전에는 이 동작을 할 때 허리가 상당히 처지고 착지할 때 거의 편타성 손상이 오는 듯한 느낌이 들었다. 이로 인해 팔과 다리의 힘(목표로 하는)이 제대로 발휘되지 않았고, 동작이 훨씬 더 보기 흉하고 '명확하게' 보이지 않았다.

이제 같은 동작을 하는 동안 코어를 단단히 유지할 수 있어서 훨씬 더 폭발적이며 운동 능력을 향상시킨다고 느낀다.

고급 체조 동작

이소룡의 운동 수행능력도 놀랍지만, 인스타그램을 통해 상대적인 힘과 체중을 다루는 초인적인 시범을 본다면 그도 경의를 표할 수밖에 없을 것이다.

그들은 천천히 물구나무서기를 한 다음 몸을 낮춰 지면과 완벽히 평행을 이루는 동작을 수행하고(플란체라고 한다) 발이 땅에 닿지 않은 상태에서 팔굽혀펴기를 할 수도 있고, 공중으로 뛰어올라 박수를 치기도 한다. 인스타그램에는 이와 같은 동영상이 수없이 많다.

이러한 동작은 중력과 논리를 완전히 거스르며 정말 초인적으로 보이기도 한다.

몇 가지 동작을 좀 더 자세히 살펴보고 어떤 비밀이 숨어 있는지 알아보자.

지지대 없는 물구나무서기

잘 알려진 동작인 물구나무서기와 그 변형 동작(물구나무서서 팔굽혀펴기, 한 손 물구나무서기 등)부터 소개를 시작하겠다.

물구나무서기를 하는 방법에는 직선 물구나무서기와 바나나 물구나무서기의 두 가지가 있다. 후자가 더 쉬우며 물구나무서기를 처음 시도하는 대부분의 사람들이 기본으로 사용하는 방법이다.

이 자세에서는 척추가 신전되어 발이 머리 앞으로 '매달려' 있다. 옆에서 보면 척추가 오목하게 들어간 바나나 모양이 된다. 이 자세는 균형을 잡기 쉽지만 어깨와 코어를 단련하는 데는 덜 효과적이다. 또한 할 수 있는 동작도 한정된다. 예를 들어 바나나 물구나무서기 자세로는 한 손 물구나무서기를 쉽게 할 수 없다.

일직선 물구나무서기를 할 때는 모든 관절을 서로 겹쳐서 곧은 직선을 만들게 된다. 손목은 어깨 관절 바로 아래의 위치하며, 어깨 관절은 골반의 아래에 위치하여 체중을 받치게 한다. 이 자세를 취하려면 어깨의 가동성과 코어의 안정성이 좋아야 한다.

사실, 이때부터 신전 방지 및 굴곡 운동이 효과를 발휘하기 시작한다. 거꾸로 누워 있으면 몸의 중심을 잡기 어렵고 다리가 몸의 나머지 부분과 어떤 위치에 있는지 느끼기 어렵다. 하지만 신전 자세를 취하는 순간 바나나 물구나무서기 자세가 될 수 있다. 바닥에 단단히 고정하는 방법을 알면 거꾸로 누운 상태에서도 같은 자세를 취할 때 도움이 된다.

물구나무서기는 진정한 고유수용성 감각을 개발하는 데 가장 좋은 운동 중 하나이다. 밸런스 보드에서 훈련하는 것보다 훨씬 더 효과적이다. 익숙하지 않은 방식으로 신체를 사용하게 되고, 자신의 자세에 진정으로 집중해야만 균형을 잡을 수 있다. 상체 고유수용성 감각은 상대적으로 덜 강조되는 경향성이 있다.

> 바닥에 단단히 고정하는 방법을 알면
> 거꾸로 누운 상태에서도 같은 동작을 할 수 있다.

(이런 종류의 고유수용성 감각을 정말로 향상시키고 싶다면 눈을 감고 손으로 균형을 잡는 동작을 해보아라. 이렇게 하면 전정 기관과 고유수용성 감각에 100% 의존하여 제자리를 유지하게 된다. 물론 넘어질 경우를 대비해 안전하게 착지하는 연습도 필요하다.)

손으로 균형을 잡으면 손목의 가동성이 향상되고, 어깨의 힘이 길러지며, 향후 훈련에 사용할 수 있는 다양한 동작을 익힐 수 있다. 이것이 바로 고급 맨몸 체조의 가장 큰 장점 중 하나이다. 근력과 제어력을 키울수록 더 많은 훈련 선택지가 생긴다.

플란체

나는 우리가 '초인적인' 동작을 다룰 거라고 계속 들볶고 있다. 보라! 플란체Planche!

인간의 몸으로 할 수 있는 자세 중 이보다 더 멋있는 자세는 거의 없다고 볼 수 있다.

풀 플란체 자세를 취하는 칼리스데닉스 운동선수는 기본적으로 발이 바닥에 닿지 않는 팝 푸시업 자세를 취한다.

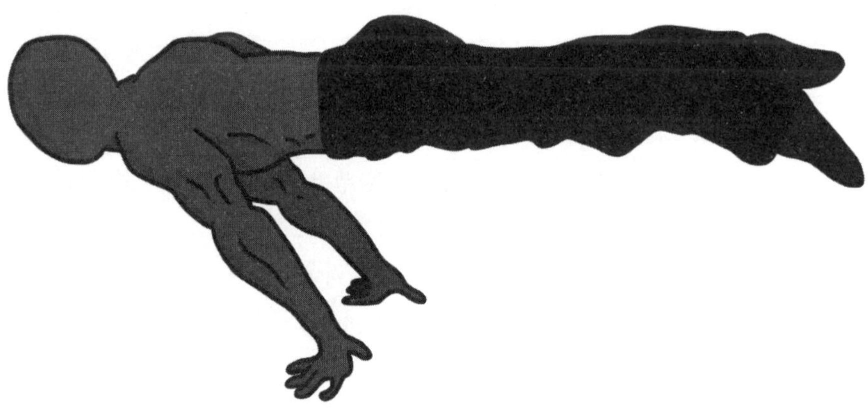

즉, 양손에 체중을 모두 싣고 정말 중력을 거스르듯 몸이 지면과 평행하게 뒤로 뻗고 있는 것을 볼 수 있다.

더 많은 힘과 제어력을 키울수록
더 많은 훈련 방법을 개발할 수 있다!

이 동작의 핵심은 지금까지 살펴본 다른 어떤 운동법에서도 다루지 않은 근력적인 측면, 즉 팔을 곧게 편 상태의 근력 또는 날개뼈 움직임 조절이다.

팔을 구부린 플란체는 훨씬 더 쉬운 동작이다. 진정한 플란체는 팔을 완전히 곧게 펴서 팔꿈치를 고정한다. 따라서 쓰러지는 것을 방지하려면 몸을 앞으로 약간 기울여야 하며, 이는 도전적인 것은 말할 것도 없고 안정화 근육인 이두근에 큰 부담을 준다. 후인 동작을 피하기 위해 전면 삼각근(어깨 앞쪽)과 날개뼈를 제어해야 한다. 한편, 발이 땅에 닿아 내려가지 않고 허리가 가운데로 처지지 않도록 코어를 완전히 단단하게 유지해야 한다. 이때 할로우 바디와 프론트 스쿼트를 반복적으로 활용하면 매우 좋은 효과를 볼 수 있다.

팔을 곧게 편 상태를 유지하려면 팔꿈치에 부하가 실리지 않게 고정해야 할 뿐만 아니라 날개뼈를 통해 팔을 조절해야 하고, 날개뼈를 전인하는 근육들을 활성화시켜야 한다. 이러한 유형의 근력은 전반적인 스포츠 환경에서 큰 이점을 제공하며, 격투기 선수가 펀치에 힘을 더하고 이두근이 부상에 대비하여 '사전 활성화'할 수 있도록 해준다. 예를 들어 파워리프팅 선수가 데드리프트를 할 때 흔히 발생할 수 있는 부상을 방지하는 데 도움을 준다.

나는 플란체를 배우는 것은 피트니스와 생리학의 일종의 마스터 클래스라고 생각한다. 이 운동에 단순히 뛰어들게 하고 성공을 강요할 수는 없다. 이를 위해서는 주의력, 신중한 인내심, 놀라운 고유수용성 감각, 생체역학에 대한 이해가 필요하다. 여기서 배운 교훈은 다른 동작에 적용할 때 매우 유용할 것이다.[92]

92. 궁금해하시는 분들을 위해 말씀드리자면, 나는 풀 플란체는 할 수 없지만 현재 스트래들 플란체는 어느 정도 할 수 있다. 풀 플란체는 아직 도전 중이지만, 솔직히 말하자면 스트래들 플란체에 꽤 만족하고 있다!

팔꿈치와 이두근을 먼저 강화하지 않고 너무 일찍 플란체를 시도하면 건염이나 이두근 파열의 위험이 있다. 날개뼈를 구체적으로 제어하는 방법을 이해하지 못한 상태에서 이 동작을 시도하면 완전히 엉뚱한 곳에 노력을 기울이게 될 것이다. 저도 처음 플란체를 시도했을 때 실제로 팔을 잠그는 것이 아니라는 것을 깨닫기까지 두어 달이 걸렸다. 또한 어느 정도의 손목 가동성과 근력이 필요하다.

이 단계에 도달하려면 단계별 훈련을 통해 점진적으로 훈련해야 한다. 일반적으로 개구리 자세와 까마귀 자세, 그리고 가짜 플란체 푸시업 pseudo-planche push-up부터 시작한다. 개구리 자세에서는 팔꿈치를 약간 구부린 상태에서 손으로 체중의 균형을 잡은 다음 팔을 고정한다. 가짜 플란체 푸시업은 손을 몸의 아래쪽(엉덩이 옆)에 두고 팔을 앞으로 기울여 전체 가동 범위의 동작을 수행하는 푸시업이다. 동작의 상단에서 팔꿈치를 고정하고 날개뼈를 펴야 한다. 이 동작은 이두근에 큰 부하를 주며, 화려한 칼리스데닉스 기술을 배우는 데 관심이 없는 분들에게 유용한 부상 방지 운동이 될 수 있다.

결국에는 플란체 자세를 취하고 무릎을 집어넣는 턱 플란체 및 턱 플란체 푸시업을 시도할 준비가 될 것이다. 그다음에는 나리를 빌린 자세로 손의 지렛대를 짧게 하는 스트래들 플란체로 넘어갈 수 있다. 몇 달 또는 몇 년 동안 연습하면 풀 플란체를 시도할 수 있을 것이다.

이러한 '프로그레션' 시스템은 일반 웨이트 트레이닝에서 점진적 과부하를 사용하는 것과 동일하며, 맨몸 체조에서 점진적 과부하를 달성할 수 있는 방법 중 하나이다.

피스톨 스쿼트

한 다리 근력은 맨몸 체조에서 잘 다루고 있지만 근력 훈련에서 간과되는 측면이 있다. 두 발로 서 있는 상태에서 수직 점프는 매우 인기 있는 훈련이지만, 사실 실제 스포츠 경기에서 이런 종류의 동작을 수행하는 경우는 거의 없다. 실제로는 한쪽 다리로 점프해야 하는 경우가 훨씬 더 많다. 마찬가지로 우리는 달리거나 방향을 바꿀 때 한쪽 다리로 밀어낸다.

이런 종류의 움직임의 실제 메커니즘은 크게 다르다. 두 다리가 아닌 한 다리로만 힘을 내야 할 뿐만 아니라 체중을 이동하여 균형을 올바르게 잡아야 한다. 고관절, 발목, 무릎의 안정성이 더 중요해진다. 부상을 예방하고 파워 출력을 극대화하는 데 중요하다. 균형을 유지하려면 고유수용성 감각이 필수적이다.

피스톨 스쿼트는 이러한 안정성, 근력 및 가동성을 개발하는 데 환상적이다. 한쪽 다리로만 풀 스쿼트를 하고 다른 쪽 다리는 앞으로 곧게 뻗어 땅 위로 띄우는 동작이다. 이 동작은 스쿼트 중 바닥과 가까이 도달했을 때 뒤로 넘어지지 않고 충분히 앞으로 기울일 수 있도록 발목의 유연성이 뛰어나야 하는 매우 어려운 동작이다. 이상적으로는 허리가 최소한으로 말리도록 중재하는 것이 좋다. 발목 가동성은 많은 사람에게 제한적인 요소이자 부상의 원인이 될 수 있으므로 이 운동은 발목의 가동성을 개발하고 테스트할 수 있는 좋은 방법이다.

또한 한 다리로만 전체 동작 범위를 들어 올리려면 훨씬 더 많은 힘이 필요하다. 그리고 균형을 유지하려면 강한 코어와 뛰어난 고유수용성 감각이 필요하다.

하지만 이 목록의 다른 칼리스데닉스 동작과 마찬가지로 피스톨 스쿼트 역시 멋지게 보이는 동작으로, 마스터하면 훌륭한 파티 트릭이 될 수 있다. 이 기술은 그 자체로 배울 가치가 있을 정도로 멋지다!

더 많은 예시

이러한 유형의 훈련을 즐기는 분들을 위해 선택할 수 있는 다른 고급 체조 동작이 많이 있다. 좋은 예는 다음과 같다.

- V-Sit: 다리를 바로 앞으로 쭉 뻗고 손 위에 얹는 자세이다. 이 자세를 취하려면 날개뼈 하강(어깨를 내리는 자세)과 함께 다리를 높이 올리기 위한 힘이 필요하다. 더 쉬운 변형 동작은 엘싯이며, 상위권의 선수들은 다리가 실제로 위를 바라볼 때 뒤쪽을 향하는 '만나'라고 불리는 자세를 취하기도 한다. 이 자세에서는 날개뼈 하강 및 어깨를 밀어주는 동작을 요구한다.

- **프론트 레버**: 풀업 바에 매달려 팔을 곧게 펴고 날개뼈를 후인하면서 하체를 지면과 평행이 되도록 들어 올린다. 날개뼈 후인은 날개뼈 조절의 또 다른 예로, 날개뼈를 뒤로 모으고 당기는 것을 함께하는 것을 의미한다.
- **머슬업**: 풀업을 수행한 후 바를 지나 푸시 동작으로 전환하고 바 위로 몸을 밀어서 잠긴 자세로 만든다. 이 동작은 당기기와 미는 동작을 동시에 수행하면서 두 자세를 전환하는 드문 동작이다. 가장 좋은 기술은 '거짓 그립'이라고 불리는 특정 그립을 사용하는 것으로, 이를 통해 선수는 운동량에 의존하지 않고 동작을 제어하여 수행할 수 있다.

하지만 이 동작들은 체조 선수들이 할 수 있는 놀라운 동작 중 일부에 불과하다. 다른 놀라운 동작으로는 휴먼플래그와 잘 알려지지 않은 '드래곤 프레스' 등이 있다. 이러한 동작을 기초로 하여 한 자세에서 다른 자세로 전환하거나(V-Sit에서 물구나무서기에서 플란체), 더 놀라운 변형 동작(한 손 물구나무서기 또는 플란체 푸시업 등)으로 발전할 수 있다. 인스타그램에는 밧줄에 매달린 채 손가락으로 플란체를 하는 사람들의 동영상이 올라와 있다.[93]

길거리 운동은 일반적으로 운동장이나 야외 훈련 시설에서 수행되는 동일한 동작을 특징으로 하는 맨몸 운동의 진화된 형태로 사람들에게 인기가 좋다. 여기에는 물구나무서기 팔굽혀펴기나 머슬업과 같은 동작은 물론, 철봉에서 하는 흥미롭고 다양한 프리스타일 동작이 있다. 바스타즈와 같은 단체는 프론트 레버, 머슬업, 공중에서 360도 회전한 후 바를 잡는 폭발적인 풀업, 백 레버(프론트 레버와 비슷하지만 팔을 뒤에 두는 동작)로 전환하는 동작으로 많은 관중을 끌어모으고 있다. 또한 아처 푸시업, 타입라이터, 헤드뱅어와 같이 비교적 간단한 풀업 변형 동작도 다양하게 활용한다.

물론 이러한 동작의 대부분은 체조 근력 운동과 공중 예술에서 유래했으며,[94] 플립, 핸드스프링 및 더 폭발적인 아크로바틱 동작과 결합할 수

93. 최고의 튜토리얼과 설명을 찾고 싶으시다면 짐네스틱 바디(및 코치 서머스), 사이먼스터 스트렝스, 공식 ThenX, 피트니스 FAQ, 오스틴 던햄을 찾아보시길 추천한다.

94. 에어리얼 패브릭, 에어리얼 후프 및 기타 체조 동작!

도 있다. 이러한 동작을 수행하려면 놀라울 정도로 폭발적인 코어 힘이 필요하며, 신체 인지와 정확성이 요구된다. 하루 종일 백 플립을 훈련하면 다음 날 복근이 얼마나 아픈지 놀라게 될 것이다!

플라이오메트릭 트레이닝을 활용한 수행능력 향상

고급 칼리스데닉스의 또 다른 유형은 플라이오메트릭이다. 플라이오메트릭은 신장-단축 사이클을 활용하고 빠르게 수축하는 근섬유를 더 많이 사용하는 폭발적인 동작이다. 이미 메디신볼과 케틀벨과 관련하여 설명한 바 있지만, 맨몸 운동에서 플라이오메트릭은 일반적으로 어떤 방식으로든 공중으로 몸을 띄우는 동작을 포함한다.

대표적인 예는 다음과 같다.

- 박수 치며 팔굽혀펴기
- 박수 치며 풀업
- 스쿼트 점프

신장-단축 사이클은 근육이 늘어날 때 탄성 에너지를 '저장'하는 신체 능력을 말한다. 지난 장에서 세라페 효과와 신체를 스트레칭하면 어떻게 더 많은 힘을 생성할 수 있는지에 대해 설명했다. 이때 중요한 것은 '하중 속도'라고도 하는 길어짐과 짧아짐이 발생하는 속도이다. 이러한 신장 및 단축 단계 사이의 시간이 짧을수록 최종 동작에 더 많은 힘이 전달된다.

스쿼트 점프와 카운터 무브먼트 점프를 비교해보면 이를 알 수 있다. 스쿼트 점프에서는 바닥에 앉은 자세에서 폭발적으로 점프한다. 카운터 무브먼트 점프에서는 먼저 팔을 위로 휘두르고 스트레칭을 한 다음 쪼그려 앉았다가 다시 위로 밀어 올린다.

이런 현상이 발생하는 이유는 근육의 '활성 상태'가 더 길어지기 때문인 것으로 보인다. 이는 '크로스 브리징'이라는 것을 증가시킬 수 있다. 이는 세포 내부에 액틴과 미오신이 부착되어 필라멘트가 신축적으로 짧아지는 것을 의미한다. 즉, 근육을 더 오래 사용하면 더 많은 견인력을 얻을 수 있다. 이를 통해 일반적인 스쿼트 점프에 비해 훨씬 더 높은 수직 도약이 가능하다.[95] 요컨대, 이것은 탄성 에너지를 저장하는 것이 아니다.

이 개념을 더 발전시키고 싶다면 '충격 훈련'을 활용할 수도 있다. 여기서는 단순히 반동을 할 뿐만 아니라 충격을 흡수하면서 반동을 수행하게 된다. 가장 좋은 예는 짧은 높이에서 떨어졌다가 착지한 다음 최대한의 힘으로 다시 뛰어오르는 뎁스 점프이다. 효과를 극대화하려면 최적의 시작 높이는 대략 106cm(42인치)이며, 지면에 머무르는 시간은 0.2초를 넘지 않아야 한다. 대략 106cm(42인치) 이상에서 낙하할 경우 실제로 선수 체중의 3~4배에 달하는 하중이 가해지므로 상급자일 경우만 이보다 높은 높이에서 낙하를 시도해야 한다.

이러한 추가 요소는 갑자기 늘어나는 근육을 강제로 단축하는 자연적인 반사 작용인 근신장반사를 활성화하기 때문에 유익한 것으로 보인다. 의사가 망치로 다리를 두드리면 다리가 갑자기 들어 올려지는 이유는 바로 근신장반사 때문이며, 넘어지려 할 때 무의식적으로 균형을 잡을 수 있도록 도와주는 것도 근신장반사 때문이다.

근신장반사는 '단일 시냅스'이다. 즉, 두 개의 연결만 필요하다는 뜻이다(자세한 내용은 3장 참조).

이러한 유형의 훈련은 시간이 지남에 따라 영구적으로 더 큰 폭발력으로 이어질 수 있다. 이는 중추 신경계가 스트레칭 자세에 들어갈 때 갑작스러운 강력한 단축을 예상하도록 훈련하기 때문이다. 한 연구에 따르면, 뎁스 점프 프로그램을 사용하는 배구 선수들은 점프 높이를 무려 14%나 높일 수 있었다!

맨몸 운동은 여러 가지 면에서 '기본' 훈련이다. 세상 거의 모든 사람이 팔굽혀펴기와 턱걸이를 하는 방법을 알고 있다. 하지만 그렇다고 해서

---

95. Maarten F. Bobbert et al. (1996) "Why is countermovement jump height greater than squat jump height?" *Institute for Fundamental and Clinical Movement Sciences*. 28(11):1402–12.

이 운동의 가치가 떨어지는 것은 아니며, 실제로 이는 여전히 가장 중요한 운동 중 하나이다. 이 운동은 상대적 근력을 놀라울 정도로 발달시킬 뿐만 아니라, 닫힌 사슬 운동의 특성과 상대적으로 가벼운 하중 덕분에 많은 볼륨의 훈련에도 적합하다.

하지만 우리 몸은 훨씬 더 많은 것을 할 수 있다. 지렛대를 바꾸고, 편측적인 동작으로 전환하고, 폭발적인 힘을 더함으로써 맨몸 체조는 중력을 거스르고 진정으로 놀라움을 자아내게 한다.

다시 한 번 강조하지만 이러한 유형의 훈련은 완전한 운동 수행능력을 발휘하기 위해 필요한 퍼즐 조각을 제공한다. 다른 형태의 훈련에서 소홀히 할 수 있는 한 다리 근력, 팔을 곧게 펴는 근력, 균형 감각, 고유수용성 감각 등을 개발하는 데 사용할 수 있다.

우리는 빠르고, 폭발적으로, 역동적으로 움직일 수 있는 능력을 얻을 수 있다. 물론 우리 몸을 스스로 조절할 수 있는 움직임은 일상생활과 스포츠에서 90% 이상 사용하는 정밀한 유형의 움직임이다.

다음으로, 이러한 생각을 한 단계 더 발전시켜 새롭고 흥미로운 것을 탐구해보겠다. 인터넷에서 폭발적인 인기를 끌고 있는 것 말이다. 이전에 체육관에서 접했던 것과는 완전히 다른 형태의 운동이다.[96]

---

96. 진정한 플라이오메트릭 훈련은 가볍게 튀어 오르는 것을 의미하지 않는다! 오히려 최대 힘으로 폭발하는 것을 의미하므로 신경계를 제대로 훈련하려면 세트 사이에 완전히 회복해야 한다. 따라서 플라이오메트릭 운동의 휴식 시간은 일반적으로 세트 길이의 3~5배 정도 더 길어야 한다. 또한 힘줄 히스테리시스는 달리거나 점프할 때 에너지를 지면에 되돌려주는 데 큰 역할을 한다는 점에 유의하라. 이러한 운동선수에게는 더 두껍고 튼튼한 힘줄을 만드는 것이 우선순위가 되어야 한다.

CHAPTER 9

움직임을 다시 배우기

원래 내가 신체 훈련에 매료된 계기를 솔직히 말하자면 소닉 더 헤지혹이라고 답해야 할 것 같다. 표면적으로는 무거운 벤치 프레스와 초고속의 파란 고슴도치가 등장하는 컴퓨터 게임 사이에 유사점이 거의 없어 보일 수 있다.

하지만 나는 그 게임에서 묘사된 속도감과 자유로운 움직임이 매우 짜릿했다. 좋은 소닉 게임은 거대한 놀이터처럼 느껴지도록 설계되어 놀라운 묘기를 부리고 새로운 영역을 탐험하면서 자신의 기술과 물리학적 숙련도를 시험할 수 있다.

당시에는 몰랐지만 내가 피트니스 트레이닝에 매료된 이유도 이와 비슷하다. 영화 성룡의 〈CIA(원제 :Who am I)〉를 처음 봤을 때 성룡에게 감탄했고, 이후 손에 넣을 수 있는 성룡의 DVD를 모두 구입하게 된 이유도 비슷하다. 스파이더맨 코믹스를 좋아한 이유이기도 하다. 스파이더맨은 다른 가상의 캐릭터와는 다르게 움직였다.

우리는 왜 힘과 이동성을 가지고 있을까? 나는 그 해답이 가동성에 있다고 생각한다. 우리는 매우 무거운 물건을 들기 위해 강하지도 않고(원시인에게 그런 일이 얼마나 자주 필요했을까?), 싸움에서 오래 버티기 위한 지구력도 없다(대부분의 싸움은 몇 분 만에 끝나고 자연선택에서는 계속 싸우도록 보장되지 않다). 따라서 우리의 근육은 달리기, 등산, 기어가기, 수영을 위해 발달해야 한다. 우리의 근육은 달리고, 오르고, 기어가고, 수영하기 위한 근육이어야 한다.

> 우리의 근육은 달리기, 등산, 기어가기, 수영을 위해 발달해야 한다.

신체를 더 잘 다룰수록 주변 환경을 더 잘 통제할 수 있다. 더 자유롭게 움직일 수 있고 더 쉽게 조작할 수 있다.

더 강하고 건강할수록 움직임에 대한 선택의 폭이 넓어지고 장애물에 부딪히는 일도 줄어든다. 힘은 곧 움직임이고 움직임은 곧 자유이다.

이렇게 몸을 사용하는 것은 기쁨이 될 수 있고 또 그래야 한다.[97]

그렇다면 이제 운동 자체를 우선순위로 삼는 것에 대한 관심이 높아지고 있다는 사실은 놀라운 일이 아닐 것이다. 이러한 추세는 피트니스계를 강타하고 있으며 '근력'과 '건강'과 같은 용어의 의미를 바꾸고 있다.

이는 또한 우리가 전통적으로 '기능적'이라고 간주하는 것에도 큰 영향을 미친다.

움직임 훈련

운동 훈련 1장에서 살펴본 것처럼 대부분의 사람들은 몸을 거의 움직이지 않는다. 대부분의 시간을 한 자세로 앉아 있기 때문에 신체가 가진 능력의 극히 일부만 사용한다.

> 우리는 거의 굽힐 필요조차 없다!

우리는 달리기, 오르기, 기어가기, 그네 타기는커녕 하루 중 어느 순간

97. 소닉 더 헤지혹에 대한 이야기로 시작한 섹션이 이렇게 허세스럽게 끝날 줄 누가 알았을까?

에도 몸을 굽힐 필요가 없을 정도로 주변 환경을 설계해왔다.

이 모든 것이 우리 몸에 설계된 것이다. 우리가 할 수 있는 것 이상으로 해야 하는 것들이다. 움직일 수 없다면 더 많은 근육을 만드는 것은 무의미하다. 그리고 스포츠 훈련의 과전문화는 해독제가 아니다.

이러한 견해는 '운동 문화'의 제왕, 이도Ido 포털에 의해 반영된다. 이도는 온라인에서 두각을 나타내며 열성적인 팔로워를 확보한 인물이다. 그는 아마도 종합격투기계의 가장 유명 인사인 코너 맥그리거를 코치하는 것으로 가장 잘 알려져 있을 것이다. 유튜브에서 그의 놀라운 '플로레이오' 세션을 보셨을 수도 있다.

스포츠 트레이닝의 과전문화는 해독제가 될 수 없다.

이도의 기본 철학은 운동이 목적이 아닌 수단으로 여겨져야 한다는 것이다. 이도는 근육을 단련하는 대신 움직임과 기술을 연구한다. 그는 복근이 얼마나 뚜렷한지, 벤치 프레스 중량이 얼마나 높은지에 관심이 있는 것이 아니라 플란체, 백 브릿지 또는 도마뱀 기어가기를 할 수 있는지 여부에 더 관심이 있다.

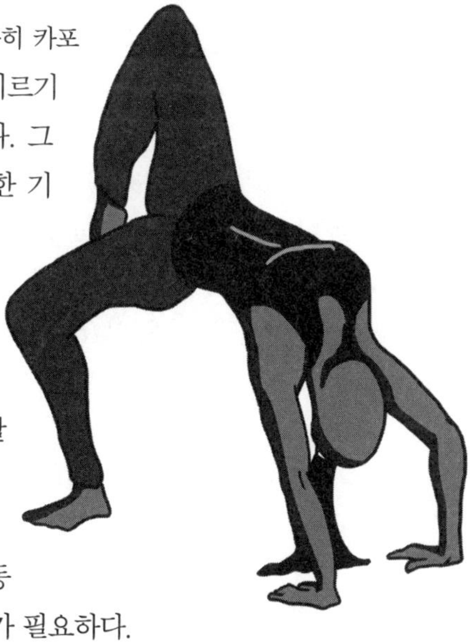

그가 가르치는 동작과 기술은 무술(특히 카포에이라)에서부터 댄스, 맨몸체조, 요가에 이르기까지 매우 다양한 소스에서 가져온 것이다. 그런 다음 우아한 전환과 진행을 통해 이러한 기술을 매끄러운 '흐름'으로 연결한다. 실제로는 느리고 절제된 춤의 한 형태처럼 보이며, 이도는 땅 위를 우아하게 움직이며 다양한 자세로 몸을 비틀어 움직인다. 이도가 보여주는 힘과 피지컬을 부인할 수 없다.

그의 애드리브 시퀀스에는 한 손 물구나무서기와 물구나무서기 프레스 같은 동작이 많이 포함되지만 느리고 신중한 제어가 필요하다.

이도는 자신의 시스템에 대한 가이드를 공개하지 않았고, 그의 수련은 비용이 많이 드는 것으로 악명이 높기 때문에 인터뷰와 블로그 게시물에서 얻을 수 있는 정보만 알 수 있다.

애니멀 플로우

운동에 대한 경외심은 이도 혼자만의 것이 아니다. 많은 사람들이 같은 깨달음을 얻었고 비슷한 훈련 시스템을 제공한다. 그중 가장 잘 알려진 것 중 하나는 마이크 피치가 만든 애니멀 플로우이다. 애니멀 플로우는 동물의 움직임, 즉 '이동 형태'에 특히 중점을 둔다. 원숭이, 야수, 게의 세 가지 자세가 기본이지만, 진정한 아름다움은 이러한 자세 사이를 오가는 움직임에서 비롯된다. 이는 다시 지면에서 무용처럼 펼쳐지는 해석에서 보이는 놀라운 가동성과 제어력을 보여준다.

GMB는 엘리먼츠Elements라는 강좌를 제공하는 유사한 단체이다. 엘리먼츠도 마찬가지로 동물에서 영감을 받은 세 가지 사족 보행 동작으로 구성되어 있다. 곰, 개구리, 원숭이가 바로 그것이다. 다시 말하지만 이러한 동작 사이의 전환을 통해 수행자는 자신만의 '흐름'을 개발할 수 있다.

Vahva 피트니스는 무브먼트 20x라는 동작을 기반으로 한 트레이닝 프로그램을 개발한 또 다른 브랜드이다. 이 프로그램은 도마뱀 기어가기부터 오리 걷기, 고릴라처럼 도약하기 등 동물에서 영감을 받은 다양한 동작을 수집하여 프리스타일링의 중요성을 강조한다. 설립자 에로 웨스터버그는 이 프리스타일 트레이닝과 전통적인 맨몸 체조 근력 운동을 결합하여 다재다능한 신체를 만들 수 있도록 한다.

한편 무브낫은 인간의 자연스러운 움직임에 중점을 두며 도마뱀처럼 땅을 따라 기어가는 것보다 창을 던지거나 나무를 오르는 것에 더 중점을 둔다. 이 부분은 다음 장에서 다시 다루도록 하겠다.

눈길을 끄는 다른 형태의 기능성 훈련과 마찬가지로, 움직임 트레이닝은 즉각적인 미적 매력을 지니고 있다.

> 신체를 이색적이고 흥미롭게 표현할 수 있다.

하지만 안타깝게도 이 주제의 모호한 특성으로 인해 풀어나가기가 특히 어렵다. 코치들 역시 이러한 유형의 트레이닝이 고객에게 어떤 이점을 제공할 수 있는지 궁금해할 것이다.

계속 읽어보라!

도마뱀처럼 기어가야 하는 이유

일반적으로 이러한 형태의 훈련은 앞서 설명한 케틀벨 흐름 및 복합 동작과 유사한 이점을 제공한다. 도마뱀처럼 기어가는 동작은 일반적으로 저항 운동 중에 시도하지 않는 자세를 취하게 한다. 대부분의 저항 운동, 심지어 맨 몸 체조를 포함한 대부분의 저항 운동은 주로 고정된 패턴으로 설정되어 있으며, 주로 단일한 면 내에서 반복적인 움직임을 통해 움직인다.

케틀벨 플로우와 복합 운동은 경직된 움직임 패턴 사이를 이동함으로써 이러한 상황을 조금 개선하여 과도기적 단계에서도 강화를 할 수 있다. 그러나 여기에서도 여전히 예측 가능한 순서로, 종종 직선적으로 움직이고 있다.

이는 실생활에서 움직이는 방식이 아니며, 격투나 스포츠에서 움직이는 방식과도 다르다.

움직임 훈련은 즉흥성, 적응, 창의적 탐험에 관한 것이다. 즉, 이전에 경험하지 못한 움직임 패턴에 도전하고 자신을 표현하는 것이다. 즉, 예측할 수 없는 각도에서 강해지고 예상치 못한 방식으로 움직일 수 있어야 한다. 맥그리거처럼 기계적으로 불리해 보이는 위치에서 공격하고 상대의 방심을 틈타 공격할 수 있는 선수의 매력은 바로 여기에 있다. 지면을 따라 비정상적인 각도로 체중을 조절하는 것은 그래플링을 할 때 상대의 압박에 저항하는 훌륭한 훈련이다.

그리고 이것은 우리 모두에게 이점이 있다.

내가 이러한 유형의 운동이 유용하다는 것을 알게 된 놀라운 사실 중 하나는 어린 딸을 돌볼 때이다. 딸아이가 블록을 가지고 노는 동안 나는 방

한쪽 구석에서 휴식을 취하며 딸아이를 바라보고 있을 때가 많다. 그런데 갑자기 딸아이가 부엌으로 뛰어가거나 창턱에 놓고 온 머그잔을 찾으려고 손을 뻗는다.

이때는 사고가 발생하기 전에 딸이 있는 곳으로 갈 시간이 몇 초밖에 없다. 이때 무수히 많은 자세에서 빠르게 일어날 수 있는 독특한 능력이 발휘된다. 무릎을 꿇고 일어나거나 손으로 밀어서 기어가다가 달리기를 하든, 어떤 각도에서든 움직일 준비가 되어 있으면 매우 유용하다.

이는 단순히 무게를 다루는 것만으로는 얻을 수 없는
일종의 신체적 숙련이다.

이는 단순히 무게를 다루는 것만으로는 얻을 수 없는 일종의 신체적 숙련이다. 하지만 이러한 경지에 도달하기 위해서는 점진적 과부하에 대한 기존의 개념을 잊어야 한다.

선수는 직관과 창의력을 따라 동작 사이를 자유롭게 이동하도록 권장된다. 이는 자유롭지만 벤치 프레스를 8세트씩 3번 할 때와 같은 근비대 효과를 얻을 수 없다는 뜻이기도 하다.

동물의 움직임과 유사한 패턴을 사용하여 근력을 키울 수 있다. 많은 기어가기 동작은 몸을 바닥에 낮게 유지하므로 가슴, 어깨, 삼두근 및 코어에 상당한 긴장이 필요하다. 거리, 시간 또는 반복 횟수에 따라 근력 발달을 위해 프로그래밍할 수 있다. 애니멀 플로우 및 GMB와 같은 프로그램은 광범위한 동작을 반복 가능한 분류로 세분화하는 데 효과적이다.

그러나 이것은 움직임 훈련에 초점을 둔 것이 아니다. 그것은 요점을 완전히 놓치는 것이다.

움직임 훈련의 비결은 도마뱀 기어가기에서 곰 자세로 전환한 다음 게 자세로 '언더스위치'하는 것이다(애니멀 플로우의 용어를 빌리자면). 움직임 훈련의 힘은 바로 한 자세에서 다른 자세로 원활하게 이동할 수 있는 능력이다.

이는 근력이나 가동성의 한 측면에 집중하는 것보다 더 나은 '부상 예방 훈련'의 훌륭한 형태이며, 예기치 않은 상황에 대비할 수 있다.

네발기기 운동

동물의 움직임을 이용한 훈련에는 다른 특별한 이점도 있다.

이러한 '운동 패턴'의 대부분은 현대인에게는 비교적 흔하지 않지만 우리 몸이 충분히 할 수 있는 자세, 즉 네발로 지지하는 자세를 취하게 한다. 인류 진화의 큰 틀에서 보면 우리가 나무에서 내려온 것은 그리 오래되지 않았기 때문에 훈련할 때 이 점을 염두에 두어야 한다는 것이 일반적인 주장이다.

우리의 훈련. 네발로 지지하는 자세는 특히 고관절에 가해지는 부담을 덜어주어 더 자유롭게 움직일 수 있다. 반대로, 네발로 기어가는 운동은 손목과 팔에 많은 체중이 실리므로 전신 운동이 필요하다. 또한 코어 머슬의 강화를 통해 몸을 교정하고 재정렬하여 척추에 또 다른 종류의 도전 과제를 제시한다.[98]

도마뱀 기어가기, 곰 기어가기, 게 기어가기 같은 사족보행(네발로 기어가기) 동작과 기타 보행 및 운동도 '대칭성'이라고 할 수 있다. 이는 앞서 세라페 효과에 대해 설명하면서 관찰한 X선을 교차하여 신체를 훈련한다는 의미이다. 몸의 양쪽을 비동기적으로 움직이면 인지가 어렵기 때문에 다른 움직임으로 전환하는 데 도움이 되는 협응력과 근육 조절력을 발달시

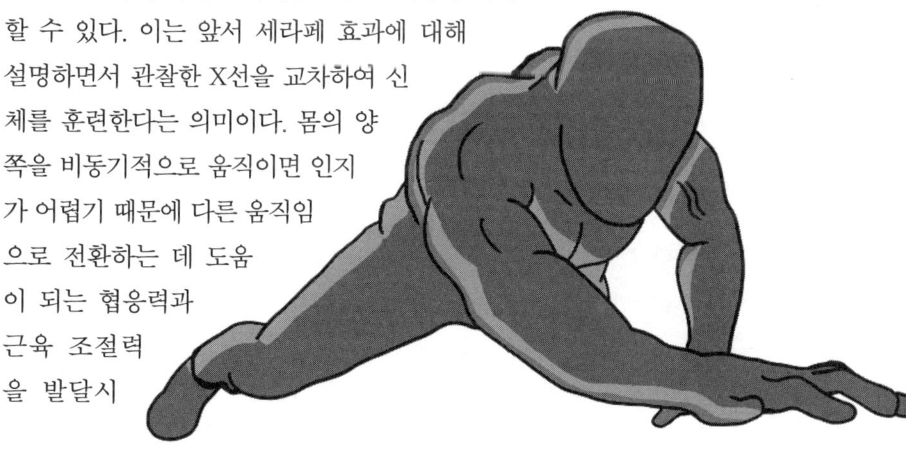

98. 이는 척추를 지탱하는 다열근과 회전근을 단련하는 데 도움이 될 수 있다. 이 작은 근육들은 한때 중요하지 않다고 여겨졌지만 최근 연구에 따르면 그렇지 않다는 사실이 밝혀졌다! 이 근육은 신전 및 측면 굴곡에 기여하며 근방추(고유 수용체)가 매우 밀집되어 있다. 이는 다가오는 움직임에 대비하는 데 도움이 되는 예상적인 방식으로 사용되며, 앞서 언급한 '운동 실명'을 예방하는 데 큰 역할을 한다. 또한 인체 전체에서 가장 단단하고 강한 섬유질을 함유하고 있는 것으로 알려져 있다! 그들은 중요한 요소이다.

키는 데 도움이 될 수 있다. 결국 유아는 기어가는 활동을 통해 결국 걷는 법을 배우게 된다.

지속적인 대칭성 움직임은 이러한 신경 패턴이 고착화되어 결과적으로 많은 수의 움직임 선택권을 잃게 된다. 말할 것도 없이, '양측 사지의 움직임 결핍'은 우리가 팔다리를 동시에 사용할 때 실제로 어느 정도의 힘을 잃는다는 것을 보여준다. 양쪽 팔을 동시에 사용하는 데는 많은 노력이 필요하기 때문에 실제로 한쪽 팔로 동작을 수행할 때(균형과 토크와 같은 다른 모든 요소를 제어할 때) 체스트 프레스에서 최대 1회 반복 횟수의 절반 이상을 들어 올릴 수 있다.

팔다리를 분리하는 것은 예비된 힘과 민첩성을 활용하는 중요한 방법이다.

위치Levels

'움직임 훈련'이 기어다니기나 낮은 '지면 움직임'에만 국한되는 것은 위험하다. 가장 효과적인 움직임 훈련은 실제로 등반, 매달리기, 흔들기(브라키에이션), 직립 이족 보행, 물체 조작, 심지어 수영까지 포함해야 한다. 이는 이도 포털이 잘 이해하고 있는 부분이며, 무브낫에 본질적으로 내장되어 있다. Vahva 피트니스도 이를 잘 이해하고 크롤링과 지면 흐름보다 더 다양한 동작을 포함한다.

안타깝게도 일부 형태의 운동 트레이닝, 심지어 요가에는 이러한 기능이 없다. 어깨 거들의 가동성은 매달리기와 스윙을 용이하게 하기 위해 부분적으로 진화했다. 이는 중요한 부분이다! 따라서 밀기 동작에만 집중하면 불균형과 근력 약화를 초래할 수 있다.

원숭이 그네를 타는 것은 대부분의 사람들이 어린아이들과 연관을 지어 생각하지만 실제로는 어깨의 가동성, 당기는 힘, 코어 안정성, 악력 등을 발달시키는 환상적인 운동이다. 원숭이처럼 스윙하기보다 더 원초적인 운동은 없을 것이다. 다른 훌륭한 선택권으로는 체조 링을 사용하거나 로프 클라이밍이 있다.

암벽 등반은 건강과 운동 능력에 광범위하고 독특한 이점을 제공하는 또 다른 매우 자연스러운 활동이다.

무게 중심점 이동은 통합적인 운동 훈련에 대한 접근 방식에 포함되어야 한다. 이는 한 위치에서 다른 위치로 전환하는 것이다. 이는 운동선수를 위한 기능성 훈련의 중요하게 초점을 두어야 할 측면이며(테니스공을 치기 위해 돌진하거나 어썰트 코스에서 파이프를 기어가기 위해 떨어지는 것을 생각해보라), 스마트한 움직임 훈련을 위해 통합되어야 한다. 이러한 유형의 훈련에 이상적인 훈련 환경은 매달릴 수 있는 철봉과 장애물을 따라 기어갈 수 있는 공간이 있는 어썰트 코스와 비슷할 수 있다!

파쿠르

여러분에게 더 친숙한 또 다른 형태의 운동 훈련이 있다. 파쿠르, 일명 프리 러닝이다. 프리 러너 또는 트레이서라고도 불리는 파쿠르는 옥상을 뛰어넘고, 장애물을 뛰어넘고, 스파이더맨처럼 도시 환경을 뛰어다니며 달리기를 하는 사람들을 말한다.

프리 러닝은 이와 유사하게 환경에 내재된 움직임 연습이다. 실용성은 거의 전적으로 이동의 효율성에 초점을 맞추고 있다. 적어도 원래는 그랬다.

결국 파쿠르와 프리 러닝은 동일한 초기 개념을 약간 다르게 표현하는 것으로 발전하게 된다. 파쿠르가 A 지점에서 B 지점까지 우아하고 효율적으로 이동하는 것이라면, 프리 러닝은 물 흐르듯 우아하게 자기표현을 하는 곡예에 더 가깝다. 간단히 말해서 프리 러닝에는 플립이 있다.

여기서 살펴보고자 하는 흥미로운 개념은 바로 진화이다.

파쿠르가 성장하면서 다양한 스타일과 분파가 생겨나기 시작했기 때문이다. 런던에 기반을 둔 트레이서들이 정확한 점프에 더 중점을 두었다면, 올레그 보슬라브와 같은 사람들이 주도한 '유럽 스타일'은 창의성에 더 중점을 두었다.[99] 그의 영상은 정말 독특한 즐거움을 선사한다. 난간을 타다 넘거나 목발로 체중을 지탱한 채 천장을 따라 달리는 모습을 볼 수 있다.

---

99. 이 관찰은 유튜버 JimmyTheGiant의 훌륭한 동영상 '프리 러너가 난간으로 플립(공중돌기)하는 법을 배운 방법'에서 나온 것이다.

방언이 있는 언어처럼, 움직임 훈련은 환경과 문화의 영향을 받아 오랜 시간 동안 진화해왔다. 파쿠르의 창시자는 다름 아닌 조르주 에베르와 메소드 나뚜렐의 아이디어를 바탕으로 '파쿠르'를 처음 설명한 데이비드 벨David Belle로 알려져 있다. 1장에서 조르주가 프랑스 군사 훈련에 '파쿠르'(돌격 코스)를 사용하도록 권장했다는 사실을 기억하실 것이다. 벨의 아버지 레이몽 벨도 프랑스 군대에서 훈련을 받았고, 거기서 효율적인 탈출 기술을 배웠으며, 그 아이디어를 데이비드에게 전수했다.

벨은 열다섯 살 때 친구 세바스티앙 푸칸과 함께 놀기를 즐겼다.[100] 둘은 동네를 돌아다니며 추격전을 벌이며 주변을 유려하게 가로지르는 방법을 찾곤 했다.[101]

따라서 파쿠르의 기원은 무브낫과 현대의 '기능성 훈련'에도 영향을 준 조지 에베르의 아이디어로 거슬러 올라갈 수 있다. 이것이 바로 내가 '운동 문화'라는 용어로 이해하는 것이다.

오늘날 트레이너들은 10년 전만 해도 불가능해 보였던 놀라운 초인적인 민첩성을 발휘한다. 특히 프리 러너는 장애물을 뛰어넘는 공중제비와 고양이 도약, 체조의 백플립과 물구나무서기, XMA의 익스트림 발차기 등을 결합한다. XMA 또는 '익스트림 무술'은 우슈에서 볼 수 있는 화려하고 곡예적인 발차기에서 발전하여 온라인에서 번성하고 있는 운동 문화의 또 다른 표현이다.

움직이거나 훈련하는 데 '올바른 방법'은 없다.

이것이 바로 무술 훈련 철학의 핵심이다. 동작 훈련을 어떻게 '배울 수 있는지' 묻지 말고 자신의 신체가 무엇을 할 수 있는지 탐색하고 다양한 방식으로 움직여보라. 즉흥적으로 움직이고, 탐색하고, 템포와 레벨 변화를 실험해보라. 자신의 연습을 통해 배운 동작을 활용하고 그 과정에서 새로운 동작을 추가하라. 이렇게 하면 자신만의 독특한 스타일을 개발할 수 있다.

---

100. 〈카지노 로얄〉의 오프닝 추격 장면에서 푸칸을 알아볼 수 있다.

101. 푸칸은 '프리 러닝'('당신의 길을 따르라')이라는 제목으로 자신의 아크로바틱한 스타일을 차별화하게 된다. 그는 이소룡의 사상에 큰 영향을 받았고 프리 러닝을 자유로운 표현의 수단으로 여겼다. 그가 프리 러닝을 파쿠르와 독립적인 것으로 간주할 의도가 있었는지는 불분명하며, 이 구분의 중요성에 대해서는 뜨거운 논쟁이 벌어지고 있다.

한계Limitations

움직임 훈련은 많은 장점들을 제공하고 많은 면에서 '제한 없는' 형태의 훈련이다. 제약을 받지 않고 계속 변화함으로써, 개인에게 필요한 모든 힘과 가동성을 제공할 수 있다. 다양한 트레이닝 스타일에서 '최고의' 동작을 차용하여 독특하고 종종 아름다운 동작으로 결합한다.

하지만 완벽한 트레이닝은 없으며, 이 스타일은 몇 가지 미개척 분야를 남긴다.

우선, 끊임없이 흐르고 변화하는 무브먼트 트레이닝의 특성상 최대 근력을 키우는 데는 다소 적합하지 않다. 추진력과 골밀도를 키우는 데 무거운 벤치 프레스만큼 좋은 운동은 없지만, 이를 동시 훈련(즉, 근력 훈련을 따로 병행하는 방식) 외에는 자연스러운 움직임 흐름에 적용하는 방법을 찾기가 어렵다.

이도 포털은 매달리기 동작, 이족 보행 동작, 조작의 중요성을 강조하지만 GMB나 애니멀 플로우와 같은 수련법에서는 이러한 부분이 거의 빠져 있다. 따라서 이러한 형태의 훈련은 전체 범위의 동작과 근육의 강화를 완전히 무시한다. 지면 기반 동작만으로 허벅지와 이두근을 적절하게 훈련할 수 있는 방법은 없다(이 비판은 요가에도 동일하게 적용될 수 있다).

그렇기 때문에 이러한 스타일의 훈련은 다른 방법과 함께 다시 한 번 결합했을 때 가장 효과적이다. 마찬가지로 이러한 '다른 방법'을 통해 심혈관 지구력, 정신 집중력, 폭발력과 같은 다양한 특성을 개발할 수 있다. 또한 우리가 배운 많은 기술과 동작을 통합하고 결합할 수 있는 훌륭한 추가 응용 방법도 있다.

CHAPTER 10

움직임의 진화

지금까지 '기능성 훈련'으로 논의한 것의 대부분은 신체를 움직이도록 진화한 것과 관련이 있다. 이것은 독특한 관점이 아니다.

『The Functional Training Bible』의 저자 귀도 브루시아는 그의 저서에서 근육이나 시스템의 기능과 동작을 분리하는 것이 중요하다고 설명한다. 내전근의 작용은 허벅지를 몸 쪽으로 내전시키는 것이지만, 이 근육의 주요 기능 중 하나는 걸을 때 안정성을 제공하는 것이다.

근육과 근육 그룹의 기능적 기원을 추적함으로써 우리는 고도로 기능적인 방식으로 근육을 훈련할 수 있다. 그리고 그것은 종종 우리가 직면한 환경적 문제를 고려하는 것을 의미한다.

그렇다면 과거로 거슬러 올라가 보는 것은 어떨까? 인간이 진화하는 동안 움직였던 방식을 살펴보고 그 사고 실험을 통해 우리 몸의 수많은 근육 시스템의 목적을 역설계하는 것은 어떨까?

이것이 바로 많은 그룹이 우리가 해야 할 일이라고 제안하는 것이다.

신발을 벗어라!
야외로 나가는 건 어떤가?

다양한 형태의 운동 훈련에 대한 공통된 주장은 맨발 또는 최소한의 신발을 신고 훈련해야 한다는 것이다. 나는 '기능적'이라고 간주할 수 있는 모든 훈련에 이 방법이 최적이라는 데 전적으로 동의한다.

맨발로 훈련하면 운동 능력과 전반적인 건강에 큰 이점이 있다. 미니멀한 신발 한 켤레에 투자하는 것은 기능성을 높이기 위해 지금 당장 할 수 있는 매우 쉬운 일이다. 미니멀리즘 신발에는 페이유Feiyu, 비보베어풋Vivobarefoot 등의 신발이 있으며, 맨발이 주는 유연성과 자연스러운 발의 자세를 제공하는 동시에 유리나 기타 위험 요소로부터 보호할 수 있도록 설계된 제품이다. 현재 내가 신는 신발의 90%가 이 범주에 속한다.

오늘날 대부분의 사람들은 크고 구조적인 신발을 신는다. 이러한 신발은 일반적으로 두꺼운 밑창으로 포장도로와 밟고 지나갈 수 있는 쓰레기로부터 발을 보호하고, 뒤꿈치가 있어 발을 바닥에서 더 높이 들어 올린다.

지나치게 극적으로 표현할 필요는 없지만, 이러한 신발은 우리를 주변 환경으로부터 단절시켜 고유수용성 감각의 가장 중요한 원천 중 하나를 빼앗아간다. 이는 결국 심각한 근육 위축(및 그에 따른 신경 위축)과 힘, 균형감각, 수행능력의 상실로 이어진다. 그리고 운동 능력도 떨어진다.

신발을 신지 않고 숲속을 달리면 발은 균형을 잡는 데 중요한 역할을 한다. 발가락은 서로 벌어지고 뭉치도록 설계되어 있고 발 자체는 구부러지고 구부러진다. 이렇게 하면 발이 지면의 모양에 따라 움직이면서 두꺼운 신발을 신었을 때 흔히 발생하는 발목 염좌를 예방할 수 있다.

동시에, 이 모든 순응과 형태 변화는 뇌로 다시 보내야 할 데이터를 제공한다. 발에 있는 근육 방추, 비골근, 골근 힘줄은 지면의 모양과 각도를 알려주어 신체가 최적의 자세를 취하고 넘어지지 않도록 몸을 정렬하는 데 도움을 준다.

또한 발을 통해 땅이 미끄러운지, 딱딱한지 부드러운지 등을 알 수 있다. 이 모든 정보는 이동 방식에 변화를 가져온다.

최소한의 신발로 바꾸는 것만으로도 노인들의 낙상을 상당수 예방할 수 있다.

운동선수의 경우 이러한 방식으로 훈련하면 지면과 더 잘 연결되어 운동 능력을 향상시킬 수 있다.

그리고 이러한 효과를 더욱 극대화하려면 문명사회에서 흔히 볼 수 있는 정적이고 평평한 땅이 아닌 흥미로운 지형에서 더 많은 시간을 보내야 한다.

발가락은 서로 벌어지고 뭉치도록 설계되어 있으며 발은 구부리고 굽힐 수 있다. 이렇게 하면 발이 지면의 모양에 따라 움직이면서 발이 두꺼운 신발을 신었을 때 흔히 발생하는 발목 염좌를 예방할 수 있다. 동시에, 이 모든 순응과 형태 변화는 뇌로 다시 보내야 할 데이터를 제공한다. 발에 있는 근방추, 파치니안 소체, 골지힘줄기관은 지면의 모양과 각도를 알려주어 신체가 최적의 자세를 취하고 넘어지지 않도록 도와준다. 또한 발을 통해 땅이 미끄러운지, 딱딱한지 부드러운지 등을 알 수 있다. 이 모든 정보는 이동 방식을 변화시킨다. 베어풋 신발로 바꾸는 것만으로도 노인들의 낙상을 상당히 예방할 수 있다. 운동선수의 경우 이러한 방식으로 훈련하면 지면과 더 잘 연결되어 운동 능력을 향상시킬 수 있다. 그리고 이러한 효과를 높이려면 문명사회 어디에서나 볼 수 있는 정적이고 평평한 땅이 아닌 다채로운 지형에서 더 많은 시간을 보내야 한다.

발 훈련

발은 실제로 지면에 전달되는 힘에 기여한다. '모든 것을 훈련'한다는 차원에서 발가락을 발달시키는 것에 대해 생각해보시기 바란다. 장무지굴곡근은 엄지발가락과 연결되어 달리거나 점프할 때 바닥을 밀고 나가는 데 도움이 되는 근육이다. 이 근육은 직접적인 훈련에 반응하여 점프 높이, 달리기 속도, 균형 등을 향상시키는 것으로 나타났다.[102]

두꺼운 신발을 신고 훈련하면 이 근육을 단련하기는커녕 사용조차 할

102. Jan-Peter Goldmann et. Al. (2013) "The Potential of toe flexor muscles to enhance performance." *Journal of Sports Sciences*. 31(4):424-433.

수 없다.[103]

한편 장지굴곡근은 4개의 작은 발가락과 연결되어 있으며 발의 아치를 형성하는 역할을 한다. 이는 운동 중에 둔근을 더 잘 결합하여 후방 사슬을 통한 힘 생성을 향상하는 데 도움이 될 수 있다. 둔근은 우리 몸에서 가장 큰 근육이며 잠재적으로 가장 강력한 근육이지만, 항상 몸이 약간 앞으로 기울어져 있으면 둔근을 완전히 사용하지 못하게 된다.

발가락은 바닥을 짚는 데도 사용되어 달리거나 순간적으로 반응할 때 추가적인 구매와 마찰을 제공하여 낙상을 방지할 수 있다.

빔을 따라 균형을 잡는 트레이서에게 이것이 얼마나 중요한지 상상해 보라.

타라후마라 부족: 초인적인 러너

다 끝났다고 생각하나? 아직 멀었다.

달리기를 할 때 전통적인 신발을 신으면 걸음걸이의 생체 역학이 바뀌게 된다. 그 이유는 두꺼운 뒤꿈치 때문에 신발이 대부분의 충격을 흡수할 수 있도록 뒤꿈치에 충격을 주면서 달리도록 유도하기 때문이다.

이는 원주민 부족을 관찰할 때 여전히 볼 수 있는 발바닥으로 달리는 인간의 자연스러운 성향을 무시하는 것이다. 사실 타라후마라 부족보다 이 점을 더 잘 보여주는 부족은 없다. 멕시코 북서부의 아메리카 원주민 부족인 이 부족의 구성원들은 단 이틀 만에 435마일을 달릴 수 있는 능력을 입증한 것으로 유명하다![104]

타라후마라족은 맨발이나 매우 얇은 샌들을 신고 달리는데, 이는 달리기의 충격을 적절히 흡수하여 무릎을 보호할 수 있기 때문인 것으로 추정된다. 이는 선수 생활을 끝내는 염좌나 근육 파열을 예방할 뿐만 아니라, 무릎과 발목이 충격 시 무게 중심 바로 아래에 정렬되어 있어 무릎과 발목이 스프링처럼 구부러지는 것을 방지한다. 타라후마라족은 무게 중심을 유

103. 이건 정말 바보 같은 짓이다.

104. Christopher McDougall (2009) *Born to Run: The Hidden Tribe, the Ultra-Runners, and the Greatest Race the World Has Never Seen*. Profile Books.

지하는 데 능숙하기 때문에 특히 효과적이다.

물론 이러한 초인적인 노력은 장거리 달리기를 중심으로 하는 생활 방식에 기인할 수도 있다. 하지만 우리 몸은 맨발로 장거리를 달리도록 진화했으며, 무거운 신발은 이러한 자연스러운 생체 역학을 방해하는 것은 당연하다.[105]

헬스장에서 다양한 동작을 할 때도 마찬가지이다. 예를 들어 신발의 힐이 높은 신발을 신고 스쿼트를 하는 것은 맨발로 스쿼트를 하는 것과는 완전히 다른 동작이다. 이는 피스톨 스쿼트를 시도할 때 더욱 분명해진다.

뒤꿈치에 패드가 있는 신발을 신고 피스톨 스쿼트를 하는 것이 패드가 없는 신발을 신고 스쿼트를 하는 것보다 훨씬 쉽다. 그 이유는 힐을 신으면 발의 각도가 몸을 앞으로 기울이기 때문에 뒤로 넘어지는 것을 피하기 위해 발목의 움직임이 많이 필요하지 않기 때문이다. 또한 둔근이 아닌 대퇴사두근에 많은 힘이 가해진다.

야외 훈련의 이점

맨발로 자연 환경에서 훈련을 하면 발, 발목, 다리의 안정화 근육을 발달시키는 동시에 신경계를 자극하는 더 풍부한 감각 경험을 할 수 있다.

하지만 이러한 효과는 발뿐만 아니라 몸 전체에 걸쳐 나타난다.

나무 오르기를 예로 들어보겠다. 나무 오르기 운동은 광배근, 이두근, 악력을 키울 수 있는 훌륭한 방법이다. 나뭇가지에 매달려 턱걸이를 하는 것이 철봉에 매달려 턱걸이를 하는 것보다 훨씬 더 효과적이다. 나뭇가지를 잡고 풀업을 하면 한 세트 한 세트가 완전히 달라진다. 나뭇가지마다 두께가 조금씩 다르고, 높이가 무작위로 변하며, 각도가 다양하기 때문이다. 한 손은 높고 울퉁불퉁한 매듭을 감싸고 있을 수도 있고, 다른 손은 체중에 의해 구부러져 있을 수도 있다.[106]

105. 실제로 일부 인류학자들은 장거리 달리기가 조상 인류의 주요 '기술'이었다고 믿기도 하는데, 심폐 지구력과 결합된 추적 능력 덕분에 훨씬 빠르고 큰 동물을 사냥감으로 잡을 수 있었다는 것이다.

106. 이것이 바로 니콜라이 번스타인이 말하는 '반복 없는 반복'이다. 이렇게 하면 동작을 다양하게 변화시켜 보다 일반화함으로써 보다 강력한 멘탈 모델을 형성하는 데 도움이 될 수 있다. 이는 샌드백을 이용한 훈련의 또 다른 이점이기도 하다.

따라서 운동할 때마다 조금씩 다른 방식으로 신체에 도전하기 때문에 움직임에 적응하는 것이 불가능하다. 이제 바위가 많은 절벽 가장자리에서 몸을 끌어올려야 할 때 예측할 수 없는 상황에 훨씬 더 잘 대비할 수 있다.

통나무나 바위를 들어 올리거나 언덕을 오르내릴 때도 마찬가지이다. 훈련을 할 수 있는 숲이나 공원이 없더라도 집에서도 이러한 예측 불가능한 상황을 모방할 수 있다. 예를 들어 수건과 풀업 바를 사용하여 다양한 그립과 다양한 케이던스를 실험해볼 수 있다. 다음번에 턱걸이를 할 때 15가지 다른 방법을 찾아보도록 도전해보라. 이러한 사고방식으로 전환하면 가능성은 무궁무진하다는 것을 알게 될 것이다.

야외 훈련의 다른 잠재적 이점도 있다. 예를 들어 햇빛에 노출되면 비타민 D의 생성이 촉진되는데, 이는 신체 전반에 걸쳐 매우 다양한 이점을 가져다준다. 비타민 D는 칼슘의 흡수를 도와 뼈를 강화하는 데 도움이 될 뿐만 아니라 테스토스테론 생성 증가, 면역 체계 강화, 혈류 개선 등 다양한 이점이 있다. 비타민 D는 호르몬 조절의 마스터키와 같은 역할을 하며, 주변에서 흔히 볼 수 있는 '야외 활동 지향적' 유형의 사람들이 아프거나 우울해 보이지 않는 이유를 설명해줄 수 있다.

또한 현대의 '실내인'이 수십 년 전의 남성에 비해 평균 테스토스테론 수치가 낮은 이유도 부분적으로나마 설명할 수 있다.

일광은 또한 생체 시계를 조절하는 데 도움이 된다. 일광은 우리 몸에 지금이 몇 시인지 알려주는 신호인 '외부 시간표'이다. 우리 대부분은 하루 종일 외부 세계와 단절된 채 인공조명에 노출되어 밤늦게 잠들기가 매우 어렵다.

하지만 날씨가 화창하지 않다면 어떨까? 그것도 우리에게 좋은 것으로 밝혀졌다! 추위에 노출되는 것은 단기적으로는 면역 체계에 부담을 주는 스트레스 요인이지만, 장기적으로는 오히려 회복력을 키우는 데 도움이 될 수 있다. 즉, 면역 체계를 급성 스트레스에 노출시킴으로써 미래의 공격에 대비하여 면역 체계를 강화할 수 있다. 한 연구에서는[107] 참가자가 정기적으로 찬물로 샤워를 하면 병가 일수가 줄어드는 것으로 나타났다.

107. A. Buijze et al. (2016) "The Effect of Cold Showering on Health and Work: A Randomized Controlled Trial." *Plos One*. 13(8):e0201978.

추위에 노출되면 테스토스테론이 분비되고 신진대사가 촉진되며 체온 조절이 향상되고 일종의 '불편함 훈련'이 될 수도 있다. 우리는 적당히 먹고 적당히 따뜻하게 지내는 데 너무 익숙해져서 조금만 불편해도 힘들어한다. 눈 속에서 팔굽혀펴기를 하거나 진흙탕을 뛰어다니는 것은 우리의 심리에 꼭 필요한 '강인함'을 다시 불러일으키는 데 도움이 될 수 있다. 이에 대해서는 다음 장에서 자세히 살펴보겠다. 일광은 또한 생체 시계를 조절하는 데 도움이 된다.

차가운 호수에 뛰어들면 엄청난 양의 냉기에 노출되고, 수영과 같은 전신 운동을 할 수 있으며, '포유류의 다이빙 반응'을 유발할 수 있다.[108] 여기서 찬물을 얼굴에 뿌리면 실제로 얼굴에 있는 특수 수용체와 상호 작용한다. 이는 심박수를 10~25% 낮추고 중요한 장기로 가는 혈류를 증가시킨다. 비장이 수축하여 더 많은 양의 혈액을 방출하고 내부 압력을 변화시킨다.

찬물을 얼굴에 뿌려주면 이 반응을 아주 간단하게 '해킹'할 수 있다. 이 방법은 브레인 포그가 시작되는 것을 느낄 때 잠에서 깨는 데 유용하며, 몇 잔의 술을 마신 후에도 빨리 깨는 데 도움이 될 수 있다.

하지만 더 중요한 것은 이 반사가 우리 몸이 이런 상황에 적합하게 설계되었다는 것을 보여준다는 점이다. 우리 몸에는 현대인의 라이프스타일 때문에 전혀 사용하지 않는 기능이 내장되어 있다.

울창한 주변 환경조차도 이점이 있을 수 있다. 자연에 노출되는 것만으로도 혈압과 스트레스를 낮추고 창의력을 향상시키는 데 도움이 될 수 있다는 사실이 밝혀졌다. 이는 인류의 진화 역사에서 자연이 자원과 은신처와 연관되어 있기 때문일 수 있다.

무브낫

환경에 기반을 둔 이러한 유형의 자연스러운 움직임은 또 다른 움직임 훈련 시스템의 초점이다. 바로 무브낫MovNat이다. 무브낫은 에르완 르 코레가 설립한 것으로, '움직임'과 '자연스러운'(또는 프랑스어 그대로의 '자연스러운

108. W. Michael Panneton (2013) "The Mammalian Diving Response: An Enigmatic Reflex to Preserve Life?" *Physiology*. 28(5):284–297.

움직임'을 뜻함)의 합성어이다. 에르완은 조지 에베르의 훈련 방법에서 다시 한 번 영감을 받아 다음과 같이 무브낫을 발전시켰다.

> 걷기, 달리기, 균형 잡기, 기어가기, 뛰기, 오르기, 수영 등의 운동 기술, 들기, 옮기기, 던지기, 잡기 등의 조작 기술, 타격과 그래플링 등의 방어 기술을 포함하는 자연스러운 움직임에 기반한 신체 능력 학교.

그는 자연스러운 움직임의 가장 중요한 원칙은 '실용성과 적응성'이라고 믿는다.

에르완은 무브낫을 자신만의 스타일로 개발하기 전에도 수년간 파쿠르를 수련했다. 다시 한 번, 우리는 움직임의 진화와 '기능적' 성능에 대한 다양한 해석을 볼 수 있다.

무브낫은 이도 포털이나 애니멀 플로우와 철학적으로 유사하지만 매끄러운 움직임의 '흐름'보다는 나뭇가지에 오르거나 돌을 던지는 것에 더 중점을 둔다. 동물의 움직임을 모방하는 것보다는 인간이 사용할 수 있는 자연스러운 옵션을 탐색하는 데 더 관심이 있다.

실제로 무브낫은 나뭇가지에 올라가거나 물웅덩이에 뛰어들고, 달리면서 파트너에게 막대기를 던지는 동작이 많이 포함되어 있다. 이도 포털에서 사용하는 훈련만큼 예술적이거나 표현력이 뛰어나지는 않지만, 손과 눈의 협응력, 고유수용성 감각, 빔에 올라 균형을 잡는 것과 같은 유용한 움직임 패턴을 개발하는 데 유용하다.

자연스러운 인간의 움직임

움직임 훈련의 가장 큰 장점 중 하나는 가동성에 대한 효과이다.

가동성이라는 개념은 종종 오해되는 경우가 많으며 반드시 유연성과 동의어는 아니다. 유연성은 외부의 도움(예: 스트레칭을 위해 다리를 기둥에 대고 밀기)이 있든 없든 자세를 취할 수 있는 능력을 말하지만 가동성은 자유롭게 움직일 수 있는 능력을 말한다. 자신의 힘과 조절력만으로 어떤 자세를 취할 수 있을까?

가동성은 제어되고 아름답게 보이는 동작 '흐름'으로 이어지는 핵심 요소 중 하나이다. 이는 근력과 함께 이제 막 운동을 시작하는 많은 사람들에게 제한적인 요소이다.

가동성을 어떻게 트레이닝 할 수 있을까?
답은 간단하다. 움직이면 된다.

가동성에는 근육 조절 및 근력 측면이 포함된다. 예를 들어 체조 선수는 브이싯을 할 때 몸을 구부리기 위해 상당한 '압박 강도'를 사용해야 한다. 엉덩이와 몸통에 힘을 주어 다리를 최대한 멀리 들어 올릴 수 있다. 유연성이 뛰어나도 이렇게 다리를 들어 올리지 못할 수도 있다!

가동성은 어떻게 키울 수 있을까? 단순히 움직이면 된다.

다양한 자세로 부드럽게 움직이면서 점차 그 자세에 익숙해지도록 몸을 훈련시키면 된다. 그러면 나중에 그 자세를 취하는 것이 더 쉬워지고 더 깊은 동작을 할 수 있게 된다.

이는 가동성이 우리 신경계에 의해 크게 제한된다는 점을 고려할 때 당연한 결과이다. 우리는 수십 년 동안 거의 움직이지 않으면서 제한된 범위 내에서만 움직이는 법을 배웠다. 발에 손을 짚거나 깊은 스쿼트를 하려고 할 때, 이를 방해하는 것은 물리적으로 '짧은' 힘줄이나 근육이 아니다. 오히려 부상을 방지하기 위해 몸이 긴장하는 것이다. 근신전 반응이 넘어지는 것을 방지할 수 있는 것처럼, 과도한 운동 범위를 피하려는 본능도 마찬가지다.

이에 대한 자세한 설명은 파벨 차졸린의 저서 『Relax into Stretch』에서 확인할 수 있다. 이 책의 오프닝에서의 극적인 예시는 다음과 같은 질문을 던진다. 한쪽 다리를 옆으로 90도 들어 올릴 수 있다면, 왜 동시에 두 다리를 완전히 벌릴 수 없는 걸까? 두 다리를 서로 묶는 결합 조직이 없다는 점을 고려한다.

다리찢기 자세를 완전히 취할 수 없는 유일한 이유는 잠재적인 부상으로부터 몸을 보호하기 위한 두려움으로 수축하기 때문이다.

따라서 불편한 자세를 억지로 취하고 그 자세를 유지하려고 노력하는 것은 딱히 생산적이지 않다. 복잡한 움직임 패턴보다 자연스럽게 그 자세를 취하고, 자연스러운 움직임을 통해 호흡하며, 지독한 불편함보다는 자신의 움직임 표현에 집중하는 것이 훨씬 낫다. 격투기 선수와 무용가들이 인상적인 가동성을 유지할 수 있는 이유는 이러한 최종 범위의 자세가 자주 반복되는 동작 패턴에 자연스럽게 통합되어 있기 때문이다. 따라서 이러한 자세는 운동 전문가에게 적합하다.

물론 환경과 외부 압력에 따라 우리의 움직임 범위는 발달하거나 감소한다. 이것이 선사 시대 인간이 산을 오르고 달리는 법을 터득한 방법이다. 그리고 이것이 똑바로 서지 않는 법을 배운 방법이기도 하다.

우리는 또한 외부 저항이 없는 능동적인 스트레칭을 하는 데 집중해야 한다. 예를 들어 통제된 자세로 서 있는 동안 다리를 최대한 높이 들어 올리는 것만으로도 해당 근육의 힘을 키우는 데 도움이 된다. 그리고 이로써 가동 범위를 제어하면서 움직이는 데 도움이 된다. 다리찢기를 시도하는 동안 가벼운 케틀벨을 드는 등 약간의 무게를 추가하면 원하는 방향으로 적절한 '넛지'를 얻을 수 있다.

수동적 스트레칭은 약간 불편할 정도로만 하는 것도 유용한 방법이다. 이렇게 하면 신체가 해당 자세에 익숙해지고 그에 반하는 일부 반사 작용을 무시할 수 있다.

일하거나 독서하는 동안 자세를 바꾸면 수동적 스트레칭의 이점을 누릴 수 있다. 가벼운 스트레칭을 한 다음 작업에 집중하는 게 좋다.

이도 포털과 함께 진행하는 트레이닝을 받은 사람들에 따르면, 그가 새로운 수강생들에게 제공한 첫 번째 훈련 중 하나는 '데드 행'(단순히 철봉에 매달리는 동작)과 딥 스쿼트를 일상에 통합하는 것이다. 우선 그는 학생들에게 하루에 7분 동안 매달려 있고, 30분 동안 스쿼트를 하도록 권장한다. 이것은 엄청난 가치가 있고 누구나 할 수 있는 운동이다.

레스팅 스쿼트

레스팅 스쿼트는 인간이 가져야 하지만 그렇지 못한 동작의 완벽한 예이다. 헬스장에서 바벨 ATG 스쿼트(엉덩이와 바닥이 일치)를 할 수 있다고 해도, 발뒤꿈치를 바닥에 대고 깊은 스쿼트 자세를 취하고 그 자세를 유지하면서 친구들과 전화 통화를 할 수 있다는 의미는 아니다.

그러나 이는 바로 우리가 야생에서 휴식을 취할 때 선호했던 동작이다. 그 당시에는 의자가 없었다! 우리는 이미 너무 오래 앉아서 시간을 보내는 것이 건강에 얼마나 해로운지 잘 알고 있으며, 쪼그려 앉는 것이 가장 이상적인 해결책이다.

쪼그려 앉는 자세는 코어 근육들을 계속 움직이게 할 뿐만 아니라(차선책은 등받이를 의자에서 떼는 것) 앉아 있을 때 생기는 척추의 부자연스러운 휘어짐을 방지해준다. 쪼그려 앉으면 복강을 압박하지 않아 횡격막이 아래로 내려갈 수 있기 때문에 훨씬 더 깊게 숨을 쉴 수 있다. 심지어 쪼그려 앉는 자세가 화장실을 사용하는 경우에 선호되는 자세라고 제안되기도 했다. 이렇게 하면 장에서 완전한 배출을 하게 해 향후 여러 가지 건강상의 합병증을 예방할 수 있다.

앉아서 일하도록 설계된 세상에서 완전히 미쳤다고 생각하지 않고는 항상 쪼그려 앉을 수는 없다(내 책을 읽는 것도 사람들에게 그런 영향을 미친다). 하지만 독서, 게임 또는 대화를 할 때 가끔씩 일상에서 쪼그려 앉는 자세를 선택하여 일상에 스쿼트 자세를 통합할 수 있다.

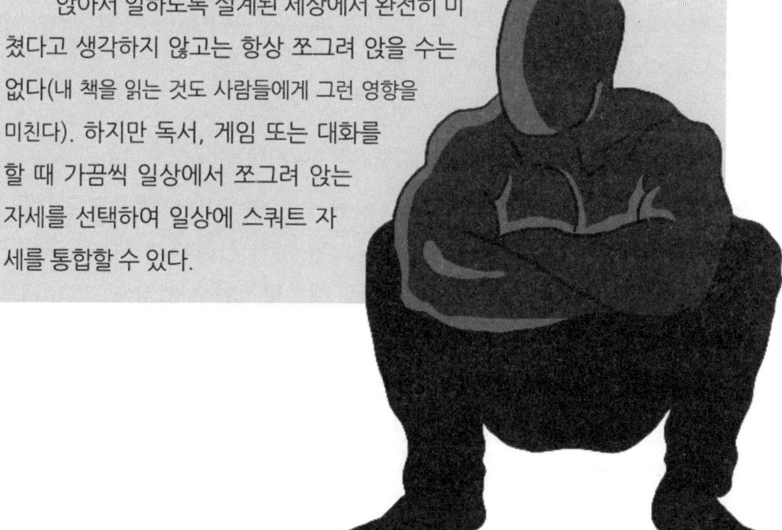

수동적, 능동적 스트레칭도 유용한 도구이지만(PNF 스트레칭도 찾아보라), 단순히 몸을 깊숙이 움직여 동작 범위의 한계를 모색하는 것만으로도 충분할 수 있다. 더구나, 대부분의 사람들은 머리 위로 2분 동안 스트레칭을 하는 것보다 크랩 워크를 하는 것이 훨씬 더 즐겁다.

참고: 근력 운동 전에는 정적인 스트레칭을 피해야 한다. 대부분의 전문가들은 이러한 정적 스트레칭이 실제로 운동 능력을 떨어뜨리고 보호 메커니즘을 손상시켜 부상 가능성을 높일 수 있다는 데 동의한다![109]

근막 트레이닝

내가 보기에 완전한 기능성 복합 트레이닝 프로그램의 진정한 목표는 신체를 마치 '하나의 근육'처럼 움직여야 한다는 것이다. 즉, 하나의 생체역학적 목표를 향해 신체의 모든 부위를 조화롭게 사용하는 것이다.

알고 있는가? 이 개념은 이전에 상상했던 것보다 더 정확할 수 있다!

우리 몸에는 개별적인 근육이 있지만, 사실 근육은 '근육 근막' 또는 '근막'이라고 하는 하나의 결합 '시트'로 구성되어 있다. 근육은 몸 전체에서 발견되는 근막의 한 형태일 뿐이다.

고기를 손질할 때 얇은 '막'으로 덮여 있는 것을 본 적이 있다면 바로 그것이 근막이다! 이 근막은 수백 년 동안 피트니스 및 의료 전문가들에 의해 무시되었으며, 단지 비활성 '물질'로만 여겨졌다. 실제로 근막은 대부분 물로 구성되어 있고 신체를 해부하면 거의 사라지기 때문에 대부분 보이지 않았다. 하지만 다빈치는 근막을 해부학적인 스케치에 포함시켰다.

콜라겐으로 만들어진 탄력 있는 결합 조직인 근막의 역할은 근육과 장기를 뺀, 세포 및 그 밖의 모든 것과 함께 빈 공간을 감싸고 지지하는 것이다. 근막은 단순히 캣슈트처럼 몸의 바깥쪽을 딱 맞게 감싸고 있는 것이 아니다. 근육, 장기, 세포의 안팎으로 엮여 있으며 힘줄과 동맥과 같은 뚜

109. L Simic et. al. (2012) "Does Pre-Exercise Static Stretching Inhibit Maximal Muscular Performance? A Meta-Analytic Review." *Scand J Med Sci Sports*.

렷한 요소로 변하기도 한다.

이 점성이 있는 막 네트워크는 몸 전체에 장력을 제공하여 모든 것을 제자리에 유지하는 데 도움을 준다. 이러한 특성을 '텐세그래티 구조'라고 하는데, 텐트가 서로 반대되는 일정한 장력을 유지함으로써 스스로를 지탱하는 방식에 대해서 생각해보자. 이러한 설계는 근막이 전체 표면에 걸쳐 충격과 에너지를 분산시켜 낙상으로 인한 손상을 최소화할 수 있다.

따라서 근막의 유연성은 한 부분의 팽팽함이 신체의 광범위한 부분의 유연성에 크게 기여한다. 하지만 이것이 전부는 아니다.

근막은 다량의 엘라스틴 섬유를 함유하고 있어 탄력을 제공하고 달리거나 점프할 때 추가적인 에너지 반동을 제공할 수 있다.

하지만 정말 놀라운 점은 근육 근막에는 혈관, 평활근 세포, 심지어 감각 수용체까지 포함되어 있다는 것이다. 실제로 근막은 감각 신경 수용체 밀도 측면에서 망막과 동일하거나 더 우수할 수 있다.[110] 근막에는 근육보다 6~10배 더 많은 신경 말단이 있다.

간단히 말해서, 근막은 균형 감각 및 민첩성 향상과 함께 힘을 표현하는 데 중요한 역할을 할 수 있는 것으로 보인다. 이러한 기전을 만드는 중요한 방법 중 하나는 근막의 힘 전달이다. 근막은 널리 떨어져 있는 근육 그룹 간의 소통을 촉진하여 한 부위를 수축하면 다른 부위도 수축하도록 유도한다.[111]

또한 훈련은 이러한 힘 전달을 변화시키는 것으로 보인다. 섬유아세포는 건축가 역할을 하여 근막 시스템을 통해 이동하며 필요한 콜라겐, 콜라게나아제(콜라겐 분해 효소) 및 기타 화학 물질을 생성하여 근막을 형성하고 재형성하는 데 도움을 준다. 톰 마이어스는 이 과정을 통해 근막은 특정 스트레스와 압력 신호에 반응하여 스스로를 강화할 수 있다고 생각한다. 즉, 근막은 종종 함께 사용되는 근육을 연결하기 위해 특정 선을 따라 더 강해질 수 있다.

또한 근막의 또 다른 기능은 근육 사이에 전기 신호가 퍼지도록 돕는

110. Much of this information comes from *Anatomy Trains* by Tom Myers.

111. Frieder Krause et. al. (2016) "Intermuscular force transmission along myofascial chains: a systematic review." *Journal of Anatomy*.

일종의 통신 시스템 역할이다. 이는 '방사 효과'(의식적으로 하나의 근육을 수축하면 주변 근육의 반응성 긴장을 발생시키는 경향이 있다는 사실)를 설명하는 데 어느 정도 도움이 될 수 있다. 이는 뇌의 신경 지도가 서로 밀접하게 연결되어 있기 때문일 수도 있다.

사실 근막은 인체의 가장 오래된 특징 중 하나이며, 신경계가 생기기 전에도 우리가 움직이고 포식자를 피할 수 있게 해줬다.

우리는 이제 막 근막의 표면을 긁어모으기 시작했을 뿐이며 근막의 능력에 대해 충분히 알지 못한다.

지금 당장 '근막을 훈련'하는 방법에 대한 실용적인 조언을 제공하기에는 우리가 아는 것이 충분하지 않다. 어떤 경우이든 모두가 동의할 수 있는 것은 근막은 다양한 운동에 매우 잘 반응한다는 것이다. 더 많이 움직일수록 근막은 더 유연해지며, 몸의 긴장은 줄어들고 몸 전체를 더 잘 제어할 수 있게 된다. 근막은 수분이 충분할 때 가장 잘 작동하여 스펀지 같은 탄력을 유지한다. 근막을 여러 방향으로 계속 움직이면 이러한 유연성이 촉진되는 반면, 움직임이 부족하면 근막이 경직되고 뻣뻣해질 수 있다.

마찬가지로, 여러 '벡터'로 움직이면 기존의 '근육-힘줄 단위' 인체 해부학 모델에서는 설명되지 않는 각도로 이 조직을 잠재적으로 훈련하고 강화할 수 있다. 우리는 개별 근육이 아닌 전체 시스템을 훈련해야 한다.

근막은 결국 어디에나 존재하며 고정된 근육-힘줄 단위로는 불가능한 방식으로 움직일 수 있다. 근막은 무한한 적응력과 다양한 잠재력을 가지고 있다. 컬이나 스쿼트처럼 순수하게 고정된 움직임 패턴을 유지한다면 주변 근막은 바로 옆에 위치한 근막에 비해 극도로 덜 발달하게 된다. 이것이 불편함과 근력 발달의 제한으로 이어질 수 있다고 제안하는 것은 큰 비약이 아니다.

『Fascia Training: A Whole-System Approach』의 저자 빌 패리시Bill Parisi와 조나단 앨런Johnathan Allen은 심지어 근막 훈련이 앞서 언급한 '농부의 힘'에 부분적으로 책임이 있을 수 있다고 제안한다. 농부들은 반복적이지 않은 움직임으로 최대치 이하의 하중을 가함으로써 다른 방법으로는 무시할 수 있는 각도로 결합 조직을 강화했기 때문에 노동에 강한 것이다.

마찬가지로, 근막은 각 풀업을 다르게 수행하면 감사해할 것이다. 예측할 수 없는 무수한 움직임 패턴을 반복하는 운동 훈련은 '근막 훈련'에 이상적이다. 근막에 대한 연구가 이 유망한 방향을 따라 계속 진행된다면, 근막은 이러한 덜 경직된 형태의 훈련에 대한 지원을 제공할 가능성이 매우 높다.

마지막으로 근막은 인체가 얼마나 적응력이 뛰어난지 다시 한 번 보여준다. 특정 동작을 이용한 훈련은 필요한 근육을 키우는 것 이상의 효과를 얻을 수 있다. 또한 근육 사이의 조직을 발달시켜 근육을 조화롭게 더 잘 사용할 수 있도록 도와줄 수도 있다. 마이어스의 말처럼 '신체는 요구에 반응한다.'

'초자연적인' 움직임

이 장에서 살펴본 바와 같이, 신체가 가진 많은 한계는 예측 가능하고 '안전한' 환경의 특성에서 기인한다. 신체에 더 다양하고 혼란스럽고 생생한 자극을 줌으로써 더 많은 방식으로 성장하도록 도전하고 신체에 내재된 적응력을 활용할 수 있다.

하지만 '자연이 최고'라는 사고방식에 빠지지 않도록 주의해야 한다. 우리는 현재의 삶의 방식을 희생하면서까지 조상들의 삶을 낭만화해서는 안 된다.

여기서 중요한 것은 적응력이다.

인간은 진화를 통해 다양한 유형의 움직임에 적응해왔으며, 하나의 올바른 움직임 방식은 존재하지 않는다. 우리는 나무에서 내려와 산에서 살았고, 수영을 했으며, 지금은 컴퓨터 앞에 앉아 있다. 이것은 생물학적 결함이 아니라 최적화의 놀라운 예이다. 우리 몸은 뇌와 마찬가지로 놀라울 정도로 적응력이 뛰어나다.

모켄족을 살펴보자. 이 부족은 안다만해에서 대부분의 식량을 얻는 부족이다. 이 부족의 아이들은 물의 굴절률에 대응하기 위해 눈의 수정체를 실제로 구부려서 물속에서도 선명하게 볼 수 있도록 적응해왔다. 그들은 또한 동공을 인간의 한계치까지 좁힐 수 있다. 모켄족은 모든 연령대의 사람들이 놀라운 프리 다이빙을 할 수 있으며, 이는 필리핀, 말레이시아, 인도네시아 전역에서 비슷한 프리 다이빙을 하는 '바다 유목민' 바자우족과 공통된 특징이다. 바자우족은 보통 수심 200피트까지 잠수하여 13분 동안 수중에 머무르기도 한다. 이는 비장의 놀라운 적응력 덕분이다.

그러나 이것은 우리의 현재 적응보다 더도 덜도 아닌 '올바른' 또 다른 적응일 뿐이다. 우리는 필요하지 않기 때문에 이런 놀라운 비장을 가지고 있지 않다.

신경계는 자신이 처한 '시나리오'에 따라 적응하도록 설계된 것으로 보인다. 즉, 신경계를 가져와 상황에 맞게 배치할 수 있다는 의미이다. 다른 동물의 몸에 넣으면 그 동물의 근육 구조, 크기, 무게에 어느 정도 적응한다.

(이것은 단지 사고 실험일 뿐이며, 실제로 이러한 이식은 지저분하고 끔찍할 것이다.)

이에 대한 한 가지 증거는 원숭이의 뇌를 로봇 팔다리에 연결한 연구에서 찾을 수 있다. 시간이 주어지면, 원숭이는 로봇 팔다리를 마치 자신의 팔다리처럼 움직이는 법을 배운다. 새로운 신경 지도가 형성되고 결국 원숭이는 그 팔다리를 사용하여 오렌지 껍질을 벗기고 물건을 집어 들기 시작한다.[112]

문제는 최적의 결과를 내기 위해 신경계에 어떤 입력을 공급할 것인가이다. 문제는 우리 대부분이 신경계에 새로운 것을 공급하지 않는다는 것이다. 그렇다고 해서 이전에 나온 것에만 국한되어야 한다는 말은 아니다.

만약 우리가 '구석기인'에만 초점을 맞춘다면 우리는 50kg보다 무거운 것을 거의 들지 않을 것이다. 150kg을 벤치 프레스할 필요도 없을 것이다. 그리고 솔직히 말해서 우리가 손으로 걸어야 할 정도의 자연적인 압력은 실제로 없다.

이렇게 다양한 요구에 적응할 수 있다는 놀라운 사실은 바로 신체 훈

---

112. Meel Velliste et al. (2008) "Cortical Control of a Prosthetic Arm for Self-Feeding." *Nature*. 453(7198):1098–1101.

련의 진정한 흥미와 잠재력이 있는 곳이라고 생각한다. 신체가 또 어떤 능력을 발휘할 수 있을까?

나는 단순히 자연스럽게 움직이는 것에만 관심이 있는 것이 아니라 초자연적으로 움직이는 것에 관심이 있다. 적절한 경우 우리 역사에서 힌트를 얻는 것도 그 작은 부분 중 하나이다.

현대인을 옹호하며

이 자리를 빌려 현대인이 모두 나쁜 것은 아니라는 점을 지적하고 싶다.

우리의 상대적인 운동 부족, 놀라울 정도로 나쁜 식습관, 스트레스가 많은 생활 방식을 지적하고 싶다. 사실 첫 번째 장에서 그랬다. 우리가 개선할 수 있는 부분이 분명히 많으며, 그런 점에서 그것은 꽤나 쉬운 목표이다.

하지만 이 이야기에는 또 다른 측면이 있다.

고속도로에서 자동차를 운전한다고 상상해보자. 스티어링 휠, 페달, 기어 스틱을 조작하는 동시에 주변 환경을 항상 주시해야 하는 매우 복잡한 작업이다. 뇌는 부자연스러운 빠른 속도에 적응해야 하고 때로는 몇 시간 동안 집중력을 유지해야 한다.

믿기 어렵겠지만 컴퓨터 게임도 비슷한 도전 과제이다.

축구와 같은 스포츠를 할 때 우리는 경쟁적인 환경에서 다양한 기술을 한꺼번에 사용하면서 육체적, 정신적으로 도전한다. 한편, 최고의 자리에 오른 선수들은 그 어느 때보다 빠르게 달리고, 더 높이 뛰고, 더 멀리 수영하며 끊임없이 기록을 경신하고 있다.

점점 더 많은 사람들이 신체 활동을 취미로 삼고 놀라운 방법으로 자신의 몸을 단련하고 있다. 프리 러너는 옥상을 뛰어넘는 동영상을 정기적으로 게시하고, 100년 전에는 세계 신기록이었을 역기 무게를 여가 시간에 들어 올리는 사람들도 있다.

인터넷과 인간의 집단적 지식이 축적된 덕분에 우리는 다양한 주제와 분야에 걸쳐 그 어느 때보다 더 나은 교육을 받고 있다. 여행 덕분에 우리는 엄청난 경험을 쌓았다. 우리는 더 큰 소셜 네트워크를 활용하고 전 세계에 대한 엄청난 양의 정보를 가지고 있다.

우리 몸에 대한 이해도가 높아졌고 의학의 발달로 자연적인 수명보다 훨씬 더 오래 살 수 있게 되었다. 수십 년 전만 해도 치명적이었던 질병과 부상을 극복하고 살아가고 있다. 우리 중 많은 사람들이 유익한 영양소로 식단을 보충하고 뇌와 신체에 모두 유익한 생활 방식을 채택하고 있다.

물론, 우리는 너무 많이 앉아 있다. 그리고 우리는 단 음식을 먹는다. 그러나 그것이 모두 나쁜 것은 아니다. 우리는 여러 가지 방법으로 이를 개선하고 있다. 핵심은 그때나 지금이나 최선을 다해 우리의 잠재력을 최대한 끌어내는 것이다.

CHAPTER 11

몸과 마음의 연결

독자에게 훈련은 어떤 의미인가? 나에게 훈련은 바람직한 특성이나 기술을 개발하기 위해 체계적으로 도전하는 것이다.

그런 의미에서 같은 방식으로 인지 능력을 적극적으로 훈련하는 사람이 거의 없다는 사실이 나에게는 정말 당혹스럽다. 2장에서 설명한 ATSP 시스템에 따르면, 정신적 특성을 개발함으로써 스포츠뿐만 아니라 일상생활에서도 능력을 향상시킬 수 있다는 것은 매우 분명하다.

특히 두뇌가 근력을 능가하는 시대에 왜 우리는 수천 달러를 들여 헬스장 회원권을 구입하고 수많은 시간을 팔을 구부려 올리는 웨이트에 투자하면서, 정작 정신력 훈련은 아무것도 하지 않는가?

왜 '하체 날'은 있으면서 '두뇌의 날'은 없을까?

근력을 단련하는 것과 같은 방법으로 기억력을 단련할 수 있다. 가동성을 훈련하는 것과 같은 방법으로 집중력을 훈련할 수 있다. 그리고 손으로 서는 법을 배우는 것처럼 감성 지능도 개발할 수 있다.

왜 '하체 날'은 있으면서 '두뇌의 날'은 없을까?

이러한 기술은 독자들이 개발할 수 있는 다른 어떤 기술보다 인생에서 당신을 더 발전시킬 것이다. 두뇌는 복잡한 근육처럼 믿을 수 없을 정도로 발달할 수 있다.

무엇이 가능할지 생각해보자!

구체화된 인지-움직임이 마음을 형성하는 방법

신체 훈련과 두뇌 훈련은 떼려야 뗄 수 없는 관계에 있다. 둘 중 하나만 하는 것은 거의 의미가 없다.

컴퓨터 과학자들이 진정한 '일반' 인공 지능을 개발하기 위해 구체화되지 않은 프로그램을 만드는 데 집중하는 한 성공하지 못할 것이라고 생각한다. 해결책은 가상이라도 인공 생명체가 거주할 수 있고 탐험할 수 있는 환경을 제공하는 것이다.

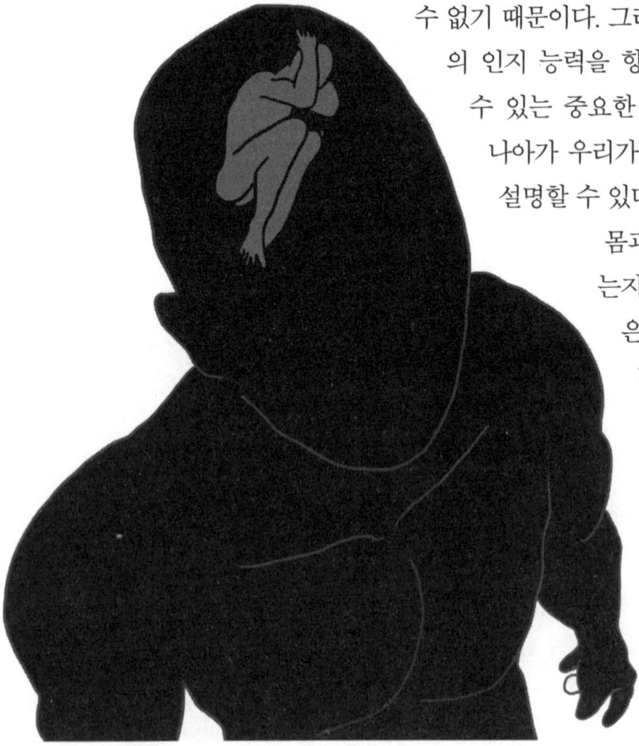

왜냐하면 뇌의 기능은 신체의 기능과 분리될 수 없기 때문이다. 그리고 이것이 맞다면 우리의 인지 능력을 향상시키는 데 도움이 될 수 있는 중요한 통찰력을 제공하고, 더 나아가 우리가 왜 그렇게 해야 하는지 설명할 수 있다.

몸과 마음이 어떻게 연결되는지를 가장 잘 보여주는 것은 아마도 비교적 새롭지만 최근 인기를 끌고 있는 체화된 인지 이론에서 비롯된 것일 것이다. 이 이론은 우리 인지의 많은 측면이 실제로는 신체적 경험에 기반을 두고 있다는 것을 시사한다. 이 주제는 광범위하고 여러 가지 작은 아이디어로 구성되어 있지만, 내가 특히 관심을 갖고 있는 것은 구체화된 언어 처리와 이것이 더 광범위한 인지 과정에 미치는 영향이다.

전달하기 어려운 개념이지만, 뇌가 언어를 어떻게 '이해'하는지 잠시 생각해보자. 새로운 언어를 배울 때는 원어를 참고하여 새로운 단어를 번역하는 방식으로 학습한다. 하지만 원어를 배우기 전에 참조할 수 있는 것은 무엇이 있을까?

영어가 '프로그래밍 언어'라면, 머신코드란 무엇일까?

다시 말해, 언어를 배우지 못한 사람들은 어떻게 생각할까?

한때 철학자와 심리학자들은 이 가상의 기본 코드를 '멘탈리즈'라고 불렀다. 이것은 우리가 단어에 의미를 부여하는 방법을 설명하는 작동 이론의 '대응'이었다.

구체화된 인지는 또 다른 설명을 제공한다. 우리는 세상과의 경험과 상호작용을 통해 단어에 대한 이해를 얻는다. 우리의 감각 운동 경험에서 말이다.

즉, 누군가가 당신에게 숲속을 어떻게 걸었는지에 대한 이야기를 들려줄 때, 당신은 추위, 숲속을 걷는 것, 발밑에서 나뭇가지가 으스러지는 느낌 등 실제로 자신의 경험을 떠올리며 그 이야기를 어느 정도 '경험'한다는 뜻이다.

이러한 감각의 대부분은 시각으로 설명할 수 있지만 고유수용성 감각이나 청각적 감각으로도 나타날 수 있다.

물론 그렇다고 해서 무언가를 직접 보거나 해보아야만 이해할 수 있는 것은 아니다. 우리의 두뇌는 다양한 참고 자료로부터 새로운 경험을 구성할 수 있을 만큼 충분히 정교하다.

이 이론은 많은 질문에 답하는 데 도움이 된다. 예를 들어 우리가 읽은 소설을 왜 그렇게 생생하게 상상하는지 설명해준다.[113] 추상적인 감정과

113. 뇌 영상은 우리가 운동 행동과 관련된 단어를 이해할 때 운동피질을 사용한다는 것을 보여준다. Victor de Lafaente & Ranulfo Romo (2004) "Language Abilities of Motor Cortex." *Neuron.* 41(2):178-180.

개념을 설명할 때 은유를 자주 사용하는 이유도 설명해준다. 심지어 우리가 몸짓을 하는 방법과 이유도 설명할 수 있다!

언어의 기원을 살펴보면 이러한 진화가 어떻게 일어났는지도 알 수 있다. 언어학자 다니엘 L. 에버렛의 '기호 발전' 이론에 따르면, 최초의 문자 언어는 처음에 색인에서 시작하여 아이콘으로 발전했고, 그다음에는 기호로 발전했다고 한다. 이 시점부터 문법과 구문만 추가하면 언어를 구성할 수 있다.

색인은 단순히 장면에 추가 정보를 제공하는 기호(자연 또는 기타)이다(예: 연기는 화재의 색인). 아이콘은 여기서 한 단계 더 나아가 물리적으로 존재하지 않는 것을 표현할 수 있으며, 사람의 그림과 같이 해당 사물을 모방하여 표현할 수 있다. 마지막으로, 기호는 기호의 모양이나 소리와 사물이나 개념 사이에 명백한 연관성이 없는 사물이나 개념을 인코딩할 수 있다. 이것은 기호를 훨씬 더 강력하게 만든다.

외국어로 누군가와 의사소통을 하려고 할 때 우리는 무엇에 의지할까? 우리 대부분은 사물을 가리키거나 의미를 몸짓으로 표현하려고 한다.

단어는 기호이지만, 기호가 의미를 가지려면 무언가를 나타내야 한다.

따라서 탐욕이나 수학처럼 추상적으로 보이는 개념을 다룰 때에도 우리의 이해는 여전히 물리적 경험에 뿌리를 두고 있을 수 있다. 양에 대한 직접적인 경험이 없는데 수학을 이해할 수 있을까?

물론 이러한 추상화 계층을 추가하는 능력은 인간을 인간답게 구분하는 요소이며, 이는 주로 최근에 진화한 뇌의 전두엽 영역에서 주로 처리된다.

구체화된 인지에 대한 증거는 많다. 우리가 언어를 읽거나 들을 때, 마치 묘사된 내용을 직접 수행하거나 경험하는 것처럼 뇌의 감각 운동 부위가 활성화되는 것을 볼 수 있다.[114]

114. Hauk O., and Tschentscher, N. (2013) "The body of evidence: what can neuroscience tell us about embodied semantics?" *Front. Psychol.* 4:50. Innocenti, A. et. al. (2014) "Understanding of action-related and abstract verbs in comparison: a behavioral and TMS study." *Cogn. Process.* 15(1):85–92.

이는 다양한 인지 작업에서 소뇌의 역할이 점점 더 중요해지는 이유도 설명할 수 있다. 소뇌는 '작은 뇌'라는 뜻으로 레오나르도 다빈치의 이름을 딴 뇌의 작은 부분이다. 3장에서 말했듯이, 이 작은 뇌 부위는 고유수용성 정보를 받아들인 다음 이를 사용하여 움직임을 준비하는 데 도움을 준다.

소뇌가 인지에 관여한다는 사실은 우리가 철학, 도덕, 이론 물리학 같은 고차원적인 개념과 씨름할 때에도 모든 것을 자신의 신체적이고 구체화된 경험과 연관시키고 있다는 것을 시사한다.[115]

우리는 또한 수많은 인지 작업 중에 전운동피질에 불이 켜지는 것을 볼 수 있다. 이 피질은 직관적인 '물리 엔진'이 있는 곳이기도 하다. 비디오 게임 세계와 마찬가지로 인간은 물리학에 대한 이해가 내재되어 있어 세상 물체의 움직임을 예측할 수 있다. 물론 이러한 물리학에 대한 이해는 우리가 세상과 상호작용하면서 발전한 것이기 때문에 아이들이 레고 탑을 쌓는 것보다 무너뜨리는 것을 더 좋아하는 것일 수도 있다.

마찬가지로, 우리는 철봉을 타거나 미끄럼틀을 타거나 수레바퀴를 돌 때마다 물리학 및 생체 역학을 더 잘 이해하게 된다. 이러한 정보는 운동장에서 공을 잡기 위해 달릴 때나 서로 관련이 없어 보이는 추상적인 개념을 생각하여 판단을 내리는 데 도움이 된다.

또는 그렇게 보일 수도 있다. 여기서 나는 많은 것을 추정하고 있으며, 이러한 사고방식은 초기 이론에 기반을 두고 있다. 하지만 여전히 직관적으로 이해가 되고 많은 것을 설명해준다. 나는 개인적으로 우리의 사고 중 많은 부분이 신체적 경험과 관련이 있다는 충분한 증거가 있다고 생각한다.

115. Catherine J. Stoodley (2012) "The Cerebellum and Cognition: Evidence from Functional Imaging Studies." *Cerebellum*. 11(2):352–365.

뇌를 단련하는 방법: 신경 가소성

이 이론은 흥미롭지만 더 큰 초점은 처리 속도 및 계산 능력을 달성하기 위해 뇌를 어떻게 훈련시킬 수 있는지에 대한 통찰력도 제공한다.

신경 가소성(또는 뇌 가소성)이라는 특성 덕분에 가능하다.

적응력은 한 종으로서의 초능력이다. 인간의 아기는 다른 종의 동물들에 비해 극도로 연약하고 발육이 덜 발달되어 있다. 그들은 앞에서 몇 cm도 거의 볼 수 없고, 걷는 것과 같은 기본적인 움직임을 배우는 데 몇 년은 아니더라도 몇 달이 걸릴 것이다.

왜 그럴까? 종종 사람들은 우리가 너무 똑똑해서 태어나기 위해 추가적인 시간이 필요하다고 생각한다. 만약 우리가 준비된 채로 태어났다면 우리의 뇌, 그러니까 두개골은 너무 커서 출산할 수 없을 것이다.

하지만 이것은 단지 하나의 설명일 뿐이다(결국 진화의 힘은 항상 개구와 뇌를 확대시켰을 수 있다. 크기는 지능과 어느 정도의 상관관계가 있을 뿐이다). 다른 하나는 우리가 주변 환경에 적응할 수 있는 기회를 제공받기 위해 상대적으로 덜 발달된 상태에서 태어난다는 것이다. 이는 아기가 직면할 알려지지 않은 도전들에 맞서 독특하게 일어날 수 있도록 한다. 그리고 그것은 인류가 독특하게 중대한 문화적 변화와 발전을 할 수 있도록 만든다.

생각해보자. 여러분의 뇌와 몸은 선사시대 인간의 뇌와 거의 같다. 유일한 차이점은 여러분이 태어난 환경이며, 여러분을 훨씬 더 지적인 존재로 만들 수 있었던 환경이지만 여러 면에서 신체적 능력이 떨어진다. 그리고 이렇게 형성된 두뇌로, 주변의 환경을 바꿀 수 있는 능력을 얻게 된다!

그 밖에 무엇을 선택할 수 있었을까?

유아들은 놀라운 속도로 언어를 습득하고, 걷는 법을 배우고, 수많은 개념들과 생각들에 익숙해질 수 있다. 17개월 된 내 딸 에미는 매일 새로운 단어들을 배우는 것 같고, 이 말은 내 마음을 아프게 한다! 우리는 그녀 주변에서 말하는 것을 극도로 조심해야만 한다.

이 가소성은 비록 더 느린 속도이지만 성인이 될 때까지 계속될 인간 뇌의 특징이며, 그것은 우리를 다른 동물들과 계속 구별되게 할 것이다.

또한 두뇌를 성장시키고 강화하기를 원한다면, 특정한 기술을 연습함으로써 그렇게 할 수 있다는 것을 의미한다. 놀라운 것은 이것이 신체를 훈련시키는 것과 정확히 같은 규칙, 즉 SAID 원칙을 따른다는 것이다.

여러분이 수학을 더 잘하고 싶다면, 수학을 연습하라.

여러분이 집중력을 향상시키고 싶다면, 집중력을 연습하라.

그래서 런던 택시 운전사들은 해마 회백질이 더 많은 것으로 유명하다. 해마는 경로와 다른 지리적 정보를 저장하는 뇌 영역이다. 매일 거대한 도로망을 운전함으로써, 운전사들은 문자 그대로 그 뇌 영역을 근육처럼 키운다.[116] 우리는 여러 분야에서 비슷한 효과를 반복해서 본다. 예를 들어 첼로 연주자는 신경지도에서 왼손 손가락 끝에 해당하는 표현이 증가했다.

야구 방망이를 휘두르는 것이 다른 스포츠에서 유용한 특성과 신체적 특성을 발달시킬 수 있는 것처럼, 한 가지 일에 특정한 뇌 영역을 발달시키는 것도 궁극적으로 다른 것을 도울 수 있다.

예를 들어 지금 우리는 음악 훈련이 시각 능력, 인지 처리 속도 등에 광범위한 이점을 제공할 수 있다는 것을 알고 있다.[117] 한편 콜 오브 듀티와 같은 1인칭 고속 슈팅 게임을 하는 것은 의사 결정과 시력을 향상시킬 수 있다.[118] 어떤 적이 먼저 당신의 관심을 필요로 하는지를 빠르게 결정하고 무기를 바꾸는 것을 기억하는 것은 당신이 현실에서 다른 고압적인 결정을 내릴 수 있도록 준비할 수 있다.

이 모든 것의 흥미로운 함축적 의미는 특정한 기술과 개발하기 원하

---

116. Eleanor A. Maguire. (2006) "London taxi drivers and bus drivers: A structural MRI and neuropsychological analysis." *Hippocampus*. 16(12):1091 – 1101.

117. Anna Carolina Rodrigues et al. (2010) "Musical training, neuroplasticity and cognition." *Dementia & Neuropsychologia*. 4(4)

118. Vikranth R. Bejjanki. et al. (2014) "Action video game play facilitates the development of better perceptual templates." *PNAS*. 111(47):16961 – 16966.

는 뇌 영역에 집중함으로써, 실제로 우리가 학위를 받기 원하는 뇌를 '선택'할 수 있다는 것이다. 여러분은 본인의 뇌를 디자인할 수 있다!

여러분은 자신의 뇌를 디자인할 수 있다!

복잡한 움직임: 두뇌를 위한 캣닙

이 책을 쓰는 내내 나는 신체적 특성을 최대한 발달시킬 수 있는 '가성비 좋은' 운동을 찾고자 했다. 결론은 마지막 장을 위해 남겨두겠지만, 이 목록은 대부분 복합적이고 복잡한 동작으로 구성될 것이라는 점만 말하겠다.

두뇌 훈련에도 동일한 논리를 적용할 수 있다. 어떤 유형의 훈련이 가장 좋은 결과를 가져올까? 최고의 '가치 있는' 두뇌 훈련 운동은 무엇일까?

그 결과: 정확히 동일하고 복잡한 동작이 목록에서 가장 높은 순위에 있는 것으로 나타났다.

이것은 많은 의미가 있다. 두뇌는 세상과의 신체적 상호작용을 통해 형성된다는 사실을 방금 확인했다. 그리고 특정 기술을 연습하면 관련 뇌 영역이 확대될 수 있다는 사실도 확인했다. 따라서 복잡한 동작을 연습하면 개념을 처리하고 이해하는 능력이 향상된다.

도마뱀 기어가기, 저글링, 댄스 안무, 무술 등과 같은 복잡한 동작은 모두 엄청난 양의 정보 처리를 필요로 한다. 이러한 동작은 우리의 온전한 주의와 인식이 필요한 다감각적 경험이다. 그리고 인식이 필요하다. 마치 뇌를 위한 캣닙과도 같다! 골프 스윙, 플런치, 라운드하우스 킥을 개선하려면 끊임없는 시행착오를 통해 신경 지도를 미세 조정하고 가소성을 강화하는 화학 물질을 지속적으로 투여해야 한다.

아마도 이것이 인간의 뇌가 지금처럼 독특하게 진화하는 데 영향을 미친 핵심 요인 중 하나일 것이다. 두 발로 일어서고 팔다리를 사용할 수 있는 무수히 많은 새로운 방법을 개척함으로써, 인간은 가소성을 강화할 수 있는 동기를 만들었다. 다른 동물들이 관찰했듯이 인간은 거의 모든 다른 동물을 모방할 수 있는 유일한 동물이다.

인지 기능 향상을 위한 다양한 운동법

유산소 운동(장시간 달리기나 걷기)이 뇌에 매우 좋다는 사실은 오래전부터 알려져왔다. 이는 신경영양인자BDNF를 증가시켜 뇌 가소성을 촉진한다. 이는 어느 정도 의미가 있다. 달리기는 뇌에 더 많은 혈류를 공급한다. 진화론적 관점에서 볼 때, 장거리 달리기는 나중에 참조할 수 있도록 새로운 장소를 지도화할 수 있는 기회가 될 수 있다. 먼 거리를 달리며 다양한 지형을 경험할 수 있는 능력도 두뇌 발달을 촉진하는 또 다른 요인이었을 수 있다.

그러나 웨이트 트레이닝이 연상 기억과 실행 기능을 포함한 다른 인지 능력을 향상시킬 수 있다는 연구 결과도 있다.[119] 이는 IGF-1(인슐린 유사 성장 인자)의 증가로 인한 것일 수 있다. 이는 비대와 새로운 뇌 세포 및 연결의 형성에 기여한다. 유산소 운동과 근력 운동을 병행하면 두 가지 이점을 얻을 수 있다.

그러나 가장 심오한 성장은 복잡한 움직임에서 비롯되는 것으로 보인다. 균형 잡기, 비동기적 팔다리 운동, 조작을 포함하는 운동은 모두 기저핵의 크기를 증가시켜 집중력, 시각적 공간 처리 등에 직접적인 영향을 미칠 수 있는 것으로 보인다.[120]

연구 저자인 트레이시와 로스 앨러웨이의 연구에 따르면 나무 오르기, 기둥 위 기어가기, 맨발로 달리기 등이 모두 작업 기억력을 크게 향상시키는 것으로 나타났다. 무브낫이 옳은 생각을 한 것 같다! 그리고 이 모든 것이 우리가 어렸을 때 좋아했던 일이고 야생에서 자연스럽게 할 수 있는 것들이다.[121]

소뇌와 운동 영역의 정보를 전두엽 피질과 병행하여 처리해야 하기

---

119. Teresa Liu-Ambrose et al. (2010) "Resistance Training and Executive Functions: A 12-Month Randomised Controlled Trial." *Archives of Internal Medicine*. 170(2):170–178.

120. Becker L et al. (2016) "Exercise-induced changes in basal ganglia volume and their relation to cognitive performance." *Journal of Neurology*. 1(5):19–24.

121. Ross G and Tracy Alloway (2015) "The Working Memory Benefits of Proprioceptively Demanding Training: A Pilot Study." *Percept Mot Skills*. 120(3):766–775. Claudia Voelcker-Rehage (2013) "Structural and Functional Brain Changes Related to Different Types of Physical Activity Across the Life Span." *Neuroscience and Biobehavioral Reviews*. 37(9 Pt B):2268–2295.

때문에 이러한 이점이 발생할 수 있다.

이 두 가지 유형의 기술을 결합하는 것이 가장 심오한 변화를 위해 특히 중요한 것으로 보인다. 고유수용성 감각과 계획, 방향감각, 계산을 결합한 작업은 컴퓨터 앞에 앉아 타이핑하는 것과는 비교할 수 없는 훌륭한 정신 운동이 된다. Alloway에 따르면 또 다른 훌륭한 예로 서핑을 들 수 있는데, 서핑을 하려면 보드 위에서 균형을 잡아야 할 뿐만 아니라 밀려오는 파도에 대해 생각하고 파도를 잡을 수 있는 최적의 자세를 취해야 하기 때문이다.[122]

밸런스 보드를 완전히 버리지 말라고 한 것을 기억하는가? 발목 안정성보다 두뇌에 더 좋을 수도 있다. 균형을 잡으며 저글링을 하는 것은 집에서 편안하게 할 수 있으며 파도타기에 가장 가까운 운동 중 하나일 수 있다.

즉, 도마뱀 기어가기나 곰 기어가기를 계속해도 괜찮을 수 있다. 이러한 성격의 사족 보행은 그 자체로 '인지적 유연성'과 '관절 위치 변경'[123]에 환상적이라는 것이 밝혀졌다.

(저글링은 여러 뇌 영역의 상당한 성장을 촉진하기 위해 개발할 수 있는 최고의 복합 기술 중 하나이다. 이는 수많은 연구를 통해 뒷받침되고 있다.)

결론은? 우리의 신경계는 사방에 위험과 기회가 도사리고 있는 도전적이고 혼란스러운 환경에서 복잡한 움직임을 용이하게 하도록 만들어졌다. 컴퓨터 앞에 앉아 단조로운 작업을 반복하는 것은 아무리 머리가 아프더라도 비교할 수 없다.

젊고 유연한 두뇌를 원한다면 신체를 최대한 활용하라.

미세한 운동 조절

'복잡한 움직임'의 다른 형태가 있다는 점을 지적하지 않는다면 실례가 될 것이다. 모든 동작이 스파이더맨처럼 뛰어다니고 기어다니는 것은 아니다.

---

122. *New Scientist The Collection: The Scientific Guide to an Even Better You.* This might also explain why author Steven Kotler experienced his first flow state while surfing.

123. Martyn J Matthews et. al. (2016) "Quadrupedal Movement Training Improves Markers of Cognition and Joint Repositioning." *Hum. Mov.* Sci. 47:70–80.

대표적인 예가 바로 필기체다.

맞다. 죽어가는 필기 예술은 동물이 할 수 있는 범위를 훨씬 뛰어넘는 매우 복잡한 움직임의 완벽한 예다. 각 글자를 형성하고 매끄러운 움직임의 흐름으로 다음 글자와 연결하는 데 필요한 수많은 신경 경로를 생각해보자. 팔뚝의 미세한 경련 근섬유가 정확한 각도와 궤도로 적절한 양의 압력을 가하기 위해 얼마나 정밀하게 수축해야 하는지 생각해보자. 그리고 우리가 이 모든 것을 무의식적으로 하는 동시에 마음의 눈으로 산문을 쓴다고 생각해보자!

이것은 전운동피질에 대한 환상적인 훈련이며, 이는 여러 작업에서 매우 중요하다. 이 뇌 영역이 물리학 계산을 할 때 어떻게 사용되는지 이미 살펴봤지만, 말하기와 언어 이해에도 핵심적인 역할을 한다.

노먼 도이지의 『스스로 치유하는 뇌』에 묘사된 어린 소년의 경우를 생각해보자. 이름을 밝히지 않은 이 아이는 언어 이해력이 떨어지고, 필체가 어색하며, 말이 어눌하다. 그는 바바라 애로우스미스 영이 설립한 애로우스미스 특수학교에 다니며 세밀한 이미지를 추적하는 훈련을 받았다. 이 훈련을 통해 그는 긴 문장을 말하고, 다른 사람들과 효과적으로 의사소통하며, 일반적으로 언어적 유창성을 발휘하는 능력을 빠르게 향상시킨다.

그렇다면 전 세계의 어린이들이 더 이상 섬세하고 명료한 동작을 연습하지 않는다고 생각하는 것은 큰 오산이다. 이러한 관행에 참여하는 성인은 훨씬 더 적으며, 우리 대부분은 대신 입력하는 것을 선호한다.

피아노 연주, 색칠하기, 바느질하기, 연주하기 등 다양한 조작이 가능하다! 모두 유용한 연습행이 될 수 있다.

자주 사용하지 않는 손으로 글을 쓸 수도 있다.

양손잡이 훈련에 대한 주장

양손잡이는 요즘에는 거의 시간을 투자해 개발하는 사람이 거의 없지만, 엄청난 이점이 있다고 생각한다.

스포츠에서 양손잡이는 더 많은 선택 사항을 제공한다. 양손으로 던지거나 양쪽에서 강력한 훅을 던질 수 있다. 헬스장에서 양손잡이는 균형 잡힌 신체 발달에 도움이 될 수 있다. 양쪽에서 구부리기/누르기/당기기를 할 때 동등한 제어력(따라서 힘)을 발휘할 수 있으므로 보다 균형 잡힌 체격을 기르는 데 도움이 된다.

양손잡이는 양손으로 물건을 다룰 때 유용할 수 있다.

양손잡이 능력을 개발하는 것 자체가 가소성을 높이는 데 도움이 될 수 있으며(이는 개발하기 매우 까다로운 신체적 기술이기 때문이다), 뇌량과 같은 주요 뇌 영역이 두꺼워지는 데도 도움이 될 수 있다.

뇌량은 뇌의 두 반구를 연결하는 두꺼운 신경 다발로, '전뇌적 사고'에 기여할 수 있다. 아인슈타인의 뇌를 조사한 연구에 따르면 아인슈타인의 뇌는 더 두꺼운 뇌량을 가지고 있었으며, 이는 더 큰 창의성을 촉진했을 수 있다.

기껏해야 정황상 증거에 불과하지만 벤 프랭클린, 레오나르도 다빈치, 알버트 아인슈타인 등 창의적인 인물로 유명한 많은 사람들이 양손잡이였던 것으로 알려져 있다. 니콜라 테슬라는 양손잡이가 되기 위해 스스로 훈련했다고 한다.

"지금은 양손잡이이지만 그때는 왼손잡이였고 오른팔의 힘이 상대적으로 약했다"고 말한다.

양손잡이가 유용할 수 있다는 믿음은 한때 유행했다. 실제로 20세기 초, 휴링스 잭슨은 '양손잡이'를 장려하고 인류의 발전에 기여하기 위해 양손잡이 문화협회Ambidextral Culture Society를 설립했다.

잭슨은 기록했다.

> 각 손은 모든 종류의 생산에서 어떤 일을 하든 서로 절대적으로 독립적이어야 한다. … 필요하다면 한 손은 편지를 쓰고 다른 한 손은 피아노를 치면서 집중력을 떨어뜨리지 않아야 한다.

나는 이것이 여전히 논란의 여지가 있는 주제라는 것을 인정한다. 어떤 사람들은 양손잡이 훈련이 실제로 여러 문제를 일으킬 수 있다고 우려한다. 그러나 이러한 우려는 양손잡이를 말더듬증과 같은 발달 문제와 연관 짓는 연구를 잘못 읽은 데서 비롯된 것이라고 생각한다. 어떤 경우에는 발달 문제로 인해 양손잡이 능력과 다른 기능 장애가 모두 발생할 가능성이 더 높다.

요한나 바바라 새틀러가 문헌 검토에서 언급한 바와 같이 이에 대한 증거가 있다.

> 두 번째 그룹의 피험자에 대한 체계적인 조사에서는 항상 주산기 대뇌 장애가 발견되었다. 논문에서는 주산기 뇌에 산소 공급이 부족하면 선천성 손재주를 담당하는 우성 대뇌 반구의 기능에 주로 영향을 미친다는 주장에 대해 설명한다.

요컨대, 양손을 사용하는 능력이 발달함이 인지 결손으로 이어질 가능성은 거의 없다. 사실 정반대다! 개인적인 경험을 말하자면, 나는 10년 넘게 양손잡이 연습을 해왔지만 심각한 부작용은 없었다.

(내가 무슨 글을 썼는가?)

양손잡이 훈련은 어떻게 할까? 나는 주로 사용하지 않는 손으로 필기체 연습을 하는 것을 추천한다. 이렇게 하면 최소한 고난이도 운동 기술의 이점을 누릴 수 있고, 미세한 운동 동작을 할 수 있는 기회도 얻을 수 있다.

일기 쓰기와 같이 본질적으로 도움이 될 수 있는 연습을 통해 추가적인 이점을 얻을 수도 있다. 이 연습이 다른 기술에도 도움이 될까? 나는 초보 부모로서 아이가 글쓰기를 배우기 전까지는 스스로 양치질을 효과적으로 할 수 없다는 사실에 놀랐었다. 하지만 이러한 연습이 아이들의 소근육 발달에 도움이 되기 때문에 나는 그렇다고 말하고 싶다!

(물론 이것은 양손잡이 발달을 위한 또 다른 옵션인 자주 쓰지 않는 손으로 양치질하는 방법도 추천한다.)

시각화

인지 능력 향상에 있어 신체 능력의 중요성을 강조하는 또 다른 훌륭한 연구에서는 운동선수(특히 레슬링 선수)가 비운동선수와 다르게 과제에 접근하고 더 나은 결과를 얻는 방법을 보여주었다.

정신적으로 물체를 돌리라는 요청을 받았을 때, 엘리트 레슬링 선수들은 대조군(시각적 프로세스에 더 의존하는 것으로 추정되는)보다 운동 영역을 더 많이 사용하는 것으로 나타났다. 이 전략을 사용함으로써 레슬링 선수들은 훨씬 더 뛰어난 정신적 회전 능력을 발휘할 수 있었다.[124]

하지만 뛰어난 시각화가 도움이 되지 않는다는 말은 아니다. 실제로 많은 작업에서 우리는 사물을 시각화하여 머릿속으로 조작해야 한다. 마찬가지로 문제 해결, 탐색 등에도 시각화를 사용한다. 우리의 공상과 창의력의 대부분은 시각화의 형태를 취한다.

이미 뇌량과 관련하여 아인슈타인의 뇌에 대해 논의했지만, 다른 흥미로운 차이점이 몇 가지 더 있다. 예를 들어 아인슈타인은 특히 하측 두정엽이 컸다. 이는 공간 및 수학적 추론과 관련된 뇌 영역으로, 그의 상상력에 도움을 주었을 수 있다.[125]

이는 우리가 알고 있는 사실과 일치한다. 아인슈타인이 특허 사무소에서 일하던 중 특수 상대성 이론으로 이어지는 돌파구를 찾았다는 유명한 이야기가 있다. 이런 종류의 반복적인 작업은 '기본 모드 네트워크' 또는 '상상력 네트워크'라고 하는 뇌 영역의 네트워크를 활성화하는 것으로 알려져 있다.

아인슈타인은 아이디어를 시각화하고 이를 통해 우주의 작동 방식을 직관적으로 이해한다고 설명한다.

> 속도 c(진공 상태에서의 빛의 속도)를 가진 광선을 추적한다면, 공간적으로는 진동하지만 정지 상태의 전자기장 같은 광선을 관찰해야 한다.

---

124. David Moreau (2012) "The role of motor processes in three-dimensional mental rotation: Shaping cognitive processing via sensorimotor experience." *Learning and Individual Differences*, 22(3):354–359.

125. 세상을 이해하기 위한 이러한 감각 모드의 혼합을 '인지적-의미적 혼합'이라고 할 수 있다.

그러나 경험에 근거하거나 맥스웰의 방정식에 따르면 그런 것은 없다.

처음부터 그러한 관찰자의 관점에서 판단할 때 지구를 기준으로 정지 상태에 있는 관찰자와 동일한 법칙에 따라 모든 것이 일어나야 한다는 것이 직관적으로 분명해 보였다. 첫 번째 관찰자는 자신이 빠르고 균일한 운동 상태에 있다는 것을 어떻게 알거나 결정할 수 있어야 할까?

이 역설에서 특수 상대성 이론의 싹이 이미 들어 있음을 알 수 있다.

나는 개인적으로 우리의 두뇌가 행성과 별의 움직임을 결정하는 법칙을 직관할 수 있을 정도로 강력하다는 생각을 좋아한다.

이러한 추론은 기본 모드 네트워크와 최근에 진화한 전두엽 영역에서 발생하지만 감각 운동 영역의 활동에 의해 촉진되고 있다는 점에 유의하자.

그러나 이것은 또한 특정 문제에 대해 다른 사고방식이 때때로 더 적합할 수 있음을 보여준다. 아인슈타인의 경우에는 일종의 시각적, 수학적 직관이었다.

좋은 소식은 무엇일까? 실제로 시각화 기술을 개발할 수 있다는 것이다. 컴퓨터 게임을 하면 공간 인식 능력을 키우는 데 도움이 될 수 있는데, '이미지 스트리밍'도 같은 효과를 낼 수 있는 기법이다.

이 연습은 눈을 감고 상상력을 발휘해 마음에 드는 이미지를 떠올리는 것이다. 억지로 떠올리려고 하지 말고 그냥 떠오르도록 놔두자. 이제 눈에 보이는 것을 큰 소리로 묘사하고 장면이 변화하는 모습을 계속 묘사하자.

(처음에 아무것도 떠오르지 않는다면 의식적으로 첫 번째 이미지를 선택하거나 눈앞에 형성되는 패턴을 '해석'함으로써 약간의 자극을 줄 수 있다.)

이 전략은 윈 벵거 박사가 고안한 것으로, 많은 사람이 '마음의 눈'의 선명도를 성공적으로 개선하는 데 도움을 주었다. 작업 기억력을 향상시키는 것도 도움이 될 수 있는데, 이에 대해서는 곧 설명하겠다.

다른 전략도 효과적이다. 예를 들어 현재 시야에 있는 사물을 찾은 다음 다른 각도에서 보면 어떻게 보일지 상상하는 방식으로 사물의 정신적 회전을 연습할 수 있다.

큰 아이디어 명상

뇌의 감각 운동 부위를 강화하는 데 시간을 할애한다면, 뇌의 앞쪽에 있는 고차원적인 기능에도 주의를 기울이는 것이 좋다. 전두엽 피질은 복잡한 아이디어를 계획하고 추론하며 저글링하는 능력을 부여하는 곳이다. 전두엽 피질은 추상적인 계층을 추가하고 정보를 저글링하고 결합할 수 있게 해준다. 안타깝게도 다른 두뇌와 마찬가지로 우리는 종종 이러한 기술을 사용하는 데 소홀하다.

칼 뉴포트의 『딥 워크』에서 추천하는 한 가지 해결책은 '생산적 명상'이라는 명상의 한 형태를 사용하는 것이다. 여기에는 특정 문제를 해결하는 데 정해진 시간을 할애하는 것이 포함된다. 이것은 우리가 일반적으로 생각하는 휴식 명상(다음 장에서 자세히 설명)이 아니라 두뇌에 집중하고 문제 해결 능력을 활용하기 위한 직접적인 노력이다.

나는 '큰 아이디어 명상'이라고 부르는 비슷하지만 다른 접근법을 제안하기도 한다. 이 방법의 목표는 거대하고 창의적이며 잠재적으로 헤아리기조차 불가능한 개념과 씨름하는 것이다. 말 그대로 두뇌의 기능을 확장하고 틀에 박힌 사고에서 벗어나는 방법을 배우는 것이다. 이것은 내가 아주 어렸을 때부터 해온 두뇌 훈련의 한 형태이다.

예를 들어 《뉴사이언티스트》에서 읽은 문제에 대한 설명을 생각해 보거나 우주의 탄생이나 의식의 본질에 대한 만족할 만한 해답을 생각해 내기도 한다. 물론, 나는 보통은 특별히 성공하지 못한다! 하지만 때때로 나는 내 두뇌가 파악할 수 있는 것의 가장자리를 긁어대는 내 자신을 발견하고, 바로 그 지점에서 성장의 가능성이 있다고 믿는다.

이렇게 하면 다른 영역에서 '크게 생각'하고 멀리까지 연결할 수 있는 훈련이 된다. 이것이 이 책에 담긴 아이디어 중 일부로 이어졌다.

프로그래머로서 나는 가상의 프로그래밍 과제('이 앱을 어떻게 만들까?')에 도전하는 것을 자주 즐기는데, 이는 내 사고의 틀을 제공하기 때문에 특히 보람을 느낀다.

때로는 덜 거창할 때도 있다. 나만의 제임스 본드 영화를 어떻게 만들지 생각하는 것을 좋아한다. 제 머릿속에는 아이언맨의 100가지 에피소드가 그려져 있다![126]

작업 기억

대부분의 경우, 뇌는 시각, 청각, 운동 경험을 조합하여 추론, 상상, 문제 해결에 사용할 수 있는 일관된 그림을 형성한다.

기억도 이러한 방식으로 작동할 가능성이 높다. 해마는 우리 기억의 대부분을 색인으로 생각할 수 있는 곳에 저장한다. 뇌에 부호화된 기억은 다른 많은 밀접하게 연결되어 있는 사건 당시의 감각을 그대로 또는 학습한 순서대로 재연함으로써 재생된다. 어렸을 때 시간을 보냈던 교실을 기억하면 뇌는 시각 피질과 유상피질(냄새를 식별하는 부위) 등에 불을 붙인다.

이렇게 정보를 불러와 '시각-공간 스크래치 패드'에서 조작하는 능력을 작업 기억이라고 한다. 작업 기억은 우리가 현재 조작하고 작업하고 있는 정보를 담고 있다. 그래서 그렇게 이름이 붙여졌다!

마찬가지로, 전화번호를 적을 펜을 찾는 동안 전화번호를 기억하거나 머릿속에서 계산하여 합계를 낼 때 숫자를 이월할 수 있게 해주는 것도 작업 기억이다. 체스를 둘 때 체스판 위의 말의 위치를 모두 저장하거나 팀 스포츠를 할 때 경기장에서 팀원들의 위치를 기억하는 것도 작업 기억이다. 작업 기억은 우리가 모든 것을 보지 않고도 주변 환경에 대한 정신적 모델을 유지하면서 환경을 유동적으로 움직일 수 있게 해준다.

하지만 작업 기억은 몇 비트의 정보로만 제한된다. 이는 일반적으로 7 +/- 2로 표시된다. 즉, 작업 기억력이 좋지 않은 사람은 펜을 찾는 동안 5개의 숫자만 기억할 수 있는 반면, 작업 기억력이 좋은 사람은 9개의 숫자를 관리할 수 있다. 하지만 숫자를 더 오래 기억할 수 있도록 숫자를 반복하거나 숫자를 '묶음'으로 묶는 등의 방법으로 이를 해결할 수 있다. 예를 들어 다섯 글자만 기억할 수 있지만, 다섯 개의 단어로 구성된 단어를 기억하면 더 많은 단어를 기억할 수 있다. 마찬가지로 6과 3을 하나의 단위로 저장할 수도 있다. 63. 지역 번호는 장기 저장소에서 검색할 수 있으

---

126. 마블 경영진이 이 글을 읽고 있을지도 모르니까: 아이언맨의 다음 갑옷에는 그를 따라다니는 전투 드론이 있어야 한다. 또한 아이언맨이 악당이 되었을 때 그를 처치할 수 있도록 설계된 '아이언맨 버스터' 수트를 디자인해야 한다. 물론 이 갑옷은 사생아가 훔쳐감으로써 그에게 불리하게 사용된다. 사생아에게 넘어간다는 것은 좋은 아이디어 같지 않은가?

므로 계산에 포함되지 않는다. 우리는 이러한 문자열을 충분히 자주 연습하여 신경 경로가 강화되었다.

자업 기억의 다감각적 특성을 고려하면 이 설명이 충분하지 않다는 것을 알 수 있다. 이를 설명하기 위해 플레이어가 실제로 말들을 보거나 만지지 않고 체스를 두는 '눈가리개 체스' 게임을 생각해보자. 따라서 플레이어는 체스판 전체를 머릿속에 그려야 한다! 흥미롭지 않은가?

눈가리개 체스 게임을 동시에 할 수 있는 사람은 어떤가! 알렉산더 알레히네라는 플레이어는 눈가리개 체스 26게임을 플레이하여 16번 이기고 5번 무승부, 5번 패했다!

셜록 홈즈, 마음껏 즐겨라!

우리는 이미 사족 운동과 균형 잡기 작업으로 작업 기억을 훈련할 수 있다는 것을 살펴보았지만 체스와 같은 게임은 이 기술을 강화하는 또 다른 훌륭한 방법을 제공한다. 또 다른 옵션은 '듀얼 엔백 트레이닝'으로 알려진 두뇌 훈련의 한 형태이다.

듀얼 엔백은 상당한 연구 결과를 뒷받침하는 두뇌 훈련 게임 중 하나이다. 이 게임은 그리드에 나타나는 숫자나 문자의 순서를 보고 문자나 위치의 반복을 식별하는 것이다. 문제는 즉각적인 반복을 찾는 것이 아니라 "N" 수 이전에 발생한 반복을 찾는다는 것이다. 두 번 전에 위치나 글자가 같았나? 세 번 전에는?

N=2

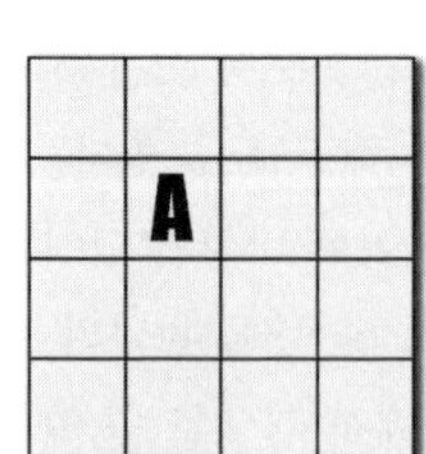

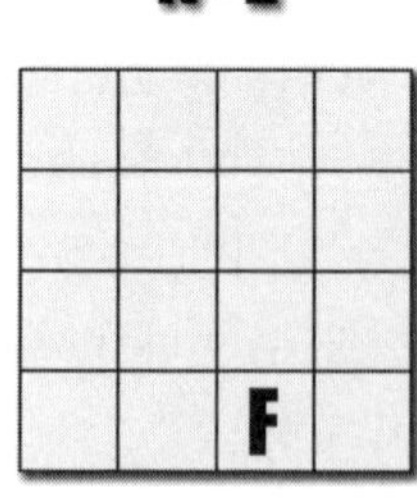

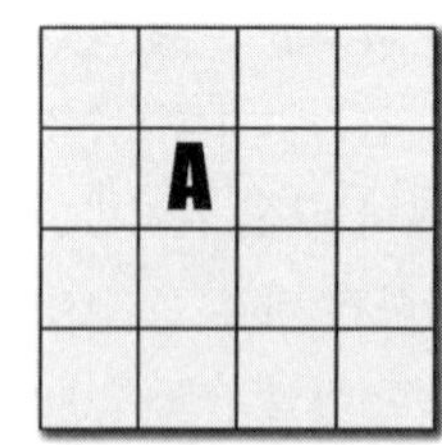

작업 기억은 주의력 및 집중력과 밀접하게 연관되어 있으며, 정신적 경험에 집중하는 능력이 제한 요인이 될 수 있다. 이는 효과가 어떻게 다양한 활동으로 교차될 수 있는지를 어느 정도 설명할 수 있다.

놀랍게도 여기에는 실제로 육체적으로 힘든 작업도 포함된다. 작업 기억은 축구 선수가 팀원을 추적하는 데 도움이 될 뿐만 아니라, 신체적 숙련도 향상으로 직접 이어질 수 있다. 한 연구에서는 뮤지컬 캐치Musical Catch라는 비디오 게임을 통한 훈련 집중력과 작업 기억력이 실제로 60~80세 참가자의 보행 속도를 향상시킬 수 있는 것으로 나타났다.[127]

하지만 눈가리개 체스 게임을 동시에 스물여섯 번이나 할 수 있을지는 장담할 수 없다.

127. Nagamatsu, L. S. et. al. (2013) "Mind-Wandering and falls risk in older adults." *APA PsycNet.*

CHAPTER 12

기술과 지능을 위한 가소성 강화

뇌의 가소성은 뇌 역시도 신체와 마찬가지로 외부 자극과 변화 요구에 적응할 수 있다는 것을 보여준다. 실제로 뇌는 신체보다 훨씬 더 가소성이 뛰어나며, 우리는 아직 그 가능성의 일부 영역에도 도달하지 못했을 것이다. 예를 들어 시각장애인의 경우 청각피질 주변 뇌 영역의 성장을 통해 청각의 기능이 향상되는 것을 볼 수 있었다.

더 놀라운 것은 뇌의 절반을 제거했지만 대부분의 인지 기능을 유지하는 반구절제술 환자들이다. 이는 나머지 반쪽이 없어진 부분을 대신할 수 있도록 적응했기에 가능한 일이다. 뇌 속에서 엄청난 양의 재배선이 일어나면서 뇌의 전체 기능이 뇌의 나머지 절반으로 이전된다.

이러한 뇌의 가소성으로 인해 뇌 훈련의 가치를 추구한다. 이는 우리 몸처럼 뇌를 훈련시킬 수 있는 것이다. 그러나 이러한 잠재력을 활용하는 방법에 대한 문제가 아직 남아 있다. 어떻게 하면 뇌를 더 가소성 있게 만들 수 있으며, 어떻게 하면 훈련이 우리가 원하는 방식으로 두뇌에 영향을 미치도록 할 수 있을 것인가?

지능 향상과 정의

지능에 대한 철학적 본질과 관련된 두 가지 주요 학파가 있다. 수년 동안 심리학자 하워드 가드너Howard Gardener의 생각에 영감을 받아 지능에는 여러 '유형'이 있다고 믿었다. 유형 중 하나의 예로 어떤 사람은 수학에 능숙함에도 언어에서는 능숙하지 않을 수 있다. 가드너의 원래 목록에는 '자연주의 지능'과 같은 모호한 요소도 포함되어 있었다.

어느 쪽이든, 이로 인해 이러한 영역 중 하나에만 초점을 맞춘 많은 지능 검사가 만들어졌다. 하지만 이러한 검사의 점수 사이에는 분명한 상관관계가 있다는 사실이 밝혀졌다. 즉, 수학을 잘하는 사람은 언어 능력도 더 뛰어날 가능성이 높았다. 이번에 내린 결론은 이러한 각각의 하위 영역에 영향을 미치는 포괄적인 기반이 되는 지능이 있어야 한다는 것이다. 따라서 이 '일반(범용) 지능'을 'G 인자'라고 부르며 오늘날 많은 지능 검사에서 측정하는 것이 바로 이 일반 지능이다.

'모듈형' 지능과 일반 지능 모두에 대한 증거들은 이미 충분히 많이 있다. 특정 기술은 특정 뇌 영역에 존재하여 모듈식 접근 방식을 뒷받침한다는 것을 알 수 있다. 마찬가지로 우리는 이러한 서로 다른 영역의 통합도 매우 중요하다는 것을 알고 있다.

그렇다면 누가 옳은가?

게다가 'G'는 무엇인가?

다음 답변이 두 진영을 모두 충족시킬 수 있다.

G = 가소성 + 훈련

가소성이 좋은 두뇌를 가졌다면 하나의 두뇌 영역과 관련된 다른 두뇌 영역의 연결을 더 잘 성장시킬 수 있었을 것이다. 한 가지 유형의 사고를 다른 유형보다 더 잘할 수 있지만, 그 한 가지 영역에서 뛰어난 재능을 보인다면 다른 영역에서도 평균 이상의 학습 및 발달 능력이 높을 수 있다.

따라서 우리는 지능의 다양한 하위 집합과 정신 능력의 전반적인 다양성 사이에 상관관계가 있음을 알 수 있다.

이것이 내가 '가소성'을 '슈퍼 특성'으로 간주하는 이유인 것이다. 가소성은 다른 특성을 더 빠르고 효율적으로 습득하는 데 도움이 될 수 있는 특성이다.

적절한 환경과 기회가 주어졌을 때 뇌의 신경 가소성이 높으면 기술과 일반적인 연결성 모두 빠르게 향상될 수 있다. 적절한 훈련을 받으면 개별 영역과 저장된 모든 정보의 효율성을 더 잘 향상시킬 수 있다.

가소성 활용

슈퍼 특성에 속하는 신경 가소성을 높이기 위해 무엇을 할 수 있는가? 그리고 새로운 기술을 배우고 최적의 뇌를 다시 세팅하기 위해 어떤 전략을 사용할 수 있는가?

신경 가소성을 뒷받침하는 일반적인 과정은 간단하며 하나의 규칙으로 설명할 수 있다.

"함께 발화하는 뉴런은 함께 연결된다. 서로 떨어져 있는 뉴런은 떨어져서 성장한다."

이 법칙이 바로 적응력이 뛰어난 뇌가 필요한 기술을 개발할 수 있게 해주는 원동력이 된다. 이 한 가지 법칙을 통해 우리는 걷고, 말하고, 읽고, 쓰는 법을 배울 수 있다. 선택적으로 프로그래밍 방법을 배우거나 손으로 걷는 방법을 배울 수 있다.

이는 간단하고 매우 강력한 알고리즘이다.

한 동작을 수행한 후 바로 다른 동작을 수행하고 해당 패턴을 계속 반복하면 결국 두 동작 사이에 새로운 연결 고리가 만들어지게 된다.

마찬가지로, 파블로프의 유명한 실험 결과처럼 누군가 맛있는 음식을 줄 때마다 종소리를 들으면 종소리에 생리적 반응을 일으킬 수 있다.

이는 한 뉴런의 수상 돌기가 다른 뉴런의 축삭에 닿아 시냅스(연결)가 형성되면서 뇌에 새로운 네트워크가 형성되는 것과 일치한다. 이것이 바로 'ABCD'라는 글자를 들으면 바로 'EFGH'를 즉시 듣지 않고도 떠올릴 수 있는 이유인 것이다. 이러한 자극 순서의 패턴을 너무 많이 들었기 때문에 의식적인 노력 없이도 뉴런의 전체 패턴이 발화되는 것이다.

필요한 뉴런을 연결하는 움직임 패턴을 반복적으로 암기하는 것이 새로운 기술을 배우는 방법이다. 이러한 새로운 신경 패턴은 DNA를 통해 전사되고 절차적 기억이 저장된다.[128]

그 행동을 좀 더 계속해서 반복한다면 연결은 점점 더 강해질 것이다. 즉, 축삭이 수초로 절연되어 축삭을 보호하고 신호가 더 빠르게 이동할 수 있도록 하는 수초화가 일어나게 되는 것이다. 이러한 반복을 통해 결국에는 전체 댄스 루틴을 거의 본능적으로 수행할 수 있게 되는 것이다. 브루스 리가 말했듯이, '내가 기회를 보고 때리는 것이 아니라 목표물이 저절로 맞는 것이다.' 하지만 연습을 중단하면 결국 연결이 약해지게 된다. 결국에는 동작을 완전히 잊어버릴 수도 있다. 뉴런의 연결이 끊기게 되는 것이다.

이는 바로 우리가 원치 않는 습관(부정적 가소성이라고 함)을 형성하는 방식이기도 하다. 이는 우리의 움직임에 대한 몇 가지 한계에 대한 내용도 포함된다. 예를 들면 팔을 계속해서 대칭적으로 움직이면 결국 양팔의 움직임을 하나로 연결하기 시작한다. 이렇게 되면 연결망을 풀고 팔다리를 독립적으로 힘차게 움직이기가 더 어려워지게 된다. 이것이 바로 '부정적 가소성'인 것이다.

이러한 과정은 신경전달물질이라는 화학 물질의 작용으로 인해 더욱 강화된다. 신경전달물질은 뉴런의 말단인 축삭 말단에서 발견되는 신경소포체(화학 물질이 들어 있는 작은 '주머니')를 통해 뇌로 방출하게 된다. 시냅스를 통해 한 뉴런에서 다른 뉴런으로 활동 전위가 점프하면 이 작은 주머니에서 화학 물질이 방출되어 주변 네트워크에 영향을 미치게 된다. 이러한 신경전달물질은 특정 화학 물질을 받아들이고 반응하는 수용체 부위를 통해 주변 뉴런과 상호 작용하여 행동을 조절할 수 있다.

다른 화학 물질도 이러한 방식으로 신경 네트워크와 상호작용할 수 있으며, 여기에는 몸 전체에서 생성되는 호르몬과 경구로 섭취하는 영양소

128. 운동피질이 작은 사람의 지도처럼 배열되어 있는 이유도 이와 같은 과정을 통해 설명할 수 있다. 해부학적으로 서로 가까운 신체 부위가 연속적으로 또는 동시에 사용될 가능성이 더 높기 때문이다. 함께 발화하는 뉴런은 함께 연결된다.

와 약물 등이 포함된다.

다음 장에서 신경전달물질에 대해 자세히 설명하겠지만, 지금 장에서는 특정 화학 물질이 긍정적인 경험에 대한 보상으로 작용하여 뇌의 새로운 연결 형성을 촉진하는 데 도움이 된다는 점을 알아두자.[129]

도파민은 이 과정에 가장 큰 역할을 하는 신경전달물질 중 하나이다.[130] 이러한 '보상 호르몬'은 동기 부여와 밀접한 관련이 있다. 도파민은 동기를 부여하는 목표를 향해 노력하거나 새롭고 흥미로운 자극을 다룰 때 많이 만들어진다. 흥미로운 자극이 계획대로 진행되면 도파민은 새로운 연결을 촉진하는 데 도움이 된다. 도파민은 가소성의 핵심 조절 물질로 알려진 BDNF와 밀접한 관련이 있다.

이러한 현상은 우리가 행동을 할 때마다 발생한다. 골프 스윙을 준비할 때 먼저 스윙이 어떻게 진행되기를 원하는지 시각화하여 수행한 후 다음 스윙을 실행한다. 스윙이 예상과 일치하거나 기대 이상의 성과를 거두면 긍정적인 호르몬이 분비되고 스윙을 유도한 신경 경로가 강화된다.

그러나 스윙이 실패하면 다른 신경 화학 및 호르몬 칵테일이 방출되게 된다. 이것은 예측 오류이며, 여기서 일련의 화학 물질은 실제로 주의력과 각성을 증가시켜 다음번에 더 효율적인 움직임 수행에 도움이 된다. 그러나 잘못된 스윙으로 이어진 신경 경로는 그렇게 강력하게 굳어지지 않는다.

그렇기에 이미 잘하는 것을 연습하는 것은 보람을 느끼지만, 어려운 것을 연습하는 것은 좌절감을 느낄 수 있다. 하지만 꾸준히 연습하고 무수히 반복하다 보면 끝없이 다듬어진 신경망이 깊숙이 형성되게 된다.[131] 어린아이가 서는 법을 배울 때, 아이는 수천 번 이상 넘어질 것이고 그때마

---

129. 매우 부정적인 기억/연결 경험이 형성될 수 있다. 또한 나쁜 소식을 접했을 때 얼마나 오랫동안 어디에 있었는지 기억할 확률이 급격히 높아지는 이유이기도 하다. 심리학자들은 이러한 현상을 '섬광 기억'이라고 부른다.

130. Hongjoo J. Lee et. al. (2006) "Role of Substantia Nigra-Amydala Connections in Surprise-Induced Enhancement of Attention." *J. Neurosci.* 26(22):6077–6081.

131. 같은 과정을 통해 지난 장에서 다뤘던 물리 엔진을 개선할 수 있다. 뇌는 종종 '예측' 기계로 묘사되는데, 특히 베이지안 뇌 가설에 따르면 뇌의 주요 기능 중 하나는 다음에 일어날 일을 예측하는 것이다.

다 뇌는 이러한 정보를 저장할 것이다. 넘어지지 않도록 도와주는 근섬유의 작은 경련이 일어날 때마다 다음번에는 성공에 조금씩 더 가까워질 것이다.

이러한 신경학적 근거는 1967년 피츠와 포스너P. Fitts & M. Posner의 가설 '운동 기술 학습 과정'에서 설명하며, 오늘날 스포츠 심리학에서 여전히 널리 사용되고 있다. 이러한 모델은 세 단계를 설명한다.

- 인지
- 연합
- 자동화

기본적으로 새로운 기술을 익히려면 신경 지도가 만들어지기 전에는 많은 의식적인 노력과 주의가 필요하지만 올바른 경로가 형성되고 나면 자연스럽게 습득할 수 있다.

기술 획득

가소성을 키우면 여러 영역에서 지능을 높이는 데 도움이 될 수 있다. 그리고 가소성을 이해하면 새로운 기술을 배울 때에도 이점을 얻을 수 있다. 그렇다면 스포츠, 체육관, 생활에서 성과를 향상시키기 위해 이러한 정보를 어떻게 활용할 수 있는가?

첫째, 신경 가소성의 메커니즘은 우리가 연습할 때 마음가짐을 갖는 것이 중요하다는 점을 강조한다. 마음이 다른 곳에 있으면 보람을 주는 화학 물질이 그다지 강하지 않게 된다. 마찬가지로 새로운 기술을 배우려고 할 때 즉각적인 피드백 루프의 유용성을 보여준다.

다시 말해서 이것은 뇌가 학습을 좋아하는 방식과 컴퓨터 게임이 본질적으로 중독성이 있는 것과 관련이 있다.

파벨 차졸린은 'GTG(홈에 기름칠 하기)'라고 부르는 연습의 가치를 강조한다. 이 연습은 신경 경로를 다듬기 위해 동작을 반복해서 연습하는 것이다.

파벨은 많은 근력 운동을 기술로 간주한다. 여기에는 턱걸이처럼 단순해 보이는 동작도 포함된다. 이러한 기술들은 신경 경로를 개선함으로써 더 효율적인 반복을 수행할 수 있으며, 운동 기술에 대한 최적의 운동 단위를 동원할 수 있다.

근섬유를 분해하고 근육 손상을 유발하는 전통적인 근력 운동은 반복 횟수를 줄여준다. 극도로 힘들게 운동해서 회복하는 데 일주일이 걸리는 경우 반복 횟수를 늘린다.

하지만 이 개념을 뒤집어 하루 종일 턱걸이를 3~5회만 여러 번 반복한다면 어떨까? 주말이 되면 근육 손상 없이 수백 번을 반복할 수 있을 것이다.

이 전략은 배우고 익히기 어려운 복잡한 동작에 적용하면 훨씬 더 많은 이점을 얻을 수 있다. 완벽한 예시로 물구나무서기를 들 수 있다. 나는 물구나무서기를 부상을 당한 날을 제외하고는 매일 여러 번 연습해왔다. 그 덕분에 내 몸은 거꾸로 있을 때 고유수용성 정보를 처리하는 방식을 세심하게 다듬을 수 있었다. 시간이 지남에 따라 무게 중심을 더 잘 맞추고 관절을 쌓을 수 있게 되었을 뿐만 아니라 미세한 불균형을 감지하고 미세한 수축을 통해 이를 조정할 수 있게 되었다(아직 완벽하지는 않지만!).

이것은 또한 우리가 훈련에 사용할 수 있는 또 다른 도구인 시각화를 보여준다. 지난 장에서 마음의 눈을 사용하면 실제로 어떤 작업을 하는 것처럼 뇌의 특정 영역에 불이 켜진다는 사실을 알 수 있었다. 그렇다면 정신적 리허설을 통해 실제로 연결성을 강화할 수 있다는 결론이 나온다. 실제로 여러 증거가 이를 강력하게 시사하고 있다. 댄스 안무나 골프 스윙에 대한 이미지 트레이닝을 통해 우리는 실제로 그러한 동작을 담당하는 신경망을 강화하고 암기력을 향상시킬 수 있다.

『스스로 치유하는 뇌』의 노먼 도이지Norman Doidge는 이를 잘 활용할 수 있는 몇 가지 흥미로운 사례를 제시한다. 예를 들어 그는 1977년 스파이 혐의로 억울하게 투옥된 인권 운동가 아나톨리 샤란스키의 사례를 볼 수 있다. 샤란스키는 고립된 채로 많은 시간을 보냈고, 미쳐가는 것을 피하기 위해 눈을 감고 상상으로 체스를 두며 혼자만의 시간을 보냈다. 출소 후 그는 당시 세계 챔피언이었던 개리 카스파로프를 이길 수 있을 정도로 실력을 키웠다. 뤼디거 감 역시 '인간 계산기'로 불리며 오로지 정신 조절mind-control만으로 이러한 기술을 개발할 수 있었다.

다른 사람의 운동 능력을 관찰하는 것만으로도 운동 능력을 향상시킬 수 있다(만화를 좋아하는 사람이라면 태스크마스터처럼). 이는 다른 사람에게 일어나는 일을 관찰할 때 발화하는 뉴런인 거울 뉴런의 활성화로 인해 가능할 수 있다. 우리가 다른 사람의 춤을 보는 것을 즐기는 이유 역시도 거울 뉴런의 활성화로 인한 것이다(그리고 성룡/손오공이 사람들의 얼굴에 주먹을 날리는 것을 좋아하는 이유도…).

공간 학습

기술 훈련을 통해 더 많은 효과를 얻고 싶다면 전체에서 또는 하루의 트레이닝 세션 가운데 간격을 두는 것을 고려해야 한다.

공간 학습은 사실적인 정보를 암기할 때 자주 사용되는 방법이다. 여기서 학생은 동일한 내용을 세 개의 구간으로 나누어 반복적으로 학습하고, 각 구간 사이에 10분씩 두 번의 휴식 시간을 갖게 된다. 이렇게 하면 한 번에 같은 시간 동안 공부할 때보다 유지력이 크게 향상되고[132] 해당 정보가 장기기억으로 이동하는 것을 촉진하는 것으로 보이게 된다. 이는 휴식 시간을 통해 신경 경로가 다시 활성화되기 전에 휴식 상태로 돌아갈 수 있는 시간을 주기 때문일 수 있다.

다시 말해, 신체에 관한 하나의 정보를 한 번 공부하는 것이 아니라 세 번 공부하는 것이다. 이 과정을 운동에 적용하여 물구나무서기와 같은 동작을 운동 시작 시, 중간, 마지막에 다시 연습하도록 선택할 수 있다.

그리고 운동 단위 동원이 최대 근력의 핵심이므로, 이는 더 큰 근력 향상을 촉진하는 데 도움이 될 수도 있다. 하지만 이는 추측에 불과하다.

---

132. Paul Kelley and Terry Whatson (2013) "Making long-term memories in minutes: a spaced learning pattern from memory research in education." *Frontiers in Human Neuroscience*. 7:589.

가소성 향상

이러한 전략은 뇌의 자연스러운 가소성을 활용하는 데 도움이 될 수 있지만, 실제로 가소성을 강화하여 더 많은 정보를 쉽게 변화시킬 수 있다면 더 많은 것에 장점이 있을 것이다. 가소성이 훈련할 수 있는 최고의 특성이라면 어떻게 훈련할 수 있는가?

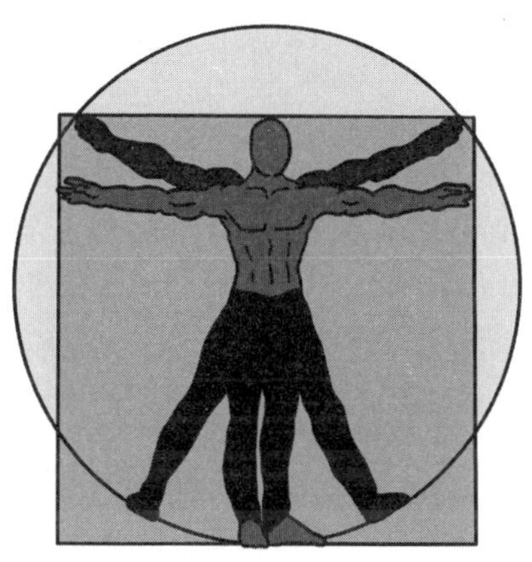

다른 모든 것과 마찬가지로 정답은 사용하는 것이다. 많은 것들이 가소성을 지원하는 화학 물질을 증가시킬 수 있다. 여기에는 사자갈기버섯이나 트레온산 마그네슘과 같은 여러 '누트로픽nootropic' 물질이 포함된다.[133] 뇌의 가소성 증가에 오메가 3도 좋지만, 수면은 절대적으로 필요하다. 잠을 자는 동안 뇌가 재구성되고 기억이 강화되는 일이 많이 일어난다.[134] 뇌에 작은 전류를 흐르게 하여 가소성을 높일 수도 있다. 이 방법은 특정 뇌 영역의 뉴런의 휴식 전위를 증가시키는 tDCS 헤드셋(경두개 직류 시뮬레이션)을 착용하여 뇌의 활성도를 높이는 방식이다. 운동을 통해서도 가소성을 향상시킬 수 있다.[135] 바로 달리기를 통해서 뇌의 해마 영역의 BDNF를

133. 누트로픽은 인지 능력의 일부 측면을 향상시키는 '스마트 약물'이다. 곧 소개할 예정이다.

134. 이 책은 훈련에 관한 책이고 이미 상당히 포괄적이기 때문에 여기서는 수면에 대해 자세히 다루지 않을 것이다. 스포츠와 인생에서 수행능력을 향상시키고자 하는 사람은 반드시 수면을 최적화하는 데 집중해야 한다는 점만 얘기하겠다.

135. 이것은 확실히 어느 정도 효과가 있지만 장기적인 연구가 아직은 부족하다. 그리고 이를 위해 소비자 제품을 사용해본 결과 실용성이 다소 부족하다고 말할 수 있다!

증가시키는 방식이다(저항 훈련은 IGF-1을 증가시킨다).

하지만 뇌의 가소성을 증가시키는 가장 간단하고 심오한 방법은 단순히 계속 학습하고 계속 도전하는 것이다. 앞서 살펴본 바와 같이, 새로운 운동 패턴을 학습하면 필요한 신경 패턴을 형성하고 개선하는 데 사용되는 BDNF가 분비된다. 학습 행위에는 이 화학 물질이 필요하며 따라서 새로운 운동 패턴을 배우므로 증가하게 되는 것이다.

이 BDNF는 계속 남아서 다른 새로운 것을 더 쉽게 배울 수 있게 한다. 마찬가지로 새로운 언어를 배우거나, 프로그래밍을 배우거나, 악기를 배우면 가소성이 증가하여 더 많은 학습을 하는 데 도움이 될 수 있다.

그렇다면 새로운 언어를 배우면 벤치 프레스 수치가 올라갈 수도 있다는 뜻인가? 이에 대한 연구는 아직까지 알고 있는 것이 없지만, 분명 합리적인 가설이다. 하지만 가장 강력한 효과는 그 반대일 것이라고 생각한다. 나뭇가지를 따라 곰 자세로 기어가는 동작 연습을 하면 새로운 언어를 더 빨리 공부하는 데 도움이 될 수 있다.

놀랍게도 컴퓨터 게임을 하는 것은 실제로 전뇌 연결성을 증가시킬 수 있다.[136] 새로운 환경에 있는 것처럼 시뮬레이션하고 새로운 입력을 배울 때 새로운 운동 기술이 필요하다는 점을 고려하면 그리 놀라운 일은 아니다(가상현실은 언젠가 이를 다른 차원으로 끌어올릴 수 있다).

균형 잡기나 춤을 배우는 것과 마찬가지로, 컴퓨터 게임은 지속적인 연습이 필요하고 도파민 경로를 자극하도록 완벽하게 조정된 다감각 학습 경험이다. 컴퓨터 게임의 가장 큰 장점은 새로운 게임을 선택할 때마다 완전히 새로운 기술과 규칙을 알아내야 한다는 점이다.

언젠가는 VR(가상현실)이 새로운 규칙을 익혀야 하는 새로운 세계에 완전히 몰입하게 함으로써 완전히 다른 차원으로 발전할 수 있다고 믿고 있다. VR은 궁극적인 형태의 '두뇌 훈련'이 될 수 있다.

이런 종류의 다중 감각 과제는 어린이 두뇌의 가소성이 높은 특성을 설명할 수 있다. 어떤 사람들은 유아의 뇌에서 볼 수 있는 놀라운 가소성이

136. Diankun Gong (2015) et. al. "Enhanced functional connectivity and increased gray matter volume of insula related to action video game playing." *Scientific Reports*. 5(9763):9763.

정해진 한계점이 있는 미리 정해진 '결정적 시기'의 결과라고 주장하기도 한다. 이 결정적 시기가 지나면 성인의 뇌는 학습을 계속하지만 그 속도는 훨씬 느려지게 된다.

하지만 이 시기가 고정된 기회의 창이라기보다는 맥락에 따라 가소성이 결정된다고 생각한다. 마치 익숙한 것이 하나도 없는 세상에 태어났다고 상상해보자. 이 상황에서는 주변의 사물을 하나도 알아보지 못하고 '사물'이라는 개념도 이해하지 못한다. 소리와 이미지가 서로 연결되어 있다는 사실도 아직 배우지 못한 단계이다. 자신의 손을 얼굴에 확실하게 들어올릴 수 없으며, 소화도 아직 자연스럽게 이루어지지 않는다.

모든 상호작용은 모든 감각에 걸쳐 매우 풍부한 학습을 통한 경험이 될 수 있다.

그렇다면 뇌가 학습을 향상시키는 화학 물질로 가득 차 있다는 것은 놀라운 일이 아닌가?

환경, 물리학, 우리 몸에 대해 우리가 알고 있는 모든 것을 학습할 수 있다면 성인의 뇌도 마찬가지로 가소성이 있을 수 있다.

다시 말하지만 미래에는 VR을 통해 똑같이 낯선 세계로 뛰어들어 뇌의 가소성에 큰 변화를 일으킬 수 있을 것이다. 그때까지 우리가 할 수 있는 최선의 방법은 계속 배우고, 계속 탐구하고,[137] 계속 움직이는 것이다.

어려운 기술 배우기

이전 장에서는 일반적으로 움직임과 관련된 뇌의 영역인 소뇌와 운동피질이 고차원적 사고에서 하는 역할에 대해 설명했다. 우리는 세상을 움직이는 경험이 우리의 추론 능력을 뒷받침하며, 복잡한 움직임을 연습하면 실제로 작업 기억과 창의적인 문제 해결 능력을 향상시킬 수 있다는 것을 확인했다. 소뇌는 행동 패턴을 예측하고 구체화하는 능력 덕분에 아이디어와

---

137. 낯선 환경을 탐험하고 접하는 것은 뇌 가소성의 핵심 요소라 볼 수 있다. 정말 멋진 장면을 마주했을 때 느끼는 경외감은 사실 엄청난 양의 감각 정보에 대한 뇌의 재조정을 시도하는 것이며, 거대한 만물의 계획에서 자신이 상대적으로 작다는 것을 깨닫는 것이라고 많은 사람들이 주장한다. 이것이 우리가 우주에 관한 다큐멘터리를 볼 때 비슷한 경외감을 느끼는 이유일지도 모른다(나만 그런 것인가?).

계획에 기여한다는 가설도 제기되었다. 이 중요한 역할은 대뇌 피질에서 발견되는 약 160억 개의 뉴런에 비해 소뇌의 뉴런 수가 약 690억 개에 달하는 이유를 설명하는 데 도움이 될 수 있다.

물론 이러한 훈련을 통해 특정한 고차원적인 기술을 향상시킬 수도 있다. 특정 기술을 연습하면 관련 뇌의 영역이 '부피'가 커져 해당 기술을 더 잘할 수 있다. 다시 ATSP 계층 구조로 돌아가서, 이것은 우리의 특성과 기술을 뒷받침하는 특정 신체적 속성을 보여준다. 이는 "음악 실력은 한 뇌 영역에, 미술 실력은 다른 뇌 영역에 있다"는 식의 설명과는 미묘한 차이가 있다. 오히려 음악 능력은 창의성, 리듬, 음정 등 여러 가지 특성에 의해 정의되며, 각 특성은 특정 뇌 영역에 존재한다. 해당 뇌 영역의 크기와 효율성이 바로 그 특성이다. 따라서 리듬이나 음정 훈련과 같은 다른 활동으로 음악 연습을 보완할 수 있다.

더 흥미로운 점은 이것이 실제로 우리의 사고방식을 바꿀 수 있다는 것이다. 사람들이 생각하는 방식은 생각보다 다양하고 폭이 넓다. 예를 들어 모든 사람이 내면의 독백을 하는 것은 아니지만, 절대 입을 다물지 않는다는 사실에 충격을 받았다! 동일하게 내가 아는 친구는 방의 시각적 '스냅샷'을 떠올려 방 안의 물건 위치를 기억하는, '연상 기법'과 유사한 것을 참조하여 동일한 결과를 나타낸다.

즉, 그는 각 항목이 다른 항목과 어떤 관계에 있는지와 함께 항목을 목록으로 기억하고 있다는 뜻이다. 아마도 이러한 차이는 어느 정도 유전적인 것일 수도 있다. 아니면 하루에 1만 단어를 수년간 써온 나와 함께 대학에서 수학을 공부한 것이 영향을 미쳤을 수도 있다. 연구에 따르면 글쓰기는 시각화와 함께 언어와 관련된 뇌의 영역(베르니케 영역과 브로카 영역)을 활성화하는 것으로 나타났다. 글을 쓰는 사람은 자신이 하고 싶은 말을 그림으로 그린 다음 내레이션을 한다.[138] 이 과정에서 자신의 경험을 내레이션으로 표현할 가능성이 높아진다는 가설이 제기되기도 했다.

글쓰기, 말하기, 프로그래밍, 수학과 같은 기술을 개발하는 것은 우리

138. Martin Lotze et al. (2014) "Neural Correlates of verbal creativity: differences in resting-state functional connectivity associated with expertise in creative writing." *Frontiers in Human Neuroscience*, 8:516.

의 사고방식에도 큰 영향을 미칠 수 있다. 언어, 프로그래밍, 수학과 같은 도구는 추상화할 수 있는 수단을 제공하기 때문이다. 추상적인 개념을 코드화하고 다른 방법으로는 할 수 없는 더 많은 데이터를 조작할 수 있는 능력이다. 프로그래밍은 컴퓨터가 이해할 수 있는 언어로 컴퓨터와 대화하여 물리적 스위치를 통해 데이터를 전송하여 애플리케이션을 만드는 방식이다. 수학을 통해 우리는 우주의 탄생에 대해 이해할 수 있다.

이러한 것들이 어떻게 가능한지 알 수 있는 놀라운 연구가 있다. 이 연구에서는 침팬지에게 플라스틱 태그를 사용하여 같음과 다름을 나타내는 방법을 가르쳤다. 컵-배는 다른 꼬리표를, 컵-컵은 같은 꼬리표를 부착했다. 침팬지는 이 상징적 표현을 사용하는 법을 배운 후 더 고등적인 생각을 통해 관계를 고려할 수 있게 되었다. 예를 들어 침팬지는 두 쌍(컵-컵과 컵-배)이 서로 다르다는 것을 정확하게 식별할 수 있었다.[139]

이에 대해 인지철학 교수인 앤디 클라크는 다음과 같은 얘기를 하였다. "외부 태그와 레이블에 대한 경험은 복잡하고 추상적인 수준의 문제를 뇌가 스스로 해결할 수 있게 해준다."

글쓰기, 프로그래밍, 수학을 배우는 습관을 들이면 더 깊이 생각하는 데 도움이 되는가? 창의적인 문제 해결을 위해? 아니면 미래의 결과와 그에 대비하는 방법을 생각하는 데 도움이 될 것인가? 이러한 것들과 같이 나는 온라인 기업가로서의 성공의 대부분을 이러한 유형의 사고에서 기인한다고 생각한다.

또는 다른 기술을 연습하는 것이 다른 이점을 가져올 수도 있다. 예를 들어 신경심리학회Neuropsychologica에 발표된 한 연구에 따르면 훈련된 음악가들은 스트룹 과제와 사이먼 과제에서 뛰어난 속도와 정확성을 보여 인지 처리 능력이 향상되었다고 한다.[140] 다른 언어에서는 '다르게' 생각할 수 있다고 생각하는 다국어 사용자로부터 얻은 자료들이 엄청나게 많다.

우리는 모두 우리가 존경하고 발휘하고 싶은 대상의 인지 능력의 유형을 훈련할 수 있는 방법에 대해 생각해보아야 할 것이다. 음악, 글쓰기,

139. From *Mysteries of the Human Brain*, New Scientist.

140. Ines Jentzsche et al. (2014) "Improved effectiveness of performance monitoring in amateur instrumental musicians." *Neuropsychologia*. 52(100):117–124.

미술, 언어, 수학을 배우는 것은 우리가 생각하는 것보다 훨씬 더 광범위한 이점을 가져다줄 수 있다.

가장 좋은 점은 온라인에서 이용할 수 있는 수많은 리소스 덕분에 이러한 종류의 학습이 그 어느 때보다 쉬워졌다는 것이다. 말 그대로 누구나 온라인 강좌를 수강하거나 브릴리언트Brilliant와 같은 앱을 통해 학습을 시도할 수 있다. 또한 한 사람이 훨씬 더 많은 것을 성취할 수 있는 강력한 매체 덕분에 개인이 여러 분야에서 크게 기여할 수 있게 되었다. 예를 들어 게임 엔진과 무료로 제공되는 3D 에셋 덕분에 개인 '인디 개발자'도 대형 스튜디오에서 개발한 블록버스터급 게임과 경쟁하여 큰 성공을 거둔 게임을 출시할 수 있게 된 것을 생각해보자. 3D 프린팅, 강력한 편집 소프트웨어, 크라우드소싱 플랫폼, 그리고 수많은 다른 도구들도 다양한 분야에서 비슷한 효과를 내고 있다. 요컨대, 우리는 '폴리매스'의 귀환을 목격하고 있는지도 모른다.

디지털 폴리매스는 새로운 기술을 배우면 유용한 새 능력을 얻을 수 있을 뿐만 아니라 새로운 사고의 도구도 얻을 수 있다. 그리고 이는 인지 능력에 기하급수적인 이점을 가져올 수 있다.

멈추면 어떻게 될까?

몸과 마음이 서로 밀접하게 연결되어 있고 이것이 어떻게 가소성을 촉진하는지 이해하면 운동 부족이 얼마나 잠재적으로 해로울 수 있는지 매우 분명해진다.

마찬가지로, 일반적으로 학습이 부족하면 심각한 문제가 발생할 수 있다. 사실, 이는 현재 우리의 노화와 관련된 많은 문제를 설명할 수 있다.

이전 장에서 다뤘던 주변 세상을 이해하려고 노력하는 아기의 뇌가 화학 물질로 가득 차 있는 것을 기억하는가? 아기는 수년 동안 계속해서 빠른 속도로 학습을 이어간다. 걷기, 말하기와 같은 기본을 익힌 후에도 사회적 역학의 뉘앙스를 파악해야 한다. 학교에 가서 수학과 과학에 대해 배우고, 휴가를 가서 처음으로 새로운 나라와 기후를 보게 될 것이다. 축구를 하고, 가라테 수업을 듣고, 부모로부터 언어나 악기를 배우도록 강요받기도 한다.

십대가 되면 특정 과목에서 배울 수 있는 양이 줄어들 수 있지만, 그동안 쌓은 지식을 바탕으로 계속해서 지식을 쌓아갈 것이다. 또한 운전을 배우거나 사랑에 빠지거나 집을 떠나 독립하는 등 새로운 경험을 계속하게 될 것이다. 대학 조정팀에 합류하거나 춤에 대한 열정을 발견할 수도 있다. 이러한 경험은 졸업 후 첫 직장에 취직한 후에도 계속된다.

하지만 결국에는 특정 직업이나 산업에 빠져 그 자리에 머물게 될 가능성이 높다. 시간이 지남에 따라 더 많은 책임을 맡게 될 수도 있지만, 이와 함께 일상적인 업무는 이전과 달리 상당한 매너리즘에 빠지기 시작한다.

부모가 된다는 것은 처음에는 설레고 새로운 일이지만, 우리 중 많은 사람들에게는 자녀가 집을 떠날 때까지 경험하는 마지막 인생의 큰 변화가 될 것이다. 그리고 우리는 운동이나 댄스 수업을 계속 배우기에는 너무 피곤하다. 우리는 몇 년 만에 마지막 집으로 이사하게 된다. 그리고 새로운 친구를 사귀기보다는 기존에 알고 지내던 친구들을 계속 사귀기로 한다.

저녁은 주로 소파에서 보내며, 독일어를 배우겠다는 새해 결심은 흐지부지되고 만다. 어떻게 될지 뻔하지 않은가?

이 시점에서 우리는 우리의 방식에 더 익숙해지며, 새로운 기술을 배우기가 더 어려워진다. 그리고 어떤 것에 대한 우리의 의견을 더 나은 방향으로 바꾸려 하는 것들도 더 어려워지게 된다.

이런 현상은 나이가 들수록 더 심해진다. 이전에 다쳤던 부상은 이제 실제로 작용하고 있으며, 수년에 걸쳐 보상적인 움직임 패턴으로 이어졌다. 수년 동안 컴퓨터 앞에 앉아 있다 보니 구부정한 자세를 취하게 되었고, 쪼그려 앉는 자세는 아주 먼 옛날의 기억이 되었다. 결국, 우리는 적극적으로 움직이는 양을 최소화하기 시작한다. 그리고 친구와 친척들도 나이가 들면서 점차 사교 활동을 중단하게 된다.

시력이 약해지면서 뇌로 들어오는 정보의 양도 현저히 줄어들게 된다.

결국 은퇴를 하고 새로운 도전을 적극적으로 찾지 않으면 우리의 삶

은 위험할 정도로 '편안해진다.'

열쇠를 잃어버리는 것이 당연한 일이 되고 있는가? 아니면 통증과 고통이 겹겹이 쌓이기 시작하는가? 점심 식사 후에도 잠에서 깨어나지 못하는 경우는 없는가?

하지만 아직 늦지 않았다! 몸을 움직이기 시작하면 예전의 가소성을 되찾을 수 있다.

다시 학습을 시작하면 새로운 가능성에 눈을 뜰 수 있다.

안주하지 말고 계속 움직여야 한다.

CHAPTER 13

셀프 마스터와 신체 지능

아무리 똑똑한 사람이나 세계 최고의 운동선수가 되어도 밤에 잠을 설치면 그 엄청난 잠재력을 발휘할 수 없다.

따라서 주어진 상황에 대한 반응을 조절하는 방법을 배우는 것이 중요하며, 이때 호흡, 심박수 등 인체의 다양한 자율 기능과 함께 신경전달물질이 작용하게 된다.

생리적 상태가 마음가짐에 큰 영향을 미치기 때문에 뇌와 신체가 서로 연결되어 있음을 알 수 있다.

이를 이해했을 때, 즉 신체가 마음과 수행능력에 영향을 미치는 방식을 인식하고 통제권을 되찾기로 선택했을 때, 여러분은 '신체적 지능'에 도달한 것이다.

클레어 데일과 패트리샤 페이튼은 신체 지능을 정신 상태, 기분, 효율성을 좌우할 수 있는 화학 물질 및 기타 신체적 요인을 감지하고 변화시키는 능력이라 했다. 이는 자신의 신체 상태를 '감지'하는 능력인 '인터셉션'이라는 개념과 밀접하게 연관되어 있다.

하지만 이것은 수 세기 동안 다양한 모습으로 이어져 온 수행 방법이다. 그리고 그것은 숨겨진 잠재력을 발휘하고 완전한 자기 통달을 이루는 길일 수도 있다.

투쟁 또는 도피 VS 휴식과 소화

인체는 항상 투쟁과 도피, 또는 휴식과 소화라는 두 가지 상반된 상태 사이의 스펙트럼 어딘가에 속해 있다. 이 두 가지 상태는 각각 자율 신경계의 교감 신경과 부교감 신경에 의해 유도되기 때문에 교감 신경과 부교감 신경이라고도 불린다.

투쟁 또는 도피는 극심한 스트레스를 받는 순간에 발생하는 생리적 각성 상태를 말한다. 우리는 흔히 스트레스 반응을 부정적인 것으로 생각하지만 사실 급성 스트레스는 매우 유용한 도구가 될 수 있다. 위험한 상황에서 신체는 도파민, 노르에피네프린(노르아드레날린), 에피네프린(아드레날린)과 같은 카테콜아민 신경전달물질과 코티솔과 같은 다른 신경전달물질의 생성을 증가시킨다.

급성 스트레스는 매우 유용한 도구가 될 수 있다.

이러한 화학 물질은 '흥분성 신경전달물질'로서 뉴런이 발화할 가능성을 높인다는 것을 의미한다. 따라서 뇌는 전기적 활동이 증가하면서 활기를 띠게 되고, 경기에 대한 생각을 통해 잠재적 위험에 대한 인식력이 향상되는 것을 경험하게 된다. 일부 뇌 영역의 활성화가 증가하는 동안 전전두엽 피질에서 처리되는 고차원적인 인지 과정은 대부분 중단된다. 결국, 지금은 한가하게 여름 휴가를 꿈꾸거나 다음 프레젠테이션을 계획할 생활과는 다르다는 것이다!

이러한 신경전달물질은 또한 다음에 발생하는 사건을 기억할 가능성을 높여 향후 위험을 피하는 데 도움이 될 수 있다.

한편, 미주 신경을 따라 심박수와 호흡을 증가시켜 필요한 곳에 더 많은 혈액과 산소를 공급하는 신호가 전달된다. 혈압이 변하면 더 많은 혈액이 근육과 뇌로 보내지고 소화 기관과 면역 체계는 일시적으로 억제된다.

혈액 점도는 실제로 증가하여 부상을 입은 경우 응고를 촉진한다. 동공이 확장되어 더 많은 빛을 받아들이게 되지만, 주관적으로 '터널 시야'(나중에 중요해질 것임)를 경험하게 된다. 시간이 약간 느려지는 것처럼 보일 수도 있다.

사실 우리가 스트레스나 두려움이라고 생각하는 것은 여러 가지 면에서 초능력과 같다. 다음의 지문은 드라마 〈닥터 후〉에 나오는 한 대사이다.

이 대사에서는 스트레스에 대한 내용을 다루고 있다.

> 두려움에 대해 말씀드리겠습니다. 심장이 너무 세게 뛰어서 손을 통해서도 느낄 수 있어요. 뇌에는 로켓 연료처럼 많은 양의 혈액과 산소가 공급되고 있어요. 지금은 더 빨리 달릴 수 있고, 더 세게 싸울 수 있고, 인생에서 그 어느 때보다 더 높이 뛸 수 있어요. 그리고 당신은 너무 깨어 있어서 시간을 늦출 수 있는 것처럼 느껴져요. 겁이 나면 뭐가 문제일까요? 두려움은 초능력이에요. 당신의 초능력이에요. 이 방에서 가장 위험한 것이 있는데 그거 알아요? 바로 당신입니다. 느껴져요?

그런 다음 휴식과 소화 반응이 있다. 이것은 명백한 위험이 없을 때 우리가 들어가는 상태이다.

이 시점에서 심박수와 호흡이 느려진다. 뇌 활동이 감소하고 집중력이 떨어지게 된다. 공상에 빠시서나 하루 일과에 대해 궁금해하면서 네트워크 기본 모드를 활성화할 가능성이 높아진다. 신체는 조직을 복구하고, 근육을 만들고, 음식을 소화하는 일을 하게 된다.

부교감 신경계에서 생성되는 주요 신경전달물질은 흥분성 아세틸콜린이지만, 부교감 상태는 세로토닌, 멜라토닌, 옥시토신, 아난다마이드와 같은 '좋은 느낌'을 주는 호르몬과 함께 발생할 가능성이 높다.

근육의 긴장도가 감소하고 오후에 낮잠을 자고 싶다는 생각이 들 수 있다.

그러나 이러한 상태를 이분법적이거나 상호 배타적인 것으로 생각하는 것은 실수하는 것이다. 이러한 상태는 산불이나 큰 샌드위치에 대응하여 간헐적으로 '켜지는' 상태가 아니다. 그 대신 수많은 요인들이 끊임없이 우리를 스펙트럼의 한쪽 끝 또는 다른 쪽 끝으로 조금씩 더 밀어붙인다.

사실, 오늘날 많은 사람들이 직면하고 있는 가장 큰 질병 중 하나는 만성 스트레스라 볼 수 있다. 방금 논의한 투쟁-도피 반응은 즉각적인 위협에 대처하기 위한 강력한 도구다. 진화의 역사에서 이는 포식자, 경쟁자, 위험한 등반과 같은 위협을 극복하는 것을 의미했을 것이다.

하지만 오늘날 우리가 직면한 많은 위협은 낮은 수준의 느린 속도로 진행된다. 재정적 부채, 고압적인 상사, 열악한 직업, 인간관계의 문제 등을 생각해보자. 심지어 약간 지저분한 주방도 마찬가지인 것이다!

이러한 모든 것들이 낮은 수준의 스트레스를 유발하여 휴식과 소화 상태에 완전히 들어가지 못할 가능성이 높다. 스트레스가 신체에 미치는 영향을 기억하자: 스트레스는 소화와 면역력을 억제한다. 혈압을 높인다. 그리고 그것은 불안한 생각을 조장한다. 이러한 상태가 며칠, 몇 주, 몇 달 동안 지속되면 건강에 심각한 위험을 초래할 수 있다.

그런 다음 한 방향으로 약간 기울어질 수 있는 생리적 요인이 있다. 예를 들어 식사를 통해서도 살펴볼 수 있다.

탄수화물 한 접시를 먹으면 혈당이 올라가고 트립토판이라는 아미노산이 체내로 유입된다. 대부분의 탄수화물에서 발견되는 트립토판은 소화되지 않고 혈뇌 장벽을 통과하여 트립토판 하이드록실라제 효소에 의해 5-하이드록시트립토판으로 전환된다. 그런 다음 방향족 아미노산 탈카르복실화 효소에 의해 세로토닌으로 전환된다.[141] 세로토닌은 '기분을 좋게 하는 호르몬'이라는 것을 기억하고 있을 것이다. 세로토닌은 쾌활하고 행복한 기분을 느끼게 해주지만, 억제성 신경전달물질로 작용하여 뇌 전체의 활동량을 감소시킨다(결국 세로토닌은 수면 호르몬인 멜라토닌으로 변하는데, 이것이 우리가 식사 후 피곤함을 자주 느끼는 이유이기도 하다). 요컨데, 우리는 '식후' 상태('먹은 상태'를 의미)에 있을 때 부교감 신경이 더 활성화된다.

반대로 혈당이 매우 낮으면 코르티솔이 분비되어 스트레스 반응을 일으킨다. 진화론적 관점에서 보면 배가 고프면 음식을 찾게 되는 것은 당연한 사실이다.

그렇기 때문에 한동안 식사를 하지 않으면 불안과 초조함을 느끼는 경우가 많다. 또한 사람들이 '배고픔'을 느끼는 이유이기도 하다.

---

141. Dawn M Richard et. al. (2009) "L-Tryptophan: Basic Metabolic Functions, Behavioral Research and Therapeutic Indications," *International Journal of Tryptophan Research*, 2:45–60.

이 밖에도 수많은 사소한 것들이 우리의 기분에 영향을 미칠 수 있다. 예를 들어 햇빛의 영향으로 하루 중 시간이 영향을 미치는데, 햇빛이 부족하면 멜라토닌을 유도하는 코르티솔과 하루 종일 뇌에 축적되는 아데노신이 증가하여 수면을 준비하기 위해 활동을 줄이게 된다. 카페인은 실제로 아데노신 수용체에 결합하여 이러한 억제 효과를 '차단'함으로써 우리의 교감 신경을 더 활성화한다.

마찬가지로 사회적 신호는 온도, 소리, 수분, 음식, 장내 세균 등과 마찬가지로 우리의 신경 화학을 변화시킬 수 있다.

'신체적 지능'의 한 측면은 스트레스, 분노 또는 슬픔을 느끼는 이유가 자신이 인지하는 설명과는 거의 관련이 없을 수 있다는 것을 이해하는 것이다.

당황하여 잘못된 결정을 내리기 전에, 또는 파트너가 잘못했다고 생각하여 소리를 지르기 전에, 단순히 너무 피곤하거나 배가 고프거나 관련 없는 일로 불안한 것은 아닌지 스스로에게 물어보자. 그런 다음, 어떻게 하면 분위기를 바꾸고 이상적인 균형을 되찾을 수 있을지 생각해보자.

(마찬가지로, 누군가 당신에게 소리를 지르면 더운 날씨 때문에 더 성질이 급해지는 것은 아닌지 생각해보자.)

이것은 또한 신체 지능과 감성 지능 사이의 밀접한 연관성을 보여준다. 감성 지능은 우리 자신과 타인의 감정에 대한 인식을 설명하는 데 사용되는 용어이다. 감성 지능은 IQ만큼이나 중요하며, 여러 면에서 훨씬 더 중요하다고 설명되어왔다.

결국, 감성 지능이 높으면 다른 사람을 설득하고, 판매하고, 마음을 얻는 데 도움이 된다. 또한 어려운 상황에서도 냉정한 마음가짐을 유지하는 데 도움이 되며, 면접이나 치열한 경쟁에서 침착함을 유지할 수 있는 능력을 제공한다. 또한 다른 사람들이 어려운 감정을 다룰 수 있도록 돕고 모든 사람의 장점을 끌어낼 수 있는 매우 귀중한 기술이다. 위대한 리더는 감성 지능의 달인이다.

동화 작용 마인드셋

보디빌더와 근력 운동선수들은 이화 작용과 동화 작용이라는 비슷한 개념에 익숙할 것이다.

이화 작용은 신체가 지방을 연소하고 조직을 분해하여 연료로 사용하는 상태를 뜻한다. 예를 들어 훈련 세션과 아침에 일어나면 이화 작용이 활발해진다.

반면에 동화 작용은 신체가 근육 조직을 재건하여 비대를 촉진하는 휴식 상태를 말한다. 따라서 근육 형성은 2상 과정으로, 근육 조직을 분해하는 데 동일한 시간을 투자하지 않으면 근육을 재건하는 데 불충분하다. 동등하고 반대되는 반응이 있어야 한다. 이에 대해서는 3장에서 간략하게 설명했다.

이러한 상태는 주로 AMP 활성화 단백질 키나아제(AMPK)와 포유류 라파마이신표적(mTOR mammalian target of rapamycin)에 의해 결정된다. 활동은 다음 장에서 살펴볼 에너지 과정의 부산물인 아데노신 모노포스페이트(AMP)를 생성하고, 이 부산물은 효소인 단백질 키나아제를 활성화한다. 단백질 키나아제는 mTOR을 억제하여 단백질 합성을 감소시킨다. mTOR은 반대로 라파미아신의 포유류 표적이며 단백질 합성을 지원하는 IGF-1 및 기타 동화 작용 화합물의 수치를 높이는 역할을 한다. 이러한 물질은 우리가 섭취하는 음식과 같은 다른 요인에 의해서도 조절된다.

다른 과정도 동화 작용과 교감 반응을 연결하거나 그 반대의 경우도 마찬가지다. 예를 들어 저혈당은 코르티솔뿐만 아니라 근육 분해를 유도하는 물질인 미오스타틴도 증가시킨다. 코르티솔은 테스토스테론과도 음의 상관관계가 있는데, 즉 체내 코르티솔이 많을수록 테스토스테론의 순환량이 줄어든다는 뜻이다. 고혈당으로 인해 급증하는 인슐린은 근육 형성을 촉진하며 그 자체로 동화 작용을 하는 호르몬이다.

이화 작용 상태는 교감 신경계, 동화 작용 상태는 부교감 신경계이다. 수면은 '가장 동화 작용이 활발한 상태'이다.

보디빌더와 운동선수는 실제 훈련 중에는 이화 작용이 급증하기 때문에 수면 시간 동안 최대한 동화 작용을 하려고 많은 시간을 할애한다. 이를 위해 식단, 수면, 훈련 변수를 조절하여 혈당이 떨어지지 않도록 하고, 충분한 휴식을 취하며, 식사 시간을 신중하게 조정하기도 한다.

그러나 종종 잊혀지는 것은 멘탈 게임과 스트레스 반응을 조절하는 것의 중요성이다. '오버트레이닝'이 군인 이외의 비경쟁 운동선수에게 적용될 수 있는 용어인지에 대해서는 큰 논쟁이 있다. 프로 운동선수도 하루에 5시간씩 훈련할 수 있는데, 일주일에 한 번 운동하는 것이 어떻게 '과잉 훈련'이 될 수 있을 것인가?

일부에서는 이러한 번아웃을 설명하기 위해 '회복 부족' 또는 '과잉 훈련'과 같은 다른 용어를 사용할 것을 제안했다. 하지만 어떤 용어로 부르든 일반인이 일상생활에서 엄청난 양의 만성 스트레스를 경험한다는 점을 고려하면 이 모든 것이 완벽하게 이해가 된다. (프로 선수라면 휴식도 프로처럼 취해라!)

만약 헬스장에서 계속 부상을 당하고, 훈련이 더 피곤하게만 느껴진다면 적절한 휴식과 회복할 수 있는 시간을 갖지 못하고 있기 때문일 수 있다. 헬스장에서 운동을 하면서도 바쁜 출퇴근길, 스트레스가 많은 직장, 집에 돌아와서 해야 할 집안일이 많다면 이러한 모든 요인을 함께 고려해야 한다. 마찬가지로 저녁에 격렬한 비디오 게임을 하는 것도 도움이 되지 않는다!

그리고 정신이 번쩍거려서 잠을 잘 수 없다면 수면에 더 큰 해를 끼칠 뿐이다. 뇌가 억세성 신경 화학 물질과 농화 작용 호르몬으로 가득 차 있어야 할 잠자리에 들기 직전에 휴대폰의 빛조차도 코르티솔 분비를 유발한다.

이것이 바로 소림사의 승려들이 기공과 같은 명상 수련을 통해 에너지를 회복하고 수련 시간 외에 몸을 완전히 회복하려고 노력하는 이유 중 하나이다. 그들은 이를 음과 양의 중요한 균형으로 본다.

우리 모두 비슷한 관점을 가질 수 있다.

우리의 생각은 생리적 현상에 어떻게 영향을 미치는가?

특정 기분과 정신 상태를 유발하는 것이 항상 외부의 신체적 요인 때문만으로 단정 지을 수 없다. 그에 못지않게 중요한 것은 우리가 무엇에 집중하고 무엇에 대해 생각하는가이다.

이전 장에서 우리의 생각과 이해가 어떻게 신체적 경험에 기반을 두고 있는지에 대해 설명했다. 따라서 나쁜 일이 일어날 것이라고 생각하면 생리적 반응에 관한 한 그 나쁜 일이 이미 일어나고 있는 것과 마찬가지일 것이다.

위험에 대한 생각이 정신적, 신체적 상태에 영향을 미치기 위해서는 위험이 실제로 존재할 필요는 없다.

이를 설명하기 위해 잠시 여러분이 울창한 정글 한가운데서 모닥불 주위에 둘러앉아 캠핑을 하고 있다고 상상해보자. 아무도 모르는 사이에 호랑이가 덤불 속에서 공격할 순간을 기다리고 있다. 바스락거리는 소리가 들리자 순식간에 집중력이 그 소음에 집중된다. 모든 것이 고요해지고 머리카락이 쭈뼛 서는 듯한 느낌이 든다.

어떤 시나리오에서는 호랑이라고 정확하게 식별한다. 가슴이 두근거리고 두려움과 공포로 속이 메슥거리면서 인생 최대의 투쟁-도피 반응이 일어나게 된다(소화 과정에 혈액 공급이 끊기고 빠른 호흡으로 인해 혈액이 산성화되는 것이다).

하지만 다른 시나리오에서는 이 소음이 단지 친구가 강에서 빨래를 하고 돌아오는 소리라고 가정했을 때, 패닉 반응은 없었다.

이 두 시나리오의 물리적 상황은 완전히 동일하다. 유일한 차이점은 생각에 있다는 것이다! 하지만 생리적으로 엄청난 차이를 보인다.

우리는 종종 호랑이가 보이지 않아도 호랑이를 상상한다.

이러한 반응에는 수많은 뉘앙스가 있다. 호랑이가 있다고 믿으면서도 호랑이가 나를 공격하지 않을 것이라고 믿는다면 가벼운 투쟁-도피 반응이 나타날 수 있다. 호랑이에 대한 심각한 공포증이 있다면 더 심한 반응을 보일 수도 있다.

두 번째 같은 경우라면 왜 정글에서 캠핑을 하려고 하는지 모르겠다!

요점은 우리는 종종 호랑이가 없는 곳에서 호랑이를 상상한다는 것이다. 그래서 우리는 끊임없이 공황 상태에 빠지게 된다. 특히 불안한 생각을 하는 경향이 있는 사람은 평생 최악의 상황을 상상하며 생리적 각성 상태가 지속될 수 있다.

그렇다고 해서 이런 종류의 낮은 수준의 스트레스가 항상 나쁜 것은 아니다. 적절한 양의 '유스트레스'(긍정적 스트레스의 다른 말)는 실제로 프로젝트를 제시간에 끝내고 청구서를 지불하도록 격려하는 긍정적인 동기 부여가 될 수 있다.

인체의 대부분의 기능이 그러하듯, 스트레스는 균형과 적응력의 문제인 것이다.

인지 구조 재구성

이러한 메커니즘을 이해하면 통제력을 되찾을 수 있다. 심리학자들이 점점 더 많이 사용하는 심리 치료 전략 중 하나는 인지 행동 치료(CBT Cognitive Behavioral Therapy)이다. 이 개입의 목적은 개인에게 생각의 힘을 가르치고, 제한적인 믿음과 심지어 공포증이나 강박증과 같은 불안 장애를 극복하기 위해 생각을 통제할 수 있는 방법을 가르치는 것이다.

이러한 전략의 대부분은 '인지적 재구조화'라는 제목에 속한다. 이는 부정적인 사고 패턴을 제거하고 보다 긍정적인 대처 메커니즘을 설치하는 것을 목표로 하는 '메타인지'(사고에 대한 사고)의 한 가지 예시이다. 이를 위해 일반적으로 사용되는 두 가지 전략은 다음과 같다.

- 생각에 도전하기
- 가상 테스트

여러분이 대중 연설에 대한 두려움이 있다고 가정해보자. 그런 상황에서 어떤 생각이 드는지 적어보는 것부터 시작할 수 있다.

"질식할 것 같아!"
"모두가 나를 비웃을 거야!"
"숨을 쉴 수 없을 거야."
"나는 할 말이 없어."

이제 도전적인 생각은 그 상황의 현실과 그것이 실제로 얼마나 파괴적인지 평가하는 것이다.

예를 들어 사람들은 정말 어려움을 겪고 있는 발표자를 보고 웃을까? 대부분의 사람들은 정중하게 연설이 끝날 때까지 기다릴 만큼 동정심이 많다. 사람들이 웃는다고 해도 그게 정말 중요한가?

왜 그렇게 사소한 일에 신경을 써서 상대방에게 감동을 주려고 하는 것인가? 정말 할 말이 없을까? 그렇지 않다면 왜 말을 하라는 요청을 받았을까? 공유하려는 정보에서 가치를 찾았는가? 그렇다면 적어도 한 명 이상의 사람에게 유용할 가능성이 있으며, 이 경우 긍정적인 일을 한 것이다.

가설 테스트는 여기서 한 걸음 더 나아가 실제로 나가서 두려움에 직면할 것을 제안한다. 좀 더 구체적으로 말하자면, 최악의 시나리오에 직면하는 것이다. 즉, 무대에 서서 발표를 하는데 일부러 말을 더듬다가 실패하는 것이다. 문장 사이에 2분만 기다려보면 현실이 생각보다 나쁘지 않다는 것을 알게 될 것이고, 그 영향은 거의 없을 것이다.

(물론 고소공포증이 있는 경우 가설 테스트는 도움이 되지 않는다.)

이것은 매우 강력한 도구로 사용될 수 있다. 대부분 사회적 어색함과 수줍음 때문에 자신의 잠재력을 발휘하지 못하는 경우가 있다. 낯선 사람과 대화를 시작하고 최대한 움츠러들면 결국 이러한 두려움에 둔감해질 수 있다. 얼마나 카리스마 있고 자신감 넘치는 사람이 될 수 있을지 상상해 보자!

CBT는 종종 문장으로 된 생각의 표현과 내용에 중점을 두는 거의 프로그래밍의 한 형태로 취급된다. 하지만 나는 CBT는 상황을 다감각적으로 표현하고 감정을 실제로 느낄 수 있도록 할 때 훨씬 더 강력한 효과를 발휘할 수 있다고 생각한다. 실제로 무대에 올라가지 않고도 그 순간을 '살면서', 특히 준비한 모든 반론을 떠올리면서 그 상황이 그렇게 나쁘지 않다는 것을 느낄 수 있다.

사무라이들은 죽음이라는 개념을 명상했다.

시각화는 극도로 스트레스를 주는 생각이나 개념에 둔감해지는 데에도 효과적인 도구가 될 수 있다. 예를 들어 사무라이는 죽음에 대한 두려움을 극복하기 위해 죽음이라는 개념을 명상했다고 한다.

다음에 누군가 무슨 생각을 하고 있는지 물어보면 고대 사무라이처럼 죽음에 대한 개념을 명상하고 있다고 답하자.

센스 점수 100점 만점 중 100만점이다.

시각화를 통해 고소공포증을 극복하고 난간에 서는 연습을 하며 사람이 그냥 떨어지는 것이 아니라는 것을 깨달을 수 있다.

운동선수와 힘든 직업을 가진 사람들은 이러한 유형의 전략을 사용하여 얻을 수 있는 것이 많으며, 잠재적으로 우리가 원하는 정신적/감정적 상태를 활용하는 데 도움이 될 수 있다.

호흡과 명상

좀 더 생리학적인 접근법으로 돌아가서, 우리가 통제력을 되찾을 수 있는 또 다른 방법은 연습된 호흡과 명상이다.

예를 들어 '4중 호흡'(다른 많은 이름으로도 불림)은 요가뿐만 아니라 네이비실이 압박감 속에서 평온한 상태를 유노하기 위해 사용하는 기술이다. 이 기술을 수행하려면 다음과 같이 하면 된다.

- 4초 동안 숨을 들이마신다.
- 4초 동안 숨을 참는다.
- 4초 동안 숨을 내쉰다.
- 4초 동안 숨을 참는다.

윔 호프

자율신경계를 조절하는 데 있어 윔 호프만큼 쉽게 떠오르는 사람은 없다. 윔 호프는 고도의 교감 신경 반응을 유발하기 위해 시각화 및 냉기 노출과 결합된 호흡법을 개발한 사람이다. 이러한 반응 덕분에 그는 초인적인 힘을 발휘하고, 고통을 극복하고, 극한의 온도를 견뎌낼 수 있었다. 이를 증명하듯 윔은 반바지와 신발만 신고 에베레스트산 정상 22,000피트 등반을 비롯해 수많은 세계 신기록을 세웠다. 섭씨 40도의 나미비아 사막을 물 한 방울 마시지 않고 마라톤을 완주한 기록도 있다. 그와 그의 학생들은 박테리아 독소를 주입한 후 감기와 독감 증상을 예방할 수 있는 연구에 참여하기도 했다.[142]

흥미로운 점은 누구나 윔 호프 방법을 배울 수 있다는 것인데, 이는 과호흡을 조절하고 심호흡을 한 다음 숨을 참는 형태를 포함한다.[143] 이 방법은 이산화탄소를 낮추고 혈액의 pH 수준을 높이는 방식으로 작동한다. 이는 세포가 산소를 저장하는 것을 방지하여 저산소증과 유사한 상태를 만들어 스트레스 반응을 유발하고, 감기 증상과 부종에 대항하는 항염증성 사이토카인의 방출을 촉진하는 역할을 한다. 윔 호프 방법의 과호흡 이후 숨을 참고 다시 호흡을 하면 CO_2가 회복되고 혈액이 정상으로 돌아온다.

놀랍게도 윔이 이와 유사한 기술을 사용한 최초의 사람은 아니다. 사실, 수련자가 마음대로 체온을 올리는 데 사용할 수 있는 기존의 툼모 명상법이 주요 영감의 원천이었다.

이 주제에는 수많은 변형이 있지만, 모두 생리와 심리 사이의 '양방향' 소통이라는 특성 때문에 효과가 있다. 생각을 바꾸면 미주 신경을 통해 호흡에 영향을 줄 수 있는 것처럼, 호흡을 조절하면 사고방식을 바꿀 수 있다. 이 두 가지를 동시에 할 때 가장 좋은 결과를 얻을 수 있다.[144]

이것이 바로 명상으로 들어가는 길이다. 이미 '큰 집중 명상'과 죽음을 관망하는 사무라이 개념과 같은 '대안적' 형태의 명상에 대해 설명했지

---

142. Matthijis Kox et. al. (2014) "Voluntary activation of the sympathetic nervous system and attenuation of the innate immune response in humans." *PNAS*. 111(20) 7379–7384.

143. 이 방법을 잘 아는 사람의 지도 없이 시도하지 마라. 특히 목욕탕이나 기절할 위험이 있는 곳에서는 절대 시도하지 말자!

144. 이전 장에서 설명한 대로 얼굴에 찬물을 뿌리는 것도 특정 생리적 반응을 자극하기 위해 미주 신경을 '해킹'하는 또 다른 예이며, 이번에는 반대 목표를 염두에 두고 있다.

만, 대부분의 사람들에게는 마음챙김 명상, 초월 명상 또는 호흡 인식 명상 같은 방식들이 동일한 명상으로 인식된다.

마음챙김 명상의 목표는 무언가에 마음을 집중하는 것이다. 초월 명상에서는 '만트라'에 집중하여 같은 단어나 소리를 계속해서 반복한다. 마음챙김 명상에서는 생각에서 벗어나 무비판적인 태도로 관찰하거나, 각 근육을 서서히 이완하는 '바디 스캔'을 할 수도 있다. 호흡 알아차리기 명상은 호흡에 집중하는 것이다.

나에게 도움이 되었던 방식은 다양한 형태의 응시 명상이다. 응시 명상에서 나는 가장 큰 성공을 거두었다. 이는 촛불, 바람에 흔들리는 나무, 졸졸 흐르는 시냇물 등 외부의 어떤 지점에 집중하는 명상이다.

태극권과 같은 다른 형태의 명상(명상 수련뿐만 아니라 무술 및 기타 용도로도 활용될 수 있음)은 움직임에 집중하는 것을 포함한다. 이것은 일종의 '운동 감각 명상'이다.

이 모든 것이 지향적 명상의 예이며, 목표는 마음을 집중하거나 마음을 비우는 것이다. 어느 쪽이든, 앞서 언급한 정신 훈련은 주의 집중과 집중력 유지를 담당하는 뇌의 일부인 전대상피질을 강화하는 데 도움이 될 수 있다.

이는 부정적인 생각이나 주의를 산만하게 하는 외부 요인에 집중하지 않도록 선택할 수 있다는 점에서 큰 이점이 있다. 따라서 명상은 과제에 더 오래 집중하거나, 스포츠나 운동에 더 몰입하거나, 신체적 고통이나 정서적 혼란을 극복하는 데 도움이 될 수 있다.

명상은 일반적으로 자연 경관, 차분한 호흡, 편안한 자세와 결합되어 편안한 마음 상태와 편안한 신경 화학적 칵테일을 유도하는 데 도움이 되기 때문에 많은 사람들이 명상 수련을 편안한 휴식으로 여긴다.

하지만 집중력과 감정 조절 능력을 키우는 데 가장 관심이 있다면 주의를 지속하는 연습, 특히 주의를 내면으로 향하게 하는 연습을 꾸준히 하는 것만으로도 효과를 얻을 수 있다.

예를 들어 이 책에서 이미 여러 번 소개한 바 있는 '수학적 사고' 연습은 실제로 감정 조절에 도움이 되고 우울증 퇴치에도 도움이 될 수 있다! 이는 작업 기억[145]과 실행 통제에 핵심적인 역할을 하는 배측 전전두피질을 발달시키면서 이러한 효과를 가져온다. 다시 말해, 다른 형태의 명상과 마찬가지로, 명상 수련자는 감정에 관여하는 방법과 내부적으로 주의를 집중하는 방법을 선택하도록 가르친다. 연구진은 이 방법이 정서 장애를 치료하는 데 완전히 새로운 개입 전략을 열어주며, 스포츠 심리학자들이 고려할 수 있는 유용한 방법이라고 말한다. 다른 것들은 언급할 필요도 없다.

큰 집중 명상이나 뉴포트의 생산적 명상도 마찬가지다. 이 두 가지 명상은 모두 집중을 수반하기 때문에 마음의 내용을 보다 의식적으로 통제하는 데 유용할 수 있다.

지시적인 형태의 명상은 IQ 146점 향상[146] 및 전뇌 연결성 증가 등 뇌 전반에 걸쳐 다른 여러 가지 중대한 변화를 가져올 수 있다.

즉, 마음이 자유롭게 방황하도록 내버려두는 것이다. 1966년 노르웨이에서 개발된 아셈 명상은 단순히 긴장을 풀거나 단조로운 작업에 몰두하는 것보다 디폴트 모드 네트워크(상상력 네트워크를 기억하실 겁니다)를 활성화하는 것으로 나타났다. 아셈 명상은 명상적인 소리와 '자유로운 정신적 태도'를 결합한 것이다.

자유로운 연상을 통해 뇌가 스스로 신경 경로를 따라가게 하면 실제로 꿈에서 일어나는 것과 유사한 과정인 생각과 기억을 정리하는 데 도움이 되는 것으로 밝혀졌다. 이는 해마와 다른 뇌 영역이 더 잘 구조화되어 신경 효율성이 높아지고 이질적인 아이디어를 새롭게 연결하는 능력이 향상되는 결과를 가져올 수 있다.

이러한 자유 형식 명상 스타일[147]을 사용하는 사람들은 실제로 창의성과 목표 지향적 행동이 더 뛰어난 것으로 나타났다. 그리고 이와 같은 '대

---

145. Matthew A. Scult et al. (2016) "Thinking and Feeling: Individual Differences in Habitual Emotion Regulation and Stress-Related Mood Are associated With Prefrontal Executive Control." *Clinical Psychological Science*. 5(1):150–157.

146. Robert W. Cranson et al. (1991) "Transcendental meditation and improved performance on intelligence-related measures: A longitudinal study." *Personality and Individual Differences*. 12(10):1105–1116.

147. 지시적 명상과 비지시적 명상은 집중 명상과 개방 명상, 또는 집중 주의 명상과 개방 모니터링 명상이라고도 불린다. 일부 형태의 마음챙김 명상도 개방적 모니터링 명상의 예로 간주할 수 있는데, 마음챙김은 명상을 위한 일종의 포괄적인 개념으로 취급되는 경우가 많다.

안적' 명상 방법이 유용하게 사용될 수 있는 분야는 아직 표면적으로 드러나지 않았다고 생각한다.[148]

148. Lorenza S. Colzato et al. (2012) "Meditate to create: the impact of focused-attention and open-monitoring training on convergent and divergent thinking." *Frontiers in Psychology*. 3:116.

CHAPTER 14

인간 수행능력의 궁극적인 상태

명상, 호흡, CBT를 통해 정신 상태와 감정 상태를 조절할 수 있다. 하지만 이것이 사실이라면 이 연습의 목표는 무엇이어야 할까? 만약 그런 것이 존재한다면 '이상적인' 정신 상태는 무엇일까?

많은 이들은 흐름 상태가 답이라고 주장할 것이다. 실제로 이것은 스포츠 심리학자와 퍼포먼스 코치에게 성배와도 같은 존재이다.

흐름 파악하기

'흐름 상태'라는 용어는 1975년 심리학자 미하일 칙센트미하이가 처음 사용했다. 흐름 상태는 대부분의 사람들이 한 번쯤은 경험했을 법한 현상, 즉 다른 모든 생각과 방해 요소가 사라질 정도로 작업에 100% 몰입하는 느낌을 묘사한다. 스포츠 경기 중에도 이런 현상이 나타날 수 있는데, 이때는 시간이 아주 느리게 흘러가는 것처럼 느껴지고 유별나게 우아하고 정확하게 움직일 수 있다. 또한 글을 쓰다가 시간 가는 줄 모르고 몇 시간 동안 숨도 쉬지 않고 집중할 때도 발생한다. 즉흥 연주를 하는 동안에는 음악이 우리 외부에서 흘러나오는 것같이 '채널링'되는 느낌이 들 수도 있다.

뇌 내부를 들여다보면, 이때 뇌의 전전두엽 영역은 대부분 조용해져서 순간적인 결정을 담당하는 뇌 영역만 활성화되는 것으로 보인다. 이를 '일시적 전두엽 활동 감소'라고 한다. 이 주제에 관한 많은 저명한 저술가들이 이 패턴을 흐름에 필요한 패턴으로 널리 간주하고 있다.

하지만 나는 이 설명이 다소 지나치게 단순하다고 생각한다. 나는 흐름을 담당하는 뇌 활동의 단일 패턴이 있다고 생각하지 않으며, 오히려 주어진 작업에 가장 효율적인 활동 패턴일 뿐이라고 생각한다.

실제로 다양한 형태의 플로우를 위해서는 전전두엽 피질이 필요하다. 예를 들어 플로우를 하는 래퍼는 내측 전전두엽 피질이 활성화된 것으로 나타났다. 이는 '아이디어의 내적 생성'에 필요하다.[149] 랩 플로우에서 활성화되는 뇌 영역은 서핑을 할 때 활성화되는 뇌 영역과 매우 다를 수 있다. 전두엽 피질은 주어진 작업에 매우 적은 비율만 사용되기 때문에 조용한 것처럼 보일 수 있다.

하지만 실제로는 매우 효율적으로 사용되고 있다. 이제 우리 모두는 뇌의 잠재력을 '100%' 발휘할 수 있다는 이야기가 사이비 과학이라는 것을 알고 있다. 그러나 우리 뇌의 어떤 부분도 '잠겨 있지 않았다.'

그러나 우리가 한 번에 뇌 전체를 사용하지 않는 것은 사실이다. 우리에게는 주어진 시간에 뇌의 3%를 활성화할 수 있는 에너지가 대략적으로 준비되어 있다. 그렇다면 이는 유한한 자원이며, 이 자원이 20개의 다른 활동에 분산되면 성능이 떨어지게 된다.[150]

이것은 일반적으로 뇌에 대해 이해해야 할 중요한 사항이다. 신경전달물질과 뇌파(단순히 전기적 활동의 패턴)에 대해 이야기할 때 우리는 특정 뇌 영역에서의 효과에 대해 이야기하는 것이다. 명상 전문가들이 '세타 뇌 상태'에 들어간다는 이야기를 들을 수 있지만, 이는 뇌의 특정 영역이 그 상태에 있다는 의미일 뿐이다.

---

149. Siyuan Lui et. al. (2012) "Neural Correlates of Lyrical Improvisation: An fMRI Study of Freestyle Rap." *Nature*, 2:834.

150. 칙센트미하이는 우리가 초당 110비트의 정보를 처리할 수 있으며, 이중 음성 해독이 60비트를 차지한다고 제안했다.

많은 저술가들이 플로우 상태를 인간 수행능력의 '궁극적인 상태'로 묘사했는데,[151] 그 이유를 쉽게 알 수 있다. 핸즈프리로 전화 통화를 하면서 운전을 하면 이전과 마찬가지로 효율적으로 운전할 수 있다고 생각할 수 있다. 하지만 실제로는 모든 주의가 현재 순간에 집중되지 않기 때문에 사고가 발생할 가능성이 4배 더 높다. 플로우 상태에서는 100% 집중할 수 있기 때문에 당면한 문제에 모든 자원을 집중할 수 있다.

큰 소리로 말하지 않을 때는 내면의 독백이나 산만한 생각과 자극도 똑같이 해로운 영향을 미치기 때문에 항상 최선을 다하지 못한다.

플로우 상태에서는 최고의 능력을 발휘할 수 있을 뿐만 아니라 명상하는 것과 같은 느낌도 든다. 한 가지 일에 온전히 집중하기 때문에 그 순간에만 내가 존재하는 것처럼 보이는 일종의 '자아의 죽음'을 경험할 수 있다. 많은 사람들이 이를 거의 행복감에 가까운 경험이라고 말한다.

플로우 상태에 들어가려면 어떻게 해야 하는가? 몇 가지 전략과 팁이 있다. 하나는 자신이 직면한 도전의 수준이 적절한지 확인하는 것이다. 인지된 도전 과제가 너무 작으면 집중할 동기가 충분하지 않을 수 있다. 반대로 너무 높으면 의욕이 떨어지고 완전히 포기할 수 있다.

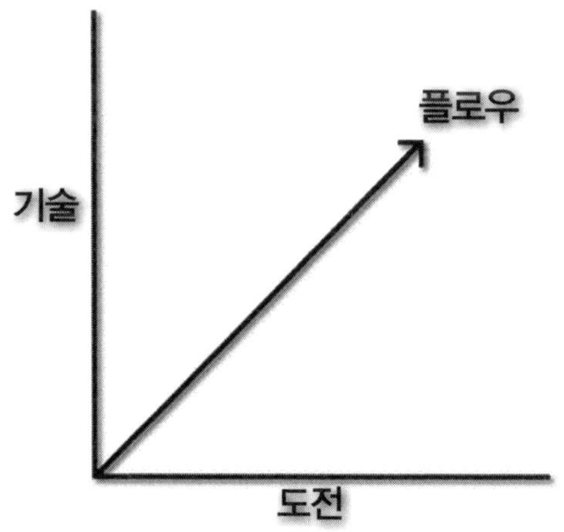

실제 흐름 도식이라니… 이해가 되는가?

---

151. *The Rise of Superman: Decoding the Science of Ultimate Human Performance* by Steven Kotler.

그렇기 때문에 완벽한 컴퓨터 게임은 새로운 운동 기술을 습득하고 게임의 규칙과 메커니즘을 이해함에 따라 자신의 발전 속도와 완벽하게 일치하는 꾸준한 난이도 곡선을 가진 게임이다. 이것이 바로 빠른 학습과 최적의 성능을 발휘할 수 있는 '스윗 스팟'이다.

동시에 작업이 본질적으로 보람이 있는 경우 플로우 상태가 발생할 가능성이 더 높다. 보람 있는 음향 효과와 액션으로 가득 찬 장면으로 주의를 집중시키는 컴퓨터 게임에서 이러한 현상을 다시 한 번 확인할 수 있다. 지루한 스프레드시트를 작성하는 동안 플로우 상태에 들어가기는 훨씬 더 어려울 수 있다!

플로우 상태는 종종 스트레스와 평온함의 경계에 놓여 있다. 스트레스가 많고 위험한 사건은 우리의 온전한 주의를 요구하기 때문이다. 아드레날린과 코티졸은 우리가 학습할 때 보았던 것처럼 주변 환경이나 과제에 집중하는 데 도움이 되지만, 마음이 조급해지고 불안한 생각을 유발할 수도 있다. 스트레스가 많은 상황에서는 고조된 각성 상태를 활용하면서 동시에 침착하고 완전히 인식할 수 있어야 한다.

우리가 유발하고 싶지 않은 효과는 전두엽 피질이 완전히 셧다운되는 완전한 투쟁-도피 반응이다. 무대에서 연설을 할 때 숨이 막히고, 연극에서 대사를 잊어버리는 것도 바로 이 때문이다. 이를 때때로 '자기 전두엽 절제술'이라고도 한다(일시적인 저전두엽이 전체적인 그림을 그리지 못한다고 생각하는 이유이기도 하다).

대신, 우리는 불안과 정신적 붕괴라는 부정적인 측면 없이 강렬한 집중력과 추진력의 이점을 학습하려고 노력하고 있다. 이는 네이비실이 사용하는 앞서 언급한 4중 호흡과 같은 기술을 통해 촉진할 수 있다.

다른 심리적, 생리적 전략도 효과적일 수 있다. 예일 의과대학의 앤디 모건 박사는 극심한 스트레스 상황에서 정신적 강인함을 훈련받은 남성들을 대상으로 연구를 수행한 결과, 이들이 더 많은 양의 뉴로펩티드 Y(NPY)와 디하이드로에피안드로스테론(DHEA)을 생성한다는 사실을 발견했다. DHEA는 해마에 대한 코르티솔의 영향을 완충하여 스트레스를 많이 받더라도 기억과 아이디어에 접근할 수 있게 해준다는 점에서 흥미롭다. DHEA는 또한 신경세포의 흥분성을 증가시키는 '신경 스테로이드'이기도 하다. NPY는 노르에피네프린이 전전두엽 피질에 미치는 영향을 최소화하는 데 도움이 된다.

올빼미 눈

침착하게 집중하기 위해 내가 가장 좋아하는 전략 중 하나는 '광각 시야'를 사용하는 것이다. 아메리카 원주민들은 '올빼미 눈'이라고 부르거나 일부 생존가와 군인들은 '스플래터 비전'이라고 부르는 이 방법은 주변 시야를 인식하는 연습이다. 여러 무술에서도 사용된다.

한곳에만 집중하지 않고 전체 장면을 보려고 노력하면 들어오는 시각 정보의 양이 증가하여 '지금 여기'에 집중할 수 있는 처리량이 늘어날 수 있다. 이는 또한 경미한 부교감 신경 반응을 촉진한다(우리는 위험에 처했을 때 고도로 집중하는 경향이 있으며, 그 반대의 경우도 마찬가지인 것이다). 따라서 침착함을 유지하는 데 도움이 된다.

광각 시야를 확보하면 유속 상태와 마찬가지로 시간이 느리게 흐르는 듯한 인상을 준다. 이는 부분적으로는 시야가 더 넓어지기 때문이다(더 넓은 공간에서 더 느리게 운전하는 것처럼). 부분적으로는 주변 시야의 입력이 실제로 초점의 입력보다 25% 더 빠르게 뇌에 도달하기 때문이다. 주변 시야는 '공간감각'을 제공함으로써 균형 감각과 고유수용성 감각에도 도움이 된다. 우리의 감각은 뇌에서 서로 밀접하게 연결되어 있기 때문에 시야를 넓히면 더 많은 것을 들을 수 있다.

다음에 스파링이나 테니스 게임을 할 때 광각 시야를 사용해서 침착한 반사 신경을 사용하는 데 도움이 되는지 확인해보자. 명상의 한 형태인 하칼라우 명상을 할 수도 있다.

그러나 다시 한 번, 우리는 하나의 '뇌 상태'를 맹신하지 않는 것이 중요하다는 점을 기억해야 한다. 플로우 상태를 상품화하여 우울증부터 운동 능력 저하까지 모든 것을 해결할 수 있는 만병통치약으로 판매하려는 시도가 종종 있었던 것 같다. 우리가 어떠한 스트레스로부터 빚을 갚도록 동기를 부여하는 것은 유스트레스라는 것을 기억하자. 또한 그것은 아인슈타인이 그랬던 것처럼 편안한 마음 상태에서 생각이 방황하도록 내버려두면 돌파구를 찾을 수 있고 생각, 기억, 아이디어를 더 잘 정리하는 데 도움이 될 수 있다.

잠시 플로우 상태로부터 현실의 자아를 잃는다고 해서 문제가 해결되는 것이 아니라 피하는 것일 뿐이다.

모든 정신 상태에는 가치가 있으며, 진정으로 최적화된 두뇌는 이러한 상태를 쉽게 전환하여 주어진 상황에 맞는 최적의 성능을 발휘할 수 있는 두뇌이다.

(뇌 상태가 우리의 생리에 어떤 영향을 미칠 수 있는지에 대한 또 다른 흥미로운 예는 가상의 '히스테리적 힘'에서 볼 수 있다. 차에 깔린 아이를 위해 차를 들어 올리는 어머니에 대한 이야기를 들어본 적이 있다면, 아드레날린이 급격히 증가하여 근섬유를 훨씬 더 많이 모집할 수 있었기 때문일 수 있다. 사실, 이것은 북유럽의 '광전사'의 전설을 설명할 수도 있다.)

강한 정신

이 모든 차단과 신체적 지능의 또 다른 목표는 정신적 강인함과 회복력을 높이는 것이다.

이는 힘든 일이 닥쳤을 때 포기할 것인가, 아니면 끝까지 밀고 나갈 것인가에 대한 것이다.

> 스파르타 군대가 그토록 치열한 명성을 얻게 된 것은
> 다른 무엇보다도 스파르타식 사고방식 때문이었을 것이다.

우리는 이것을 다른 많은 특성을 개발하는 데 도움이 되는 또 다른 '슈퍼 특성'으로 간주할 수 있다.

결국, 불편함을 극복함으로써 우리는 최선을 다해 훈련하고 최고의 잠재력을 발휘할 수 있다. 따라서 이러한 정신적 강인함을 개발하는 것은 많은 군대, 특히 네이비실의 주요 초점 중 하나이다. 네이비실 대원들은 혹독한 환경에서 음식과 수면을 거의 취하지 못한 채 며칠 동안 연속으로 훈

련을 받는 '지옥주'과 같은 혹독한 훈련을 받는 것으로 악명이 높다.

이러한 상황에서도 어느 정도의 체력을 유지할 수 있다면 실제 전투 시나리오에서 직면할 수 있는 어떤 어려움도 극복할 수 있다고 생각하기 때문이다.

이는 맨발로 굶주린 상태에서 최소한의 수면만 취하며 훈련하는 스파르타 훈련의 핵심이기도 했다. 스파르타 군대가 그토록 치열한 명성을 얻게 된 것은 다른 무엇보다도 스파르타식 사고방식 때문이었을 것이다.

작가 데이비드 고긴스 같은 전직 네이비실 대원들은 우리 모두에게 정신적 강인함의 중요성을 설파하고 있으며, 많은 전직 군인들이 가장 어려운 난관을 극복하기 위해 배운 정신 전략을 공유해왔다. 이러한 전략에는 예를 들어 '코끼리 통째로 먹기'와 같이 어려운 미션을 소화 가능한 덩어리로 나누는 전략이나 '무의식'이라는 또 다른 강력한 정신 상태에 들어가는 것이 포함된다.

하지만 이 훈련의 대부분은 단순히 하기 싫은 일을 할 수 있도록 자신을 훈련하고, 생리학적 한계에 의해 몸에서 멈추라고 요구할 때 자신의 의지를 통제할 수 있도록 하는 것이다. 사실 현재 우리 대부분은 야생의 조상들에 비해 매우 편안한 삶을 살고 있다. 우리는 약간의 온도 변화에도 거의 대처할 필요가 없다. 천둥 번개 속에서 벌거벗고 맨발로 먹이를 찾는 것을 상상해보자!

우리가 너무 민감해진 것이 이상한 일인가?

뚱뚱한 반려동물처럼 우리도 길들여졌기 때문이다.

완전히 야성적으로 변할 필요는 없지만, 때때로 자신의 안전지대를 조금만 벗어나면 이점이 있을 수 있다. 야외에서 훈련하거나 찬물로 샤워를 하는 것 역시 이러한 방법을 고려해야 하는 또 다른 이유다.

조금 춥고, 배고프고, 불편하더라도 신경 쓰이지 않는다고 상상해보자.

누트로픽

정신 상태를 해킹하기 위해 점점 더 많은 사람들이 '누트로픽' 또는 '스마트 약물'로 불리는 약물을 실험하기 시작했다. 이러한 약물은 '뇌를 위한 스테로이드'처럼 작용하는 인지 강화제이지만, 식품에서 흔히 볼 수 있는 무해한 영양소(예: 오메가 3)에서부터 A급 약물(예: 미세 투여 LSD)에 이르기까지 다양하다. 실리콘 밸리의 슈퍼스타와 최고 성과를 내는 CEO 중 상당수가 기면증 치료제인 모다피닐과 같은 스마트 약물을 몰래 사용한다는 소문이 돌고 있다.[152]

모다피닐은 영화 리미트리스에 등장하는 '실제' NZT에 가장 가까운 것으로 간주되는 몇 안 되는 물질 중 하나이다. 모다피닐의 작용 메커니즘은 완전히 밝혀지지 않았지만, 각성 조절 신경전달물질인 오렉신과 도파민을 통해 작용하는 것으로 보인다.

> 실리콘 밸리의 많은 슈퍼스타와 최고 성과를 내는 CEO들은 비밀리에 스마트 약물을 사용한다.

요컨대, 모다피닐은 차세대 카페인과 비슷한 역할을 하는 일종의 각성제이지만 주의력, 반사 신경, 기억력, 각성 효과를 높일 수 있다. 다른 종류의 많은 각성 효과를 보이는 누트로픽은 포럼에서 논의되고 대학 캠퍼스에서 널리 사용되는 애더럴과 피라세탐과 같은 제품도 있다.

누트로픽에는 다른 종류도 있다. 예를 들어 많은 사람이 억제성 신경전달물질의 방출을 유발하는 물질을 선호한다. 이를 통해 불안감을 줄이고 창의력을 높이려는 것이다. 카페인과 함께 녹차에 함유된 L-테아닌이나 훨씬 더 강력한 세로토닌의 전구체인 5-HTP 등을 예시로 볼 수 있다.

이러한 전략이 효과가 있을 것인가? 이러한 전략은 단기적으로 집중력과 지구력을 약간 높여줄 수는 있지만, 궁극적으로는 공허한 약속에 불

152. 저명한 '바이오 해커'인 데이브 애스프리(Dave Asprey)같이 자신의 블로그와 인터뷰에서 이에 대해 공개적으로 이야기하는 등 비밀리에 활동하는 사람들도 있다.

과하다. 심각한 도덕적, 사회경제적 영향(스마트 약물은 불공정한 이점을 창출하고 지속 불가능한 수준으로 일하도록 부추기는 등 두 가지 문제만 들 수 있다) 외에도 나는 이러한 물질을 사용하는 것이 잘못된 방법이라고 생각한다.

이상적인 두뇌 상태는 존재하지 않는다는 사실을 명심하자! 신경전달물질은 '도파민 = 집중력, 세로토닌 = 행복'과 같이 단순하지 않다. 이 모든 물질은 무수히 많은 2차, 3차 영향을 미친다. 예를 들어 멜라토닌을 증가시키지 않고 세로토닌을 증가시키면 무기력증과 졸음을 유발할 수 있다.

마찬가지로 도파민을 증가시키면 코르티솔과 노르에피네프린도 증가하여 잠재적으로 불안감을 유발하고 소화 장애를 일으킬 수 있다. 이 외에도 뇌에 작용하는 신경전달물질과 호르몬은 무수히 많지만 아직 밝혀지지 않은 것이 많다.

'최적의' 뇌 상태는 존재하지 않는다. 집중력을 높이기 위해 모다피닐을 복용할 수는 있지만, 그렇게 하면 창의력은 거의 확실히 감소한다. 그렇다면 어떻게 해야 할까? 다시 긴장을 풀기 위해 억제 화학 물질을 복용해야 할까? 이는 결코 최선이나 건강한 방식이 아니다.

이러한 화학 물질은 각각 뇌의 어느 부위에 작용하느냐에 따라 효과가 달라진다. 나는 이것을 망치로 섬세한 시계를 고치려고 하는 것에 비유한다. 우리는 이런 식으로 뇌의 화학 작용을 효과적으로 미세하게 관리할 수 있는 충분한 지식이나 정밀한 도구를 가지고 있지 못한다.

다시 말하지만 이것은 훨씬 더 우려스러운 문제들을 다루기도 전에 나온 일이다. 뇌가 신경전달물질의 수용체를 상향 또는 하향 조절함에 따라 이러한 물질 중 상당수가 내성과 의존성을 유발할 수 있다는 사실은 어떨까? 그리고 일부 규제 약물을 구할 수 있는 유일한 방법인 온라인에서 불법적인 출처를 통해 규제 약물을 구입하는 것은 엄청난 위험을 수반한다.

보충제로 두뇌 기능을 향상시킬 수 있는 다른 방법도 있나? 물론 있다! 그리고 일부는 매우 효과적일 수 있다. 하지만 이러한 누트로픽은 뇌의 자연적인 기능을 지원하는 데 중점을 두며 일반적으로 천연 원료에서 얻을 수 있다.

예를 들어 오메가 3 지방산은 뇌 건강에 대한 놀라운 효능이 일일이 언급할 수 없을 정도로 많다. 오메가 3를 섭취하지 않는 것은 거의 미친 짓이라고 할 수 있을 정도로 많다.

오메가 3는 뇌 세포벽에 통합되어 세포막 투과성을 개선하는 데 도움이 된다. 이는 시냅스 전달 속도를 높이는 데 도움이 될 수 있다. 오메가 3는 뇌 세포벽에 통합되어 세포막 투과성을 개선하는 데 도움이 된다. 이는 시냅스 전달 속도를 높이는 데 도움이 될 수 있다. 또한 오메가 3는 오메가 6와 균형을 유지하여 염증을 줄이는 역할을 한다. 이는 일부 사람들에게는 뇌의 염증으로 인해 발생할 수 있는 브레인 포그(그리고 심지어 감정장애)를 줄이는 데 큰 영향을 미칠 수 있다.

오메가 3는 신경 가소성(신경 경로를 보호하는 데 도움을 주는 것)의 핵심 과정 중 하나인 수초화를 개선한다.[153] 오메가 3는 신경 보호 기능도 있다.

루테인과 지아잔틴을 함께 섭취하는 것은 어떨까? 이 조합은 미토콘드리아의 효율성을 높여 에너지 수준을 높일 수 있다. 또한 유아의 두뇌 가소성을 증가시키는 것으로 밝혀졌다. 또한 루테인과 지아잔틴을 함께 보충하면 시각 처리 속도가 빨라지는 것으로 나타났다. 실제로 루테인과 지아잔틴을 함께 보충하면 시각의 운동 반응 시간이 10%까지 향상되었다.[154] 이는 운동선수에게 큰 경쟁 우위를 제공할 수 있다!

이 조합은 공간 기억력, 추론 능력 등에도 긍정적인 영향을 미친다.[155] 이 연구에서 흥미로운 점은 젊고 건강한 참가자들을 대상으로 진행되었다는 점이다. 루테인과 지아잔틴의 개입은 단순히 정상 수준으로 교정하는 데 그치지 않고 '초정상' 수준까지 끌어올리는 데 도움이 되었다.

일반적으로 실험용 쥐의 근지구력을 높이기 위해 섭취하는 크레아틴은 인지 능력을 향상시키는 것으로 나타났다. 신경 가소성 향상에 도움이

---

153. J.M. Bourre (2004) "Roles of unsaturated fatty acids (especially omega-3 fatty acids) in the brain at various ages and during ageing." *The journal of nutrition, health & aging*. 8(3):163-174.

154. Emily R Bovier et al. (2014) "A Double-Blind, Placebo-Controlled Study on the Effects of Lutein and Zeaxanthin on Neural Processing Speed and Efficiency." *PLoS One*. 9(9):e108178.

155. Lisa M Renzi-Hammond et al. (2017) "Effects of a Lutein and Zeaxanthin Intervention on Cognitive Function: A Randomized, Double-Masked, Placebo- Controlled Trial of Younger Healthy Adults." *Nutrients*. 9(11):1246.

되는 것으로 보이는 영양소는 무수히 많다.

잠재적인 가능성만으로 모든 영양소를 쫓아다니며 연구 결과를 일일이 찾는 것은 내 목적이 아니다. 이러한 환원주의적 접근 방식은 비용이 빨리 드는 것은 말할 것도 없고 거위를 쫓는 것과 같을 수 있다! 이러한 영양소 중 일부를 보충하기 위해 보충제를 섭취할 수도 있지만, 가능한 한 다양하고 영양가 있는 식단을 찾는 것만으로도 큰 도움이 될 수 있다.

알약을 먹고 갑자기 우주(또는 주식 시장)의 작동 원리를 이해하기를 바란다면 크게 실망할 것이다. 하지만 효과적인 누트로픽은 각성 상태로 최선의 컨디션이라 착각하는 사람처럼 '느껴져서는' 안 된다.

그리고 효과적인 두뇌 활동이란 상황에 따라 하나의 정신 체계에서 다른 정신 체계로 우아하게 전환할 수 있는 능력을 의미한다. 빠른 해결책은 없지만 뇌에 대한 더 나은 이해와 현명한 연습이 결합되면 큰 차이를 만들 수 있다.

훈련을 통해 뇌를 더 잘 이해한다면 언젠가는 버서커의 강인한 힘과 육체적 능력에서 소림사 승려의 고요한 평온함으로 마음대로 전환할 수 있을지도 모르겠다. 그전까지는 조금만 더 집중하고 침착해지면 세상에 큰 도움이 될 것이다.

CHAPTER 15

에너지: 궁극의 힘 배율

지금까지 이 책에서 제안한 모든 훈련 방법을 사용할 수 있는 훈련자라면 이론적으로 더 빠르고, 더 창의적이고, 더 집중하고, 더 강해지고, 더 민첩해지고, 더 많은 것을 이룰 수 있다.

이 모든 것이 사실이지만 기술과 경험을 고려하지 않더라도 주어진 도전에서 다른 사람을 능가할 수 있다고 보장할 수는 없다. 그 이유는 마지막으로 고려해야 할 중요한 요소인 에너지가 있기 때문이다.

에너지는 궁극의 힘 배율이다. 강하고 빠르게 타격할 수는 있지만 세 번째 펀치 이후 지치면 어떤 싸움에서도 패배할 수 있다. 놀라운 집중력은 좋지만 2분 동안만 지속할 수 있다면 아무 소용이 없다.

따라서 에너지는 또 다른 슈퍼 특성이며, 훈련에 추가하여 운동을 해야 한다.

에너지 시스템 이해

이 에너지 문제를 해결하기 위해 우리는 생물학과 과학으로 한 번 더 여행을 떠나야 한다. 이번에는 신체의 에너지 시스템을 살펴보고자 한다.

크게 보면 신체가 사용하는 에너지 시스템은 세 가지가 있다.

- ATP 크레아틴 시스템(포스포크레아틴 시스템)
- 글리코겐 젖산 시스템(젖산 시스템, 일명 당분해 시스템)
- 유산소성 시스템

이 중 처음 두 가지는 무산소 시스템으로 산소가 필요하지 않고 마지막은 유산소 시스템으로 산소가 필요하다. 이러한 시스템에 대한 일반적인 오해 중 하나는 상호 배타적으로 인식한다는 것이며, 앞서 살펴본 바와 같이 인간의 뇌와 신체를 예로 들 수 있다.

실제로 우리 몸은 이 세 가지 시스템을 모두 지속적으로 사용하여 다양한 프로세스에 동력을 공급하나 격렬한 움직임을 촉진하는 데 사용되는 방식이므로 스펙트럼에서 이를 고려하는 것이 유용할 수 있다.

스프린트를 시작했다고 가정해보자. 처음에는 신체가 ATP-PC 시스템을 활용하는데 여기에는 근육에 저장된 ATP를 분해하는 과정이 포함되고 ATP는 '아데노신삼인산'으로, 생명의 '에너지 화폐'라 불린다.

신체는 이 연료를 ADP와 Pi로 분해하여 사용 가능한 에너지로 전환하고 그 과정에서 에너지를 방출할 수 있다. 이 과정은 매우 빠르며 강력한 움직임을 폭발시키기 위해 빠른 경련 근육을 공급하는 데 이상적인 즉각적인 에너지 폭발을 제공하나 근육에 저장된 ATP의 공급은 제한되어 있으며 약 3초 동안 운동하면 소진된다.

다행스럽게도 신체에는 사용된 일부 Pi와 ADP를 다시 ATP로 재활용할 수 있는 능력이 있다. 이를 위해 주로 신장에서 생성되는 크레아틴인산을 사용하는데 크레아틴을 활용함으로써 신체는 8~10초 동안 최대 출력을 발휘할 수 있고 이것이 우리가 크레아틴을 추가로 보충하는 이유다.

하지만 11~13초가 지난 후에도 계속 달리면 어떻게 될까? 이 시점에서 신체는 에너지를 계속 공급하기 위해 젖산 시스템으로 전환된다. 젖산 시스템은 약간 느리고 에너지 공급 효율이 떨어지지만 여전히 빠르고 강력한 움직임에 적합하다.

젖산 시스템은 글리코겐(근육과 간에 저장됨)을 포도당으로 분해 후 해당과정을 통해 피루브산으로, 그다음 ATP로 분해하여 해당작용을 통해 작동하고 혈액 내 포도당을 사용할 수도 있다. 이는 젖산 및 수소 이온과 같은 많은 부산물을 생성하는데 이전에는 젖산이 강렬한 활동 중에 '근육 화상'의 감각을 일으키는 원인이라고 생각되어 왔다. 그러나 이제 우리는 이러한 감각이 무산소성 ATP 생성을 억제하여 근육 수축을 방해하고 혈액의 산성도를 증가시키는 수소 이온의 결과일 가능성이 더 높다는 것을 알고 있다.

불쌍한 희생양인 젖산은 실제로 우리에게 유용한데 간에서 다시 피루브산으로 전환된 다음 포도당으로 전환되기 때문이다. 교육을 통해 이 프로세스를 더욱 효율적으로 만들 수도 있다. 하지만 이 과정은 느리기 때문에 운동이 계속됨에 따라 혈액에 젖산염이 축적되는 것을 볼 수 있다. 젖산염 축적이 근육통과 관련이 있기는 하지만 이것이 원인은 아니다. 증가된 산도는 우리가 스스로를 세게 몰아붙일 때 메스꺼움을 느끼게 만드는 요인이다.

결국 약 30초에서 3분이 지나면 축적이 너무 많아지고 신체는 적어도 일정 기간 동안 다른 시스템으로 되돌아가게 된다.

유산소 시스템은 세 가지 에너지 시스템 중 가장 느리며 폭발적인 움직임에는 적합하지 않으나 가장 효율적이기 때문에 장기간에 걸쳐 지속적인 에너지를 공급할 수 있다.

유산소 시스템은 지방으로 저장된 에너지를 사용하여 작동하며 지방은 근육으로 운반되어 산소에 의해 분해되어지며 호흡이 더 무거워지고 심장이 작동하게 되며 나머지 달리기 동안 서서히 속도가 느려진다. 유산소 에너지 시스템은 주로 지근섬유에서 공급되며 무한정 사용할 수 있다. 주로 마라톤이나 장시간 달리기를 할 때 사용되어지지만 하루 종일 몸을 똑바로 유지하거나 아침에 시리얼을 먹을 때 숟가락을 입에 가져가는 데 도움을 주기 위해 사용하는 것이기도 하다.

각 트레이닝 시스템

다양한 유형의 훈련은 다양한 에너지 시스템을 훈련하는 데 유용하며 장거리 달리기 및 기타 지구력 활동을 'LISS' 또는 '저강도 정상 상태 심장박동Low Intensity Steady State Cardio'이라고 하며 일반적으로 최대 심박수의 약 70% 이하에서의 활동을 포함한다.

세 가지 에너지 시스템과 세 가지 유형의 근섬유 사이에 어느 정도 상관관계가 있다는 것을 이미 알아차렸을 것이다. 실제로 유산소 활동은 주로 지근섬유를 활용하는 경향이 있으며 그 반대도 마찬가지다.

지방을 연소하려는 사람들은 유산소 시스템이 지방을 연료원으로 사용하여 직접 연소하므로 최대 심박수의 70%에 '지방 연소 구역'에 머무르는 것을 목표로 하는 경우가 많다. 그러나 이 전략은 이후 많은 코치들이 '고강도 인터벌 트레이닝'이 더 우수할 수 있다고 제안하면서 도전을 받았다.

고강도 인터벌 트레이닝에서 개인은 일련의 무산소 운동과 강렬한 운동을 한 후 활동적인 회복 기간을 갖는데 이에 대한 좋은 예는 운동선수가 20초 동안 전력을 다한 다음 10초 동안 휴식하는 인기 있는 '타바타 프로토콜'이다. 예를 들어 20초 동안 최대 속도로 케틀벨 스윙을 수행한 후 10초 동안 휴식을 취하거나, 20초 동안 질주하고 10초 동안 조깅하는 것을 말한다.

고강도 인터벌 운동의 또 다른 예는 30초 동안 최고 속도로 달리고 1분 동안 천천히 조깅하는 것인데 이러한 유형의 훈련은 고강도 시합으로 인해 근육과 혈액 내 에너지가 쉽게 고갈되기 때문에 지방 감량에 탁월하다.

이는 결국 후속 에너지 소비가 지방 저장에만 의존해야 함을 의미하며 더욱이, 훈련 후 글리코겐을 회복에 있어 이것이 바로 여러분이 들어보셨을 '애프터번 효과afterburn effect'를 생성하는 것이다. 간단히 말해서, HIIT 이후 일정 기간 동안 신진대사가 높은 상태로 유지되고 일일 총 칼로리 소모량은 유산소 운동만 사용한 경우보다 더 높아질 것이다.

신체를 '운동 전 상태'로 복원하는 데는 실제로 그 자체로 에너지가 필요한데 이는 EPOC 또는 '운동 후 산소 소비'라는 과정을 통해 신진대사도 증가시킨다.

즉, 이 애프터번 효과의 힘을 과장하지 않는 것이 중요하다. 운동 후 약 2~3시간 동안만 지속되며[156]이는 신체 구성에 큰 변화를 가져올 가능성은 없다.[157] 체중 감량 및 미적 관점에서 볼 때 HIIT의 진정한 장점은 더 짧은 시간 동안 LISS와 유사한 이점을 제공할 수 있다는 것이다. 즉, 이 모든 것은 다양한 요인(세션의 강도 포함)에 따라 달라지며 HIIT가 제대로 수행되면 힘들다는 것을 인식하는 것이 중요한데 당신은 궁극적으로 장거리 달리기와 메스꺼움을 유발하는 스프린트의 차이를 가늠할 수 있을 것이다.

그러나 고강도 인터벌 트레이닝은 기능적 관점에서도 효과적인데 이는 체내 미토콘드리아의 밀도를 증가시키는 것으로 나타났기 때문이다. 더 많은 에너지를 더 효율적으로 생산하도록 돕고[158] 이 과정은 노화와 관련된 일부 부정적인 변화를 되돌릴 수 있으며, 일부는 HIIT가 '젊음의 샘'이라고 선언한다. 두 가지 형태의 지구력 훈련 모두 이를 달성할 수 있지만 HIIT가 최적이다.

HIIT는 또한 유산소 훈련과 유사하게 해마 의존 학습 및 기억을 포함한 다양한 인지 능력에 유이한 것으로 한 연구에서 밝혀졌다.[159]

LISS와 HIIT 둘 다 1분 동안 사용할 수 있는 산소의 양을 측정한 VO_2 max를 향상시키며[160] VO_2 max가 높으면 필요한 곳에 에너지를 전달할 수

---

156. Kyle J Sevitis et al. (2013) "Total Daily Energy Expenditure Is Increased Following a Single Bout of Sprint Interval Training." *Physiol. Rep.* 1(5):e00131.
157. Wesley J Tucker et. al. (2016) "Excess Postexercise Oxygen Consumption After High-Intensity and Sprint Interval Exercise, and Continuous Steady-State exercise." *J. Strength. Cond. Res.* 30(11):3090–3097.
158. Li-Hua Wu et al. (2017) "High-intensity Interval Training Improves Mitochondrial Function and Suppresses Thrombin Generation in Platelets undergoing Hypoxic Stress." *Scientific Reports.* 7(1):4191. Matthew M. Robinson et al. (2017) "Enhanced Protein Translation Underlies Improved Metabolic and Physical Adaptations to Different Exercise Training Modes in Young and Old Humans." *Cell Metabolism.* 25(3):581–592.
159. Min Chul Lee et al. (2018) "New insight of high-intensity interval training on physiological adaptation with brain functions." *J Exerc Nutrition Biochem.* 22(3):1–5.
160. Carl Foster et al. (2015) "The Effects of High Intensity Interval Training vs Steady State Training on Aerobic and Anaerobic Capacity." *Journal of Sports Science & Medicine.* 14(4):747–755.

있으므로 유산소 능력이 더 커졌다.

폐 훈련

지구력과 VO_2 max를 향상시키는 덜 확실한 방법은 폐 자체를 훈련시키는 것인데 이는 폐를 확장하고 수축하는 데 도움이 되는 늑간근과 횡경막을 함께 사용하며 수행할 수 있다. 빨대를 통한 호흡 연습이나 IMT(흡기 근육 훈련)를 사용하는 것만큼 간단하게 수행할 수 있을 것이다.

훈련용 마스크도 비슷한 효과를 제공할 수 있으며[161] 이러한 모든 도구는 훈련 중에 호흡을 약간 더 어렵게 만들고, 이는 결국 폐가 더 열심히 일해야 함을 의미하는데 이는 적응이 촉진될 수 있게 한다. 즉, 해당 장치를 착용하지 않을 때 폐가 산소를 공급하는 데 더 효율적이 된다는 의미이다.

물론, 훈련 중에 마스크를 착용하면 무거운 중량을 들어 올리는 능력이 제한되고 궁극적으로 운동 강도가 감소하므로 이 기술은 자제해서 사용해야 하며 운동을 하지 않을 때 IMT를 연습할 수도 있다. 이는 하루 종일 뇌에 혈액을 공급하는 능력을 향상시켜 인지 기능에도 도움이 될 수 있다.

훈련 중 산소 섭취를 줄이는 것의 또 다른 잠재적인 이점은 신체가 이를 활용하면 더 효율적이게 되고 혈액 내 CO_2 축적을 더 잘 견딜 수 있기 때문인데. 숨 참기와 같은 다른 연습을 통해 이것 또한 달성될 수 있다. 패트릭 맥코운Patrick McKeown[162]은 어떤 운동선수들은 달릴 때 숨을 내쉬고 숨을 참는 연습을 하는데 이 과정은 CO_2의 상당한 축적을 유발하고 혈액 산소 포화도를 감소시키며 이는 특히 산소 공급이 현실적으로 어려운 단거리 선수와 같은 운동선수에게 유용할 수 있을 것이라고 말한다. 이러한 훈련은 제한적이지만 확실히 더 특이한 훈련 방법 중 하나로 이러한 유형

161. 훈련용 마스크는 실제로 높은 고산지대에서의 훈련을 시뮬레이션하지 않는데도 '고산지대 마스크'로 판매되어 많은 비난을 받았다. 하지만 폐에 일종의 저항력을 제공할 수 있기 때문에 전혀 쓸모가 없다는 뜻은 아니다.

162. *The Oxygen Advantage: The Simple, Scientifically Proven Breathing Techniques for a Healthier, Slimmer, Faster, and Fitter You* by Patrick McKeown.

의 훈련은 에리스로포이에틴(EPO)과 적혈구 수를 증가시킬 수도 있고 이는 단기적인 적응으로 빠르게 역전된다.

요가의 '문 관리'와 같은 호흡 운동도 CO_2 내성을 향상시키는 데 유용한 도구가 될 수 있다. 여기에는 폐에서 공기를 완전히 배출하지 못하는 매우 얕은 호흡이 포함된다.

LISS는 심장을 강화하고 'Qmax'(정량화된 최대 심박출량)를 개발하는 데 특히 효과적인데 그 이유는 낮은 속도로 심박수를 훈련하면 박동 사이에 완전히 이완될 시간이 보장되어 다른 근육처럼 심박수를 키울 수 있기 때문이다.[163] 반면에 고강도 훈련을 하면 심장이 비대를 자극하기보다 '경련'을 일으킬 수 있다. 다시 말해서, 90% 최대 심박수(MHR) 미만에서 지속적인 활동에 집중하는 것이 더 강한 심장을 구축하는 가장 좋은 방법이며, 이는 안정 시 심박수를 낮추게 된다. 또한 뇌졸중이 신체 주위에 더 많은 혈액을 동원할 수 있기 때문이다.

인터벌 트레이닝을 사용하여 심장 근력을 키우고 싶다면 '관성'이라는 특성을 활용하면 된다. 훈련을 중단하면 심박수가 즉시 휴식 상태로 돌아가는 것이 아니라 평형 상태에 도달하는 데 시간이 걸리기 때문에 MHR의 85~90%로 운동한 다음 산책을 하면서 심박수를 65%에서 80% 사이로 유지하면서 시간을 보내면 심박수를 향상시키는 데 매우 적합할 것이다. 따라서 HIIT 동안 더 긴 휴식 시간을 사용하면 몇 가지 추가적인 이점을 얻을 수 있다.

안정 시 심박수가 낮을수록 건강에 많은 이점이 있다. 그것은 혈압을 낮출 뿐만 아니라 하루 종일 더 차분한 느낌을 주는 데 도움이 되며 이제는 이것이 미주 신경을 통한 생리학과 호르몬(신경전달물질) 사이의 연결 덕분이라는 것을 깨달아야 한다.

요즘 거의 모든 사람이 에너지 문제를 겪고 있는데 그들은 피곤하게

163. Rebecca E K Macpherson et al. (2011) "Run Sprint Interval Training Improves Aerobic Performance but Not Maximal Cardiac Output," *Med. Sci. Sports Exerc.* 43(1):115 – 122.

일어나고, 너무 지쳐서 운동할 수 없을 것 같으며, 계단을 힘겹게 올라간다. 문제를 해결하기 위해 그들은 찾을 수 있는 모든 변명거리를 찾는다. 그것은 약을 복용하는 것을 의미한다.

하지만 사람들이 놓치고 있는 것은 체력 향상이다! 산소와 에너지를 필요한 신체 부위에 더 효율적으로 전달할 수 있게 되면 지속적으로 더 활기차게 느껴질 것이다. 또한 뇌에도 더 많은 산소와 혈액이 공급되면 더 깨어 있고, 더 각성하며, 집중력이 향상되는 것을 느낄 수 있을 것이다.

LISS와 HITT의 다양한 이점을 고려할 때, (내 개인적 견해로) 대부분의 사람들에게 최적의 솔루션은 두 가지 훈련 방법을 결합하는 것이라고 생각한다. 이렇게 하면 미토콘드리아 밀도, 최대산소섭취량, 안정 시 심박수를 향상하고 모든 종류의 지구력 도전에 대비하여 신체를 준비할 수 있다.

그러니 다양한 프로토콜을 훈련에 통합하고 다양한 방식으로 에너지 시스템에 도전해보자. 프로그램 구성은 약 80%의 저강도와 20%의 고강도로 구성된 훈련 체제로 구성한다. 그런 다음 약간의 역치 훈련을 추가하도록 한다.

무산소 역치 훈련

더 높은 운동 능력을 활용하고 싶다면 '무산소성 역치'에 주목하자.

무산소 역치는 주로 유산소 운동에서 주로 무산소 운동으로 전환되는 지점이다. 이러한 전환이 일어나는 시점은 세포 내 미토콘드리아의 수와 효율성과 직접적으로 연관되어 있다. 좋은 소식은 무산소 역치를 훈련하면 훨씬 더 빨리 달리고 그 운동을 지속하거나 무너지는 건물의 지붕을 모든 사람이 빠져나갈 수 있을 만큼 오래 버틸 수 있다는 것이다(이런 상황과 비슷한 상황이 무산소 역치라 볼 수 있다. 나는 이런 비상 상황을 상상하곤 한다. 내가 자주 이런 생각을 하는 것은 아무런 문제가 없다 생각된다).

훈련 방법은 간단하다. 무산소 역치 한계점을 찾아 그 수준에서 달리거나 다른 방법으로 몸을 움직이면 된다. 이 속도로 달리는 것을 '역치 달리기'라고도 하며 지구력을 키울 수 있는 환상적인 방법이다.

현재 무산소성 역치를 계산하기 위해 힘든 과정을 거칠 수도 있지만

(30분 동안 최대한 많은 거리를 완주한 다음 평균 속도를 구하는 방식), 일반적으로 무산소성 역치는 말하기가 매우 어려워지는 지점이라고 가정할 수 있다(전 세계 피트니스 코치들이 사용하는 '말하기 테스트' 방식).

'젖산염 역치' 또는 '젖산염 변곡점'은 종종 무산소 역치와 동의어로 사용되는 용어이다. 실제로 젖산 축적이 신체가 젖산을 제거할 수 있는 속도를 초과하기 시작하는 지점을 설명하므로 약간 다르나 기능적으로 둘은 매우 유사하다. 하지만 여기서 반복해서 언급하면 유용한 점은 신체가 한 번에 하나의 에너지원만 사용하지 않는다는 것이다.

이것을 에너지 과정이 점점 더 무산소적으로 변하는 스펙트럼과 유사하다고 생각해라. 어느 시점이 되면 감당하기 힘든 일이 될 것이며 실제로 운동 유형에 따라 젖산 변곡점이 달라진다. 이는 근육마다 근섬유의 비율이 다르기 때문이며 달리기와 수영을 할 때 젖산염 변곡점이 더 높을 수 있다.

역치 훈련은 에너지를 효율적으로 생성하는 능력을 높이는 데 도움이 될 뿐만 아니라 피로를 유발하는 대사산물을 처리하는 데에도 도움이 되며 궁극적으로 이를 통해 무한정 유지할 수 있는 성능 표준이 향상된다.

그러나 많은 사람들은 주로 역치 훈련을 사용하는 훈련이 잘못된 접근 방식이라고 생각한다. 주자들은 때때로 이것을 '블랙홀 훈련'이라고 부르는데 이는 단 하나의 속도로 훈련하고 가능한 한 많은 '정크 마일'을 투입하는 것이다. 벤 그린필드Ben Greenield[164]와 같은 작가들은 이 방법이 단 하나의 에너지 시스템에만 집착하기 때문에 잘못되었다고 제안한다. 많은 사람들은 이것이 과도한 훈련과 장기적인 건강 문제로 이어질 수 있다고 믿으며 실제로 이러한 유형의 훈련이 수많은 결과를 초래할 수 있다는 증거가 있다.

이것이 바로 양극화된 훈련이 주로 이 '골디락스 영역' 위와 아래의 훈련으로 명시적으로 구성되는 이유이며 LISS는 순전히 유산소 운동이어야 하고 개인이 쉽게 허용할 수 있어야 한다. 빠른 회복. 이는 유산소 운동과 근력, 파워, 이동성 훈련을 병행하려는 경우 특히 중요하다. 이 역치 훈

---

164. Ben Greenfield (2018), *Beyond Training*. Victory Belt.

련의 목표 '비율'은 현재 약 5%로 제시되고 있다.

마찬가지로, 크로스핏처럼 HIIT를 너무 많이 훈련하면 신체에 과도한 부담을 줄 수도 있다. 이것은 '더 많이' 항상 더 좋은 것이 아닌 경우다. 이는 활동을 평준화할 수 있는 또 다른 비판이다.

자신의 심박수를 관찰할 수 있으면 이러한 다양한 형태의 훈련 모두에 도움이 된다는 것을 눈치챘을 것이다. 체중 감량을 위한 LISS의 모든 이점을 활용하거나 성과를 위한 HIIT 및 역치 훈련을 정말로 활용하고 싶다면 일종의 심장 모니터링 장치를 사용하는 것이 좋다. 이를 위해 가슴 착용 스트랩은 근육 수축과 같은 요인에 쉽게 영향을 받는 손목 착용 솔루션에 비해 훨씬 더 정확하므로 바람직하다.

그러나 궁극적으로 이는 상호수용이 성능을 위한 귀중한 도구라는 또 다른 예시이다. 에너지 시스템을 효과적으로 관리하고 생리학적 신호에 따라 출력을 높이거나 물러나는 정확한 시간을 식별할 수 있다면 더욱 효율적으로 활동할 수 있다.

작업 능력과 저항성 운동

장거리 달리기에는 관심이 없고 단지 더 오랫동안 무거운 역기를 들고 싶은 경우에는 어떻게 해야 할까? 작업 능력을 한번 살펴보자. 작업 능력은 각 세션에서 더 많은 작업을 수행하기 위해 집중하고 싶은 작업을 계속하면서 다음 세션을 위해 충분히 회복할 수 있는 능력이다.

각 세션마다 더 많은 작업을 수행하는 동시에 다음 세션을 위해 완전히 회복할 수 있도록 집중해라. 너의 작업 능력은 순수한 유산소 운동을 훨씬 넘어서는 다양한 요인의 영향을 받을 것이다. 이는 부분적으로 미토콘드리아, VO_2 max 및 젖산염 역치에 영향을 받지만 근육에 대한 혈액 공급(고용량 훈련이 특정 근육에 대한 모세혈관을 증가시킬 수 있음을 기억), 글리코겐 저장, 심리학(예: 정신적 강인함)과 같은 많은 다른 요인 때문이기도 하다.

여기서는 근섬유 보충과 함께 경제적인 움직임도 중요한 역할을 한다. 근육을 단련할 때 주변 근육을 너무 많이 수축시켜 에너지를 낭비하고 있지는 않은가? 아니면 ROM을 통해 비효율적인 경로를 선택하지는 않는가?

실제로 순환을 향상시키는 데 있어서 근육의 역할이 있다. '골격근 펌프'는 근육이 소형 심장처럼 작용하여 근육 내에 내장된 정맥을 압축함으로써 더 많은 압력을 가하여 순환을 향상시키고 심장에 더 많은 혈액을 공급하는 능력이다. 마찬가지로, 근육의 이완은 근육으로 더 많은 혈액을 끌어들이기에 충분한 압력 강하를 생성할 수 있다.

특정 동작을 오랫동안 수행하는 능력에 영향을 미치는 수많은 변수가 있는데 지구력 전체에 초점을 맞추기보다는 동작 자체에 집중하는 것이 도움이 될 수 있다. SAID 원칙을 활용해라. 더 오랫동안 이두 덤벨 컬을 하고 싶다면 이두 덤벨 컬이 진행되는 시간을 더 오랫동안 유지하는 것을 시도해보자. 즉, 이동하는 무게의 양을 늘리기 위해 점진적인 과부하를 사용하는 대신, 더 쉽게 찾기 시작할 때 해당 무게의 반복 횟수를 늘리는 것을 고려해라.

여기서 알아두어야 할 중요한 점은 강도가 단순히 '속도'와 같지 않다는 것이다. 저항을 추가하고 최대 노력을 유지함으로써 역치 훈련을 위해 높은 강도로 훈련할 수 있다. 이렇게 하면 저항 운동을 유산소 운동의 한 형태로 효과적으로 전환할 수 있다. 하지만 이를 위해서는 정확한 중량을 사용해야 한다. 무게가 너무 무거우면 지구력에 도전하기에는 너무 빨리 지치기 시작할 수 있다.

그렇지 않다면 충격이 큰 동작을 반복적으로 수행하여 부상을 유발할 수 있다. 하지만 중간 정도의 무게를 사용하면 더 높은 반복 횟수에 도달하고 에너지 시스템에 도전하여 젖산 역치 및 기타 유용한 특성을 높일 수 있다.

케틀벨이나 배틀 로프와 같은 도구는 적절한 저항력을 제공하기 때문에 이러한 종류의 훈련에 이상적이다. 배틀 로프는 두껍고 무거운 밧줄로, 반복적으로 바닥에 내리치는 동작을 할 수 있다. 이를 통해 폭발적인 방식으로 원하는 만큼의 힘을 가할 수 있다. 또는 더 오래 지속할 수 있는 리드

미컬한 패턴을 찾을 수 있다. 어느 쪽이든 부상 위험 없이 심혈관계에 부담이 되는 운동에 저항력을 더할 수 있다.

반대로 높은 반복 횟수를 위해 컬을 수행하면 신체에 가해지는 요구가 훨씬 적기 때문에 심장을 크게 훈련시키지 못할 가능성이 높다. 몸무게가 가볍고 근육을 적게 동원하기 때문이다(마라톤 선수가 보디빌더에 비해 심박수가 더 낮은 이유로 볼 수 있다). 하지만 팔굽혀펴기 및 기타 복합적이고 폐쇄적인 체중 부하 운동은 심장이 온몸에 혈액을 보내기 위해 더 열심히 일하게 하므로 더 효과적이다. 매우 많은 양의 팔굽혀펴기나 윗몸일으키기는 유산소 운동의 한 형태로 사용할 수 있다.

또한 신체에 혈액이 공급되는 방식과 가장 열심히 운동하는 근육 그룹도 달라질 수 있다는 점을 기억하자. 특정 대사산물과 가압된 혈류는 근비대에 기여할 수 있으므로 지구력을 향상하는 동시에 근육 성장을 지원하는 훌륭한 도구가 될 수 있다. 유산소 운동의 종류를 다양화하면 다양한 운동에 걸쳐 높은 운동 능력을 발휘할 수 있다.

예를 들어 어깨 근육을 집중적으로 단련하는 운동을 한 다음, 그 부위에 혈액을 공급하는 동시에 칼로리를 소모하고 작업 능력을 높이는 배틀로프 '피니셔'로 마무리 운동을 할 수 있다.

폭발적인 힘을 원하는 부위에 느린 연축 섬유를 늘리는 데는 잠재적인 문제가 있지만, 이에 대해서는 다음 장에서 설명하겠다.

신진대사 컨디셔닝

이는 짧은 간격으로 서킷에서 팔굽혀펴기나 케틀벨 스윙과 같은 동작을 사용하여 지구력을 높이고 체중 감량 효과를 얻을 수 있다. 목표는 단순히 불충분한 회복을 유도하는 것이며, 심박수를 높게 유지하고 다양한 에너지 프로세스에 도전하는 것이다.

즉, 팔굽혀펴기 100개를 수행하는 것은 근력을 키우고 지구력 향상에 도움이 되는 운동이지만, 팔굽혀펴기 20개를 10회 수행한 후 30초 또는 60초 휴식을 취하는 것은 근육 피로 문제를 어느 정도 관리할 수 있는 훨씬 더 큰 지구력 과제이다. 팔굽혀펴기와 다른 여러 동작(풀업, 케틀벨 스윙, 턱 점프)을 번갈아가며 한 번에 30초 동안 최대 출력을 유지하려고 노력하면 신진대사 조절이 이루어진다.

좋은 '메트콘 서킷'은 'shunting'을 통해 의도적으로 심장에 더 많은 도전을 주도록 설계할 수도 있다. 예를 들어 상체와 하체 운동(팔굽혀펴기 후 스쿼트)을 번갈아가며 하면 심장이 혈액을 몸 위로 올렸다가 몸 아래로 내릴 수 있다. 심장은 더 열심히 일하고 순환계는 필요한 곳에 연료를 더 효율적으로 공급할 수 있게 된다.

특정 근육의 에너지 효율(미토콘드리아 밀도, 트위치 섬유, 혈액 공급/펌프에 따라 결정됨)은 개별적으로 훈련할 수 있다는 점을 기억하자.

메트콘은 지구력에 초점을 맞춘 방식으로 전신을 훈련하면 한 가지 운동 패턴으로 훈련하는 것보다 더 포괄적인 방식으로 신진대사와 에너지 효율을 향상시킬 수 있다. 메트콘이 장거리 달리기보다 낫다고 보는가? 이는 전적으로 개인의 취향과 목표에 따른 문제이다.

하지만 슈퍼 펑셔널 트레이닝의 목적에 따라 추가적인 이점이 있다는 점은 주목할 가치가 있다. 대사 컨디셔닝은 지구력 훈련과 다른 이점을 제공하는 동작을 결합할 수 있는 방법을 제공하기 때문이다. 예를 들어 케틀벨 스윙, 리사드 그톨링, 오프셋 로드 캐리로 구성된 대사 조절 서킷을 만들면 지구력을 훈련하는 동시에 코어 안정성, 힙 힌지, 악력, 이동성 등을 개발할 수 있다.

물론 피곤한 상태에서 어떤 운동을 할 때는 항상 내재된 위험을 고려하는 것이 중요하다. 현명한 운동 선택을 권장한다!

이러한 모든 방법을 통해 훈련하면 궁극적으로 이 책에 소개된 다른 모든 전략을 더 효과적으로 활용할 수 있다. 더 많은 양 = 더 많은 결과라 생각된다. 그리고 곧 보다시피, 이 책에는 많은 내용이 담겨 있다!

CHAPTER 16

통합: 슈퍼 펑셔널

우리는 지금까지 태양 아래에서 모든 훈련 방법에 대해 논의하였고 사무라이, 소림사 승려, 전쟁 포로, 원주민 부족, 체스 대가, YouTube 파쿠르 센세이션, 파워리프터, 모험가, 독재자 등을 살펴보았다.

각각 제공할 수 있는 유용한 것을 갖고 있으며 이렇게 서로 다른 분야의 개념을 결합함으로써 우리는 다음과 같은 교육 전략을 고안할 수 있다. 진신으로 우리의 목적은 가장 중요한 특성과 능력을 모두 훈련시키는 포괄적인 교육이다. 이런 식으로 우리는 잠재력을 더 많이 발휘하고 놀랍고 새로운 가능성을 창출할 수 있을 것이다.

그런데 오히려 많지 않은가? 이런 프로그래밍을 어떻게 시작할까? 언제 쉬나? 두려운가? 두려워하지 마라. 우리는 계획을 가지고 있다!

다시 살펴본 ATSP 계층 구조

우리는 지금까지 태양 아래에서 하루 종일 파워리프팅 훈련을 하고, 그다음에는 하루 종일 동작 훈련을 하고, 이어서 보디빌딩, 스프린트를 해야 한다고 제안하지 않았다. 공평하긴 하지만 보완적인(또는 반대되는) 이점이 있는 두세 가지 분야를 즐기고 싶다면 이와 같은 동시 전략을 사용할 것을 권한다.

대신 단순히 스펙트럼 전체에서 가장 좋은 동작을 선택하고 이를 매우 기능적인 운동으로 결합하는 것이다. 근육을 위해 보디빌딩 동작 대신 파워리프팅, 동작 중심 운동을 할 수 있다. 그다음 최대 파워, 근육 내 조정 및 근력 지구력/ 근비대를 훈련하는 동시에 동일한 영역을 목표로 하면 이전에 있었던 것을 기반으로 구축된다.

따라서 우리는 이전보다 더 많거나 적은 일을 하지 않고 단지 더 넓은 범위의 옵션 중에서 선택하는 것뿐이다.

다음 질문: 선택할 수 있는 것이 너무 많아서 어떤 운동이 가장 좋은지 어떻게 알 수 있습니까?

이것이 바로 ASTP 계층 구조가 다시 유용하게 사용되는 부분이다. 근육을 위한 보디빌딩 동작 대신 파워리프팅 동작, 동작 중심 운동을 할 수도 있다. 목표가 가능한 한 신체적 잠재력을 향상시키는 것이라면, 우리는 가장 큰 '비용 대비 효과'를 얻을 수 있는 동작을 선택하는 것을 목표로 삼아야 한다. 이는 가장 많은 특성 및/또는 속성을 개발하는 동작이 될 것이다. 간단히 말해서, 이는 다양한 분야에서 가장 '가치가 높은' 운동이다.

이러한 것은 무한하지만 나는 이러한 기준에 맞는 우리 여정의 특정 움직임을 미묘하게 강조해왔다. 다음 고도로 기능적인 교육 프로그램의 기초를 형성할 수 있는 몇 가지 예를 살펴보자.

주요 인지 기능	특성
로프 클라이밍	악력, 상완 이두, 광배근, 코어 근력, 작업 능력
리자드 크롤링	편측성 협응, 코어 안정성(회전 저항), 작업 능력, 고관절 가동성
오프셋 그립 파머스 워크	악력, 작업 능력, 고관절 안정성, 코어 안정성
아이소메트릭 스쿼트	고관절 가동성, 근육 조절, 자세, 정신적 강인함
고반복 푸시업	근지구력, 코어 안정성(항신전)
물구나무 서기	고유수용성, 어깨 가동성, 손목 가동성, 코어 근력, 어깨 근력

주요 인지 기능	특성
L-Sit/V-Sit에서 플러터 킥	삼두근 근력, 압축 근력, 복근 근력
매달리기	어깨 가동성, 어깨 안정성, 악력, 코어 근력, 지구력, 정신적 강인함, 관절 건강
고중량 스쿼트	골밀도, 후방 사슬 근력
박수 푸시업	상체 폭발적 근력, 가슴 근육, 어깨, 삼두
플란체 프로그레션	미는 힘, 손목 가동성, 코어 안정성, 전면 삼각근
벤치 프레스	미는 동작 최대 근력, 골밀도
바벨 밴딩	근육 조절, 미는 힘, 악력
베어 크롤링(밸런스 빔 위에서)	밸런스/고유수용성, 가슴 근육 근력, 삼두 근력, 코어 안정성
jack LaLanne 푸시업(프로그레션)	코어 안정성(항신전), 어깨 근력
머슬업	상체 폭발적인 근력, 밀기/당기기 근력/전환하는 근력
감마 캐스트	코어 안정성, 어깨 가동성, 악력, 관절 건강
힌두 푸시업	후면 가동성, 어깨 가동성, 가슴 근육, 어깨 근육, 코어
고반복 인디언 스쿼트	대퇴 전면 근력, 종아리 근력, 지구력, 다리 근비대
하드 스타일 케틀벨 스윙	근육 조절, 힙힌지, 폭발력, 점프 높이, 달리기 속도 상승
옆돌기	고유수용성, 균형, 코어 근력, 순발력
배틀 로프, 타바타	지구력, 미토콘드리아 밀도, 최대산소섭취량
무거운 샌드백 발차기	지구력, 가동성/ 높이 발차기, 어깨 근육, 가슴 근육, 코어 근막 세라페 효과
메디신볼(사선 패턴)	근막 세라페 효과, 폭발성, SSC(신장 단축), 근육 내 협응
생리적 안정 상태 달리기	최대 심박출량, 미토콘드리아 밀도, 심장 건강, 해마의 기억 시스템
철봉 몽키 바	악력, 코어 근력, 어깨, 광배근, 상완 이두, 관절 건강

주요 인지 기능	특성
워킹 런지	한쪽 다리 근력, 둔근, 대퇴사두근, 햄스트링, 종아리
점프 스쿼트	폭발적인 힘, 다리 근력
코삭 사쿼트	고관절 가동성, 한쪽 다리 근력, 고유수용성
프론트 레버	견갑 후인, 광배근, 상완 이두, 코어
일차 인지	
저글링	가소성, 손과 눈의 협응, 주의력, 작업기억
글쓰기(잘 사용하지 않는 손)	미세한 운동 조절, 양손잡이, 가소성, 언어 유창성
하칼라우 명상	주변시, 차분한 집중, 회복
아셈 명상	창의성, 휴식 및 회복
수학적 사고	집중력/감정 조절, 작업기억
듀얼 엔백 두뇌 훈련	작업기억, 집중력
학습에 투자하는 시간	끈기, 기술

이는 하나의 예시일 뿐이라는 점을 강조하고 싶다. 이 목록은 결코 포괄적인 목록이 아니다. 이 책은 모든 놀라운 운동에 대해 자세히 설명하지 않아도 이미 충분히 내용이 많다. 그리고 어떤 사람에게 적합한 운동이 다른 사람에게는 적합하지 않을 수도 있다.

그래도 운동 식단에서 이 운동들을 다양하게 활용할 수 있다면 슈퍼 평셔널로 가는 길에 한 걸음 더 다가갈 수 있을 것이다. 마찬가지로, 여기에 나열한 모든 운동을 반드시 포함해야 할 필요는 없다. 이 중 상당수는 겹치는 특성이 많으므로 이 중 하나 또는 둘을 선택하면 된다. 마찬가지로, 이러한 전략 중 하나에 잘 맞지 않는다고 판단되면 자신이 직접 연구한 다른 전략으로 대체해도 좋다.

물론 앞서 설명한 슈퍼 특성에 먼저 주의를 기울이길 바란다. 이러한 특성은 다른 많은 특성과 속성을 개발할 수 있는 기반이 되는 특성이다. 어떤 형태로든 업무 능력을 다루거나 가소성을 강화하거나 정신적 강인함을 높이는 이 목록의 항목은 모두 우선순위가 높은 것으로 생각하면 된다.

훈련 소개: 슬로우모션-모든 각도에서 강력한 힘

모든 각도에서 슬로우모션은 근력과 제어력을 키우기 위해 사용하는 새로운 트레이닝으로 예측할 수 없는 각도에서 힘과 제어력을 키우고 예측할 수 없는 각도에서 최대한 많은 특성을 최대로 활용하기 위해 사용하는 새로운 훈련법의 이름이다.

훈련의 마지막에 사용하는 트레이닝은 아니며, 단지 내가 즐겨 사용하고 성공을 거둔 방법일 뿐이고 이를 느리고 기계적으로 불리한 훈련이라고도 부른다(SAMDAMSlow And Mechanically DisAdvanged Movement).

이는 매우 느린 코코모디/자유로운 움직임 훈련으로, 하나의 훈련 스타일로 마음과 근육의 연결, 코어 안정성, 지구력, 가동성 등을 키울 수 있도록 만들어졌다.

이를 연습하는 방법에는 네 가지가 있다(엄격한 카테고리는 아니지만).

- 그라운드 SAMDAM
- 양측성 SAMDAM
- 오르기 SAMDAM
- 도수 조작 SAMDAM

조금 더 자세히 설명하기 위해 그라운드 SAMDAM에 대해 살펴보자. 여기서는 리자드 크롤링과 같은 동작을 수행하지만 준등척성 동작같이 극도의 제어와 인식이 필요한 동작이다. 코어 전체에 힘을 주고 한 손을 아주 천천히 앞으로 뻗어 기둥에 체중을 실은 다음, 다른 손과 다리를 앞으로

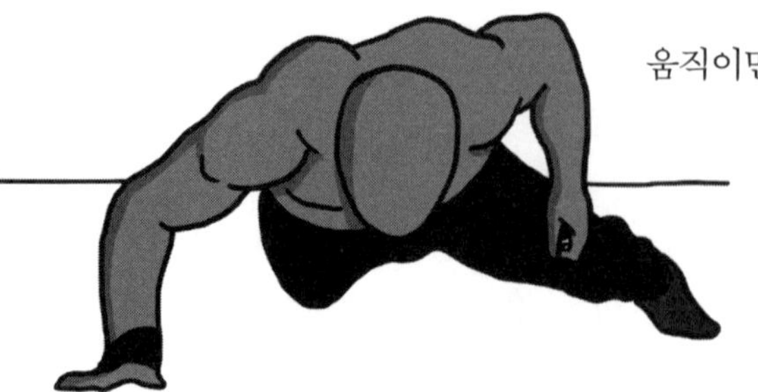

움직이면서 다시 힘을 주면서 항상 지면에 가깝게 유지한다. 동작을 하는 동안 반드시 호흡을 해야 한다(처음에는 쉽지 않다).

정확한 움직임을 하기 위해서는 다양한 동작이 필요하며, 곰처럼 낮은 자세로 기어가거나 팔굽혀펴기를 변형하는 것도 좋지만, 항상 근육에 긴장을 유지해야 한다.

천천히 라렌 푸시업LaLanne push-up을 한 다음 아처 푸시업archer push-up으로 넘어가는 동작을 슬로우 모션으로 할 수 있을 것이다. 근력과 제어력이 발달했다면 물구나무서기로 천천히 몸을 들어 올릴 수도 있다.

나는 이 동작이 매우 '높은 가치'의 훈련 형태라고 생각할 뿐만 아니라 이 책에서 다룬 많은 개념을 설명하는 데 매우 유용한 교육 도구라고 생각한다.

작동 방식은 다음과 같다.

5장에서는 옛날의 강자들이 어떻게 마음과 근육의 연결을 발전시켜 더 큰 힘을 발휘하거나 개별 근육을 수축시키는 방법에 대해 설명했고 8장에서는 이 수준의 인식이 실제로 적용되기 시작되는 것을 인식했을 것이다. 예를 들어 크런치를 수행할 때는 견갑골을 쭉 펴고 코어는 이상적으로 골반이 약간 뒤로 기울어지는 것이 좋다.

일반인은 감각 운동 기억 상실증에 걸렸기 때문에 이런 동작을 하라고 하면 멍하니 쳐다볼 것이다. 하지만 이 지식은 가치가 있으며, 몸 전체를 제어하는 능력은 모든 동작을 더 강력하고 우아하게 만들 수 있다. 허리가 처지거나 어깨가 무너지지 않고 팔굽혀펴기를 규칙적으로 할 수 있기 때문에 더 간단한 동작으로 이어진다.

이제 동일한 동작을 더 단단하게 수행하여 결과적으로 더 많은 부위에 힘을 발휘할 수 있을 것이다. 이러한 인식과 통제력은 다른 수많은 활동에도 적용되어 모든 동작에서 더 나은 힘, 안전, 표현의 자유를 제공한다. 예를 들어 펀치를 날릴 때 세라페 효과serape effect를 이용하면 회전 근육과 안정근을 수축하고 길항 근육을 적극적으로 이완한다.

복잡한 동작을 느리게 하고 움직임을 늦추고 더 어려운 각도에서는 몸의 소리에 귀를 기울이고 균형을 유지하기 위해 미세한 조정을 해야 하며 슬로우 모션은 이를 가르친다.

움직임의 약한 지점에서 자신을 강화하고 어떤 위치에서든 강력하게 움직이는 방법을 배우게 될 것이다. 물론 슬로우 모션은 다른 자세에서도 수행해야 한다. 그렇지 않으면 신체가 완전히 발달하지 않았을 수 있다. 인간의 움직임을 세분화하는 방법에는 여러 가지가 있지만, 나는 동작의 형태에 초점을 맞추고 조작에 집중하는 것이 모든 것을 포괄하는 좋은 방법이라고 생각한다.

- 기어가기
- 오르기
- 걷기
- 조작

오르기 SAMDAM에는 턱걸이 바에 몸을 올린 다음 정상에 가까운 자세를 취하는 것이 포함된다. 안정화한 다음 한 손을 천천히 다른 위치로 움직여 바를 돌아 올라간다. 360도 돌기, 매달리기, 느리게 앞쪽 레버 돌리기, 느리게 한 팔로 턱걸이 등을 연습해보자. 이 중 대부분은 현재 능력 수준을 넘어서는 동작일 수도 있지만, 연습을 거듭할수록 동작은 더 과감해질 것이다.

다른 형태의 느린 등반을 시도해 볼 수도 있다. 예를 들어 난간으로 가서 양손으로 난간을 잡고 발이 바닥에 닿지 않도록 금속에 발을 붙인다. 이제 코어를 지탱하고 한 손으로 천천히 위치를 바꿔 그 자리에서 위로, 가로질러, 또는 주위로 움직인다.

(그라운드 슬로우모션의 또 다른 형태는 레일이나 나뭇가지를 따라 천천히 기어가는 것이다.)

제대로 수행하면 거의 떠 있는 것처럼 보인다. 초자연적인 움직임같이!

다리의 경우 슬로우 스쿼트 워킹, 오리걸음(무릎을 약간 구부린 상태에서 발바닥으로 걷기), 스쿼트, 인디언 스쿼트, 코삭 스쿼트, 런지 워킹을 연습한다. 목표는 긴장을 유지하면서 모든 동작 범위를 우아하게 움직이는 것이다.

조작은 서 있거나 쪼그리고 앉거나 심지어 앉아 있는 동안 우아하고 통제된 패턴으로 움직이는 외부의 최대 하중을 사용한다.

의자를 이용해 훈련할 수 있다고 했던 것을 기억하는가? 한쪽 발바닥으로 의자를 잡고 천천히 공중으로 들어 올리거나, 앞을 향하게 하거나, 아래로 움직이거나, 큰 원을 그리는 등의 동작을 해보자. 벽에 기대어 맨 몸으로 압력을 가하면서 할 수도 있다. 밸런스 빔을 따라 기어가면서 하면 어떨까?

이 훈련은 매우 느리고 부드럽게 진행해야 한다. 활성화하게 될 근육의 대부분은 수년 동안 완전히 방치되어 있었을 가능성이 높기 때문이다. 근육통이 생길 수도 있다! 마찬가지로 충돌이나 기타 문제를 일으킬 수 있는 자세로 움직일 때는 주의하자. 잘 모르겠다면 익숙한 동작을 유지하고 그 동작 사이를 적절히 전환하면서 운동해보자.

하지만 다른 한편으로는 매우 천천히 움직이면 근막 손상을 제한할 수 있다. 근막을 둘러싼 초기 느낌이 정확하다면 근력을 키우는 강력한 방법이 될 것이다. 또한 체중(또는 비교적 가벼운 하중)만을 사용함으로써 부상의 가능성을 제한할 수 있다.

이전 장에서 언급했듯이, 우리의 힘과 파워는 주로 움직이기 위한 것이다. 우리 몸에서 가장 큰 근육은 모두 움직임의 핵심인 둔근이며 대퇴사두근, 햄스트링, 허리, 복근 등도 움직임의 핵심 근육이다. 이러한 형태의 훈련은 가능한 모든 자세에서 힘과 제어력을 개발해 움직이고 신체와의 소통을 다시 일깨우고 더 많은 양의 정보를 받아들인다.

오버커밍 그래비티 아이소메트릭

이 훈련 스타일을 더욱 완벽하게 만들기 위해 느린 케이던스를 깨고 짧은 스퍼트를 위해 폭발적인 플라이오메트릭(더 강하고 안정적인 자세에서만 가능)이나 오버커밍 아이소메트릭과 같은 다른 유형의 동작을 통합해볼 수도 있다.

오버커밍 아이소메트릭을 사용하려면 몸을 들어 올릴 수 없는 자세로 이동하기만 하면 된다. 예를 들어 한 손으로 플란체 푸시업을 하거나 펙 플라이처럼 땅을 '쥐어짜는' 동작을 시도하는 것이다. 이런 동작을 '지구 펀치'와 '지구 크러셔'라고 부르는데, 그 이유는 멋진 동작에 멋진 이름을 붙여야 하기 때문이다![165]

이렇게 하면 지면과 자신의 체중을 움직이지 않는 힘으로 사용하여 최대한의 힘을 가할 수 있다. 가장 좋은 점은 자신이 할 수 없는 맨손 체조 동작을 고군분투한다는 것이다. 결국에는 동작을 수행할 수 있도록 필요한 적응력을 키울 수 있다. 한 팔 플란체를 할 수 있을 때까지 한 팔 플란체를 시도해보자! 그리고 이것은 SAMDAM에서 잘 흐른다.

SAMDAM이 가장 기능적인 움직임으로도 관리할 수 없는 각도와 자세를 훈련하는 데 도움이 되는 유용한 '접착제'라고 생각된다. 내가 강조한 동작과 함께 사용하면 더욱 완벽한 피지컬을 만들 수 있다.

하지만 모든 것이 그렇듯이 SAMDAM은 매우 천천히 신중하게, 그리고 자신의 몸에 귀를 기울이면서 실험해야 한다. 이 자세는 체중을 지탱하는 데 익숙하지 않으니 무리하지 말자. 적응에는 시간이 걸린다.

누락된 특성

이 시점에서 또 다른 개념을 소개하고자 한다. '누락된 특성', 이는 많은 훈련 프로그램에서 일반적으로 고려되지 않는 신체적 특성으로, 일상적인 라이프스타일 활동을 통해 개발되지 않는 신체적 특성을 말하며 가치가 높은 운동에 집중하더라도 높은 가치의 운동에 집중하는 것만으로는 각각을 보장하기에 충분하지 않을 수 있다.

완벽한 예는 어깨의 측면 회전이다. 측면 회전은 많은 프로그램에서 심하게 누락되어 있다. 많은 프로그램에서 안타깝게도 대부분의 사람들이 어깨를 앞으로 구부린 채로 보내는 시간이 많다. 우리는 하루 종일 타이핑하고 구부정한 자세로 휴대폰을 만지작거리다가 체육관에 가서 운동을 할

165. 아직 퍼포먼스를 수행하기 전에 동작을 외치는 단계까지는 도달하지 못했다.

때는 앞으로 밀고 나간다.

또한 물건을 뒤로 당기면 일반적으로 팔꿈치를 구부리거나 허리를 당길 것이다. 따라서 페이스풀과 같은 동작은 매우 집중적이지만 여러 가지 이점을 제공하지는 않는다. 왜냐하면 여전히 다른 곳에서 찾기 어렵기 때문이다. 흉추의 가동성도 마찬가지다. 특히 허리를 뒤로 구부릴 때 더욱 그렇다.

흉추의 가동성, 특히 뒤로 구부릴 때의 가동성도 마찬가지다. 우리 대부분은 하루 종일 구부정한 자세로 지내며 뒤로 젖힐 필요가 거의 없다. 힌두 스쿼트와 같은 몇 가지 동작을 통해 이러한 문제를 해결할 수 있다. 하지만 백 브릿지를 하는 것도 나쁘지 않으며,[166] 이것이 개인적으로 카포에이라의 폰테[167]를 좋아하는 이유라 볼 수 있다. '젊음은 척추만큼만 젊다'는 말이 있듯이!

(폰테는 고유수용성 감각, 어깨 가동성, 손목 가동성, 코어 근력 등 다른 여러 가지에도 효과적이다!)

종아리 근력은 어떨까? 종아리에 특별히 초점을 맞춘 동작은 거의 없기 때문에 나는 종아리 점프를 좋아한다. 여기서는 무릎과 엉덩이를 똑바로 유지하면서 점프하는 연습을 한다. 모든 추진력은 종아리에서 나오며 헬스장에 갈 수 없는 경우에도 종아리 올리기를 할 수 있다. 손가락 힘을 키우기 위해 손가락 팔굽혀펴기도 이 목록에 포함할 수 있다(라란느 팔굽혀펴기도 손 근육을 단련하는 데 도움이 된다). 너클 푸시업은 너클의 뼈를 강화할 수 있어 격투기 선수에게 필수다. 많은 사람이 목을 단련하기 위해 약간의 자기 저항을 사용하면 도움이 될 수 있다.

166. 이런 동작이 척추 압박을 너무 많이 유발한다고 믿는 '허리 전문가' 스튜어트 맥길에게 물어보지 않는다면 말이다. 허리 통증의 병력이 있다면 주의해서 연습하되, 요가를 비롯한 다른 사람들은 여러 세대에 걸쳐 부작용 없이 이 동작을 수행해왔다는 점을 기억하자!

167. '폰테'는 카포에이라에서 백 브릿지의 이름이지만, 수련자들은 종종 손을 바닥에 대고 정면을 바라보며 자세를 취했다가 구르기도 한다. 이 목록에는 아직 소개하지 않은 다른 동작도 있다. 유튜브는 우리의 친구다!

시퀀싱

코칭 경험이 있다면 이쯤에서 눈썹을 치켜들고 있을 것이다. 산발적인 접근 방식에 대해 이야기해보라! 어떻게 점진적으로 과부하가 걸리나? 너무 많은 요인이 있는데 어떻게 한 가지 특성을 개발할 수 있을까? 하나의 특성을 개발할 수 있을까?

이전 챕터를 보면 이에 대한 설명이 있다. 동작이 너무 복잡하면 특정 근육 그룹에 피로도를 높일 수 없다. 도마뱀 크롤링과 같은 움직임으로 근비대가 어려운 이유는 그 동작이 근섬유의 크기를 증가시키는 지점에 도달하기 전에 체력적인 한계로 피로를 느끼기 때문이다. 아니면 코어가 약해지기 시작하거나 어깨가 지칠 수 있다.

그렇다면 이러한 문제점을 어떻게 구조화할 수 있을까? 답은 간단하다.

가장 복잡하고 힘든 동작을 루틴의 시작 부분에 배치하고 더 간단한 동작은 마지막에 배치하면 된다. 이는 근력 강화 운동이나 역피라미드 트레이닝과 비슷한 접근 방식을 취하지만 무게의 양보다는 복잡성과 신경계의 피로도에 초점을 맞춘다는 점에서 차이가 있다(여전히 중요한 요소임을 잊지 마라).

예를 들어 여러분은 스쿼트나 벤치 프레스와 같은 무거운 움직임으로 운동을 시작할 수도 있고, 플란체 프로그레션이나 크롤과 같은 복잡한 움직임으로 운동을 시작할 수도 있다. 그런 다음 한 팔로 하는 팔굽혀펴기와 같은 중간 운동으로 이동할 수 있을 것이다. 케이블 플라이도 있고 고반복 팔굽혀펴기와 무거운 가방의 피니셔로 끝날 수도 있다.

다관절, 다평면, 또는 극도로 무거운 것은 운동을 시작할 때 적용된다. 닫힌사슬, 가벼운 것, 매우 고립된 것은 모두 마지막에 적용되며 더 높은 볼륨으로 사용할 수 있다.

이러한 후자의 움직임은 초기의 도전 덕분에 더 어려워지겠지만 부상의 위험은 여전히 낮을 것이다. 게다가, 우리는 풍부하고 힘든 움직임과 적응을 이끌어내는 많은 양과 목표에 도전할 수 있을 것이다.

기계식 드롭 세트

또 다른 강력한 도구는 '기계 드롭 세트'이다.

4장까지 거슬러 올라가 생각해보면, 비대를 촉진하기 위해 목표 근육에 일정한 장력을 유지하고 체중으로 훈련할 때 실패를 뒤로 미루기 위해 드롭 세트를 사용한 방법을 기억할 수 있을 것이다. 그렇게 하려면 실패에 도달할 때마다 단순히 체중을 낮춘 다음 계속 진행하면 된다!

또한 여러 가지 다른 움직임 패턴을 사용하여 동일한 작업을 수행할 수 있는 것으로 나타났고 기계적 드롭 세트에서는 고장에 도달하면 세트 중간에 이동하는 정확한 역학을 변경하기만 하면 된다. 따라서 팔굽혀펴기를 최대한 많이 할 수 있다. 그런 다음 더 이상 수행할 수 없을 때 무릎에 있는 팔굽혀펴기로 전환하여 계속할 수 있다.

손가락 힘을 기르는 데 집중하고 싶었지만 손가락 팔굽혀펴기가 가슴 근육을 크게 만들지 못할까 봐 걱정했다면 가능한 한 많은 손가락 팔굽혀펴기를 수행한 다음 일반 팔굽혀펴기로 전환하여 마무리하면 된다.

이것이 어떻게 작동할 수 있는지에 대한 수많은 다른 예들이 있다.

그리고 여러분은 놀라운 도전을 하기 위해 다양한 운동의 끝없는 목록을 '드랍'할 수 있다. 예를 들면 오버커밍 아이소메트릭 체스트 프레스 6초 → 벤치 프레스 80% → 박수 푸시업 → 한 팔 푸시업 → 리자드 크롤링 각각의 동작을 실패 지점까지 수행하고 이 동작들 사이에서 휴식은 가능한 적게 가져가며, 3분 정도의 충분한 휴식을 취한 다음 다시 시작한다.

이것을 '건틀렛 세트'라고 부른다. 이것은 휴식 시간이 없는 회로와 같고, 모두 하나의 근육 그룹에 집중한다. 라운드 사이의 휴식은 길어야 한다(3분 또는 그 이상). 지구력을 기르는 것이 최우선 과제라면, 물론 지난 장에서 제안한 것을 사용하여 만들 수 있다.

다양한 특성과 특성에 도전하는 대사 조절 회로다. 일부 메트콘 회로에서 시작하고 끝나는 데 몇 개의 건틀렛 세트를 사용하는 것은 어떨까?

요컨대, 다양한 특성을 결합하는 동시에 도전적이면서도 안전한 루틴을 설계할 수 있는 많은 방법이 있다.

스플릿

다음 질문은 이러한 운동을 일주일 동안 어떻게 나눌 것인가라는 것이다. 지금까지 푸시풀 레그, 브로스 스플릿, 전신 루틴을 살펴봤다. 좋은 소식은 이러한 교차 모드 접근 방식을 사용하여 위의 모든 운동을 잘 적용할 수 있다는 것이다.

앞의 예와 같이 한 근육 그룹을 목표로 하는 움직임을 선택하여 운동을 구성할 수 있다.

강도는 조금 낮지만 주파수는 더 높은 상태로 전신을 단련할 수 있다. 또는 밀기, 당기기, 다리 움직임을 분리하여 PPL 접근 방식을 사용할 수 있다. 개인적으로 이런 스타일의 트레이닝은 좀 더 전신적인 접근을 선호한다.

이 동작들 중 많은 것들은 본질적으로 복합적이고 다면적이기 때문에 하나의 신체 부위에 집중하는 것은 한계가 있을 수 있다. 회복할 수 있는 충분한 시간을 두고 항상 몸의 소리에 귀를 기울이면 된다.

내가 자주 하는 다른 일은, 전신 운동이지만 특정한 초점을 맞춘 운동을 하는 것이다. 전신 운동일 수도 있지만, 여러 번 밀어서 하는 동작일 수도 있고, 중점을 많이 두는 전신 운동일 수도 있다.

나는 이것들을 '프라임 포커스 운동'이라고 부른다.

정신 훈련을 더욱 강조하는 것은 아마도 그것만의 '하루'를 필요로 할 것이다. 즉, '뇌'를 위한 하루를 보내는 것으로부터 이익을 얻을 수 있다는 것이며 이것을 구성하는 한 가지 방법일 뿐이다.

많은 선택이 가능하다. 마찬가지로 이러한 명상과 정신적인 '과제'로 하루를 시작할 수 있다. 또한 정신 훈련을 운동에 통합하거나 세션이 끝날 때 저글링을 하거나 일과가 끝날 때 일종의 움직이는 명상으로 사용할 수 있다. 바디 스캔 명상은 훈련 전에 마음을 정하고 근육으로 '체크인' 하는 좋은 방법이 될 수 있다.

아마도 훈련하는 동안 수학 문제를 풀어볼 수도 있을 것이다! 또는 가끔씩 훈련을 쉬는 경우(전체 회복을 위해 6주에 한 번 정도 권장되는 전략), 그

시간을 주로 멘탈 훈련에 집중하는 데 사용할 수 있다. 이 방법은 가동성과도 잘 맞다.

그렇다면 간섭 효과는 어떨까?

간섭 효과는 어떨까? 특이성은 어떨까?

간섭 효과는 단순히 서로 다른 방식의 트레이닝이 종종 다른 유형의 트레이닝을 '간섭'하게 된다는 것을 말한다. 이는 펑셔널 트레이닝에 대해 흔히 사용되는 논리로, 슈퍼 펑셔널 트레이닝에도 두 배로 적용된다!

가장 간단한 예로 지구력과 근력을 위한 훈련은 서로 어울리지 않는다는 사실을 들 수 있다.

장거리 달리기를 하면 혈당이 떨어지고 코르티솔과 미오스타틴이 증가하며 테스토스테론이 감소하게 된다. 즉, 훈련의 결과로 근육이 약간 손실될 가능성이 높다. 지구력 훈련은 또한 다리의 느리게 수축하는 근섬유의 비율을 증가시키는데, 보디빌더나 파워리프터에게 느리게 수축하는 근육은 수축 속도가 느리고 크기가 작기 때문에 원치 않는 결과를 초래할 수 있다.

지치지 않고 최대한 오래 달리고 싶다면 더 많은 근육 무게를 지탱하는 것조차 비생산적이다.

요컨대, 신체는 두 가지에 적응하려고 한다!

이것은 다른 곳에서도 볼 수 있다. 지난 1장에서 수영 선수들이 특정한 방식으로 다리를 사용하는 것에 익숙해졌기 때문에 실제로는 훈련되지 않은 사람들만큼 높이 뛸 수 없었다는 연구를 언급했는데 기억하는가? 두 개의 경쟁적인 신경 경로를 유지할 수 있나? 물론 두 개의 악기를 아주 잘 연주하는 사람들도 많다.

수영 선수들이 높이뛰기 훈련도 했다면, 그들은 아마도 점프를 매우 잘할 것이지만 그들은 높이뛰기 선수로만 훈련하는 사람만큼 좋은 성적을 얻지 못할 수도 있다. 다른 것들을 제외하고, 이 전용 높이뛰기 선수는 단순히 그 한 동작을 훈련할 시간이 더 많을 것이기 때문이다.

그렇다고 한 가지만을 위해 훈련해야 하나?

아니다.

첫째, 운동선수가 아닌 사람들은 어떤 일이든 최고가 되려고 노력하는 마음에서 벗어나야 하고 최고가 되는 것은 대부분의 사람들에게 말이 되지 않는다. 물론, 숫자를 쫓는 것은 재미있을 수 있지만, 큰 그림을 보지 못할 수 있어 매우 위험하다.

모든 것에서 최고가 되려는 사고방식에서 벗어나자.

다른 모든 것들을 희생하면서 체육관에서 가장 강한 파워리프트 선수가 될 필요가 있나?

또한 지구력 훈련과 보디빌딩과 같이 반대되는 훈련 방법들이 서로를 보완하는 많은 방법들이 있다는 것을 언급할 필요가 있다.

예를 들면 지구력 훈련은 휴식 심박수를 낮추며 여러분을 더 동화적으로 만들 수 있을 것이다.

- 지구성 훈련으로 운동량을 향상시키면 더 오래 훈련할 수 있도록 도와준다.
- 지구력 훈련과 보디빌딩 둘 다 근육에 혈액 공급을 늘린다.
- 근육에 힘을 길러주면 더 효율적으로 달리기에 도움이 된다.
- 지구력 훈련은 지방을 더 잘 태운다.
- 두 종류의 훈련 모두 하반신 골밀도를 증가시킨다.
- 둘 다 서로에게 영향을 주지 않는 무수한 적응이 있다.

그리고 서로 영향을 미치지 않는 두 가지의 다양한 적응 방식이 있다. 예를 들어, 바벨을 들어 근섬유 운동 단위를 개선할 수 있는 경우인데, 이는 마라톤 달리기에 부정적인 영향을 미치지 않는다. 또한, 폐쇄 사슬 운동에서 많은 양과 적당한 무게로 훈련하면 속전근 섬유의 미토콘드리아 효율을 잠재적으로 증가시킬 수 있음을 확인했다.

쉽게 말해서, 신체는 지구력 증가와 근육량 증가라는 도전에 독특하게 적응할 것이다. 이에 대한 뒷받침이 되는 연구를 봤을 때 지구력 프로그램, 근력 프로그램, 동시 프로그램(이 두 가지를 결합한 프로그램)을 배정받은 세 그룹을 비교했을 때, 세 번째 그룹이 더 많은 이득을 얻는 것으로 나타났다. 한 연구에서 참가자들은 지구력을 키우기 위해 자전거를 타거나, 등속성 장치를 사용하여 토크 강도를 높이거나, 두 가지를 동시에 수행하도록 설계하였다. 처음에는 두 가지를 동시에 하는 그룹이 지구력 향상과 근력 향상 모두에서 다른 두 그룹을 따라잡았었다. 그러나 연구가 진행됨에 따라 두 영역 모두에서 계속해서 약간의 증가를 보였지만 뒤처지는 것을 볼 수 있었다.[168] 본 연구의 결론은 "동시적 훈련은 단독으로 수행될 때 어느 프로그램에 대한 정상적인 적응을 저해할 수 있다"로 볼 수 있다. 이는 충분히 공정한 결과였으나 대다수가 납득할 만한 결과는 아니었다. 그 이유는 더 강하고 더 인내할 수 있기 때문이다.

그리고 이런 결과는 바람직한 현상이라 볼 수 있다! 이런 연구들의 문제점은 일반적으로 프로 선수의 관점에서 작성되었다는 것이다. 대부분의 일반인들이 운동을 하는 목적이 연구에 참여한 보디빌딩 선수들과 같이 경쟁적인 몸을 만들기 위한 것이 아니기 때문에 부정적으로 볼 수밖에 없다. 그렇게 몸이 커지면 계단을 오르는 데 호흡이 힘들 수 있다. 그리고 보디빌딩 선수들은 근육 크기로 인해 이동성이 제한적이다. 프로 선수로 경쟁하기 위해서는 약물을 사용해야 할 수도 있다.

모 패라 같은 장거리 마라톤 선수를 따라잡기 위한 프로그램을 일반인들에게 적용해선 안 된다. 모 패라는 신체 능력이 뛰어난 운동선수이지만 약 58kg의 매우 날씬하고 가벼운 체격이기도 하다. 따라서 일반인과의 레슬링에서도 상대적으로 약할 것이며, 속도도 매우 느릴 가능성이 높다. 게다가 이 수준에서 경쟁하려면 엄청난 양의 달리기를 해야 하기 때문에 심각한 부상의 위험이 있을 수 있다.

동시적인 방법으로 훈련해도 지구력과 근력이 훨씬 더 높아질 수 있

168. A. G. Nelson et. al. (1990) "Consequences of Combining Strength and Endurance Training Regimes." Phys. Ther. 70(5):287 – 294.

다. 버스를 타기 위해 뛰어가거나 숲에서 곰의 공격을 받았을 때 같은 위급 상황에서 곰과 씨름할 준비가 필요할 수 있다. 이런 체격이 일반인에게 가장 바람직한 체격이라는 것은 당연한 일이다. (지금 다루고 있는 내용들로 프로 운동선수들의 놀라운 업적을 깎아내리려는 것은 아니다. 단지 그들은 한 방향으로 인간의 한계를 뛰어넘기 위해 매우 놀랍도록 노력해서 얻은 결과임을 이야기하는 것이다. 그러므로 개인의 특이적 능력은 모든 사람에게 적합한 것이 아니란 것이다!) 동시 훈련 연구의 저자들은 또한 다음과 같이 말한다. "간섭의 정도는 아마도 개별 훈련 프로그램의 성격과 강도에 달려 있을 것이다." 그것이 내가 말하고 싶은 또 하나의 요점이다.

훈련을 현명하게 설계하면 이러한 많은 어려움을 극복할 수 있다. 예를 들어 우리는 지구력 훈련을 통해 얻을 수 있는 바람직한 적응을 대사조절 회로를 사용하거나 저항성 심장박동을 사용함으로써 유발할 수 있으며, 이것들이 체력 향상을 심각하게 해치지 않는다는 것을 확인했다.

이 책은 사람들의 예로 가득하며 힘과 지구력에서 탁월한 기술을 보여주었다. 로스 에들리Ross Edgley의 마라톤 경주용 차 견인은 어떤가? 아니면 잭 라랜Jack LaLanne의 놀라운 수영은 어떤가? 톰 플라츠Tom Platz의 미친 듯이 다리를 누르는 반복은 어떤가? 크로스핏CrossFit도 이러한 유형의 훈련에 큰 초점을 맞춘다.

한편 파워 빌더들은 당신이 엄청난 크기와 엄청난 힘을 위해 훈련할 수 있다는 것을 보여주고 유튜버 주지무후는 보디빌더처럼 만들어졌지만 다양한 플립과 아크로바틱 동작을 한다. 다른 해결책을 예를 들어보면 우리는 일정 수준의 힘, 즉 지구력을 한 번 달성하는 것이 최고에 도달하는 것을 훨씬 쉽게 만들 것이라는 것을 알고 있다. 이것은 당신이 몇 달 동안 크기와 힘을 기르는 데 전념할 수 있다는 것을 의미하고, 잠시 동안 다른 기술에 집중할 수 있다. 그런 다음, 두 가지 모두를 연합 훈련 체제에 통합할 때, 두 범주 모두에서 인상적인 결과를 보아야 한다.

나는 웹사이트(www.thebioneer.com)에 여러 영역에서 독자가 동시에 향상될 수 있도록 설계된 교육 프로그램을 제공하고 있다. 그것들을 사용해본 사람들로부터 큰 피드백을 받았고, 나 또한 몇 년 동안 같은 일을 해왔다. 프로그램을 작성할 줄 모르고 준비된 것을 원한다면 여기가 좋은 시작 장소가 될 수 있을 것이다. 그러나 우리는 모두 다르기 때문에 나는 실험과 적응을 장려한다.

마지막으로, 다른 사람들에게 부정적인 영향을 미치지 않는 많은 종류의 훈련이 있다. 만약 보디빌더나 지구력 운동선수라면, 다음 중 어떤 것도 간섭 효과를 유발하지 않을 것이고, 많은 경우 여러분이 선택한 종목에서 여러분을 크게 지지할 것이다. 하지만 이 모든 것들은 대부분의 운동선수와 보통 사람들이 간과하는 것들이다.

- 악력 훈련
- 명상
- 집중력을 위한 두뇌 훈련(작업기억 등)
- 이동성
- 일자팔 근력 및 기타 '미개척' 형태의 근력 훈련
- 양손잡이
- 발의 힘과 움직임
- 호흡
- 시각 처리 속도
- 목록은 지속된다.

물론, 나는 모든 사람들이 두뇌를 단련하는 데 시간을 써야 한다고 생각하며 대부분의 사람들이 '퍼포먼스 폴리매스'와 같은 훈련을 위한 사례를 만들었기를 바란다.

피트니스와 훈련을 서로 다른 영역에서 선택하고, 당신이 원하는 정확한 사람이 되는 과정에서 자신의 잠재력을 크게 확장하기 위해서 훈련은 단지 몇 개의 큰 리프트와 쇼를 위해 큰 근육을 기르려고 노력하는 것에 국한되어서는 안 된다.

나는 훈련이 인간의 능력을 획기적으로 확장시킬 수 있다고 믿는다.

CHAPTER 17

당신은 어떻게 될 것인가?

이 책에서 나는 몸과 마음의 훈련 사이의 구별은 실제로 임의적인 것임을 설명하려고 노력했으며 그것은 모두 신경계 훈련이고 하나의 커다란 플라스틱이라고 생각한다.

따라서 뇌 훈련과 정신 훈련을 효과적으로 동일하게 다루면서 보다 응집력 있는 방식으로 모든 훈련 방식에 접근하는 것이 합리적이다.

마찬가지로, 당신의 훈련 프로그램을 전체적인 라이프스타일 변화의 일부로 고려할 것을 권장한다.

이것은 '체형을 갖추기' 위해 하는 많은 노력이 실패하기도 하며 우리의 바쁜 생활 방식에서 얻을 수 있는 별도의 노력으로 간주된다. 수많은 사람들이 나에게 훈련 프로그램을 설계해달라고 강하게 요청했음에도 불구하고 나는 몇 주가 지나 완전히 잊어버렸다. 왜냐하면 그들이 나에게 돈을 지불하지 않는 한, 나는 실제로 운동을 하는 일이 일어나지 않는다고 믿는 경향이 있다.

왜냐고? 아직 몸매가 좋지 않은 이유가 있을 테니까! 그들이 극도로 피곤하고, 스트레스를 받고, 큰 부담감을 받았기 때문이다. 집에 돌아와 매일 밤 TV 앞 소파에 뒹굴고 있다면 기운이 없기 때문일 것이다.

많은 사람들이 생각하는 것처럼 여기서 시간은 문제가 되지 않으며 (올해 TV 박스셋을 전혀 시청하지 않았다고 솔직하게 말할 수 없다면) 문제는 에너지가 유한한 자원이라는 점이다. 결국 주스가 부족해지지 않고서는 그들은 새로운 활동을 추가할 수 없을 것이다.

그렇다면 이미 너무 피곤해서 운동을 할 수 없다면 단순히 일주일에 4시간 정도만 훈련을 할 수 있다고 생각하는 이유는 무엇인가? 체육관으로 통근하는 일, 샤워, 운동복 세탁, 심지어 운동을 하도록 정신적으로 확신시키는 데 필요한 에너지까지 추가해보라!

정말로 더 건강한 사람이 되기 위해 노력하고 싶다면 현재의 일상을 살펴보고 공간을 확보해야 한다. 이는 약속을 취소하거나 심지어 취미를 그만두는 것을 의미할 수도 있다.

또는 에너지라는 '슈퍼 특성'을 고려해볼 수도 있다. 훈련 체제에 적용할 더 많은 에너지를 얻기 위해 어떻게 수면을 개선하거나 스트레스를 줄일 수 있나? 명상은 더 많은 에너지를 얻기 위해 시간을 투자하는 데 도움이 될 수 있다.

마지막으로 이것은 추가 작업 없이도 자신을 발전시킬 수 있는 방식으로 훈련을 일상생활에 포함시킬 수 있으며 가장 혁신적인 잠재력을 가지고 있는 옵션이다.

라이프스타일의 변화

훈련과 기타 활동 전반에 걸쳐 큰 이점을 가져올 수 있는 일반적인 관행과 생활 방식에 몇 가지 조정을 가해야 한다.

- 대부분의 경우 맨발로 신발을 신는 것이 매우 좋다. 특히 활주로에서는 더욱 그렇고 이제는 발을 다시 깨워야 할 때다.
- 가능한 한 야외에서 훈련하는 것도 적극 권장한다.
- 찬물 샤워를 하면 많은 이점을 얻을 수 있다.
- 수면을 향상시키는 것이 최우선 과제이다.

이것은 다시 한 번 많은 유익한 특성을 개발할 수 있는 쉬운 변경 방법은 '해킹'이다.

보충제를 고려할 때 '비용 대비 효과가 있는' 접근 방식을 사용할 수도 있다. 두뇌와 신체에 유익한 효과를 주는 보충제와 영양소는 셀 수 없이 많으나 식단을 통하든 약을 통해서든 이 모든 것을 찾는 것은 온 힘을 다해 기러기를 쫓는 일이 될 것이다.

대신 한번에 여러 가지 특성과 그에 도움이 되는 물질을 고려할 수 있고 이러한 기준을 충족하는 것으로 간주되는 몇 가지 예는 다음과 같다.

- 비타민 D
- 오메가 3 지방산
- 루테인 + 지아잔틴
- 크레아틴
- 마그네슘
- 비타민 C
- 아슈와간다

즉, 다이어트를 위해 할 수 있는 최선의 방법은 다양하고 영양이 풍부한 음식을 찾아 최대한 건강하게 먹는 것이며, 이것은 당신의 에너지, 회복, 심지어는 힘에도 큰 영향을 미칠 것이다.

섬세한 운동 및 부수적 훈련

이 책이 현재 당신의 운동 요법에서 누락된 많은 것들을 나열하고 있다고 생각하는가? 맞다! 우리 몸은 끊임없이 움직이도록 진화했고 우리는 트레일 러닝, 나무 오르기, 돌 던지기, 수영, 싸움을 하곤 했다. 또 우리는 놀고, 춤추고, 불을 피우고, 요리를 하기도 했다. 이야기를 할 때도 우리는 쪼그려 앉고 나머지 시간에는 잠을 자거나 아주 많이 쉬었고 우리는 '스트레스를 받으며 앉아서' 시간을 보내지는 않았을 것이다.

세계 최고의 운동선수들은 하루에 여러 번 훈련을 하고, 군인들은 황혼부터 새벽까지 팔굽혀펴기와 풀업을 높은 반복 횟수로 트레이닝을 수행한다.

이러한 트레이닝은 체육관에서의 40분과 비교할 수 없다. 체육관에서 40분간 운동한다고 해서 수십 년 동안 하루에 9~10시간씩 앉아 있던 습관으로 인한 손상은 되돌릴 수 없다. 기계적 관점도 아니고, 정신적 관점도 아니고, 대사적 관점도 아니다.

실제로, 끊임없이 훈련하거나 휴식을 취해야 하고 적어도 끊임없이 움직이고 두뇌를 사용해야 한다. 극도로 강렬할 필요는 없으며 사실 그렇지 않은 것이 더 좋다.

우리는 운동 부족을 만회하기 위해 헬스장에서 무리하게 운동하는 경향이 있다. 짧은 시간 동안 엄청나게 비활동적인 라이프스타일을 유지하고 일주일 치 운동량을 몇 시간 안에 채우려고 한다.

이는 일주일 동안의 움직임을 몇 시간 안에 압축하려는 것과 같으며 이로 인해 많은 사람이 부상을 당하는 것은 놀라운 일도 아니다.

안타깝게도 이것이 우리 대부분의 현실이며 실제 직업을 가지고 있지 않는 한 우리는 끊임없이 움직여야 한다. 당신이 책상에 쪼그리고 앉아 있는 사람이 된다면 당신은 아마 퇴사 조치를 당할 것이다.

한 가지 해결책은 '섬세한 운동'을 사용하는 것이다.

최근 마이크로 운동Micro Workout에 대한 관심이 높아지고 있다. 장시간의 운동 세션에 비해 더 재미있고 실용적이기 때문이다. 하지만 그다지 효과적이지 않다.

짧은 시간 안에 반응을 유발하는 방법을 안다면 실제로 10~15분 만에 꽤 좋은 운동 효과를 얻을 수 있다. 이두근에 드롭 세트는 이두근의 비대를 유발하기에 충분하다. 3세트 10분 동안 팔굽혀펴기를 100번 하면 근육이 성장하고 근육의 운동 능력이 향상된다.

몇 가지 준비 운동과 함께 벤치 프레스를 최대 1회, 반복 횟수의 3배를 하면 10~15분 만에 최대 근력을 높일 수 있다.

타바타는 지구력과 미토콘드리아 밀도를 높이는 데 매우 효과적인 운동으로 4분 만에 끝낼 수 있고 이러한 방식으로 운동에 접근하면 수많은 기능적 이점이 있다.

하루 종일 운동을 여러 번 나눠서 하면 실제로 신진대사를 여러 번 높일 수 있는 애프터번 효과를 가질 수 있는데 이 효과는 고강도 운동 후 2~3시간 동안 지속된다는 걸 기억해라!

또한 하루 종일 여러 번 신진대사와 단백질 합성을 촉진하여 근육 성장을 촉진하는 데 도움이 될 수 있고 뇌 가소성을 더 많이 향상시켜 뇌로 가는 혈류량을 늘릴 수 있다.

여러 개의 섬세한 운동으로 수행하는 것은 이동성을 향상시키는 데도 완벽한데, 이동성은 쉽게 '오버트레이닝'할 수 있는 분야가 아니기 때문이고 다음과 같이 저강도의 숙련된 동작을 할 때 그루브에 기름칠을 하는 데 적합하다.

물구나무서기나 저글링에 적합하고 또한 짧은 시간 동안 명상이나 정신을 수학하는 데도 적합하다. 여기서도 가장 중요한 문제는 샤워이다. 하루에 세 번 훈련하면 샤워도 하루에 세 번 하지 않나? 밖에서 상의를 탈의한 채로 훈련하고 운동 시간을 아주 짧게 유지하면 문제가 되지 않고 이동이 잦은 루틴이나 정신적 수학을 할 때도 문제가 되지 않는다.

이러한 10분에서 20분 정도의 섬세한 운동을 장시간 트레이닝에 추가하여 사용할 수도 있고, 한 번의 운동 대신 동일한 운동량을 수행하되 더 작은 단위로 나누어 사용할 수도 있다. 이렇게 하면 운동 사이에 충분히 회복할 수 있어 각 동작에 대한 노력과 기술을 향상시킬 수 있다는 추가적 이점이 있다.

이를 수행하는 논리적인 방법은 여러 가지가 있다. 현재 전신 루틴을 사용하고 있다면 푸시업, 풀업, 다리 운동으로 세분화하는 것은 어떤가? 큰 스플릿을 사용하여 훈련하는 경우, 세 가지 푸시 동작을 선택하여 각각 개별적으로 훈련해라!

혼란과 지속적인 움직임

벌써부터 피곤하게 느껴지는가?

역설적이게도 실제로는 그렇지 않다. 실제로 더 많이 움직이고 뇌를 더 많이 사용할수록 더 많은 에너지를 갖게 된다. 물론, 이 모든 것을 편안한 명상 수련, 몇 주간의 휴가, 좋은 수면 그리고 영양과 결합한다면 더욱 그럴 것이다.

하지만 하루 종일 계속 움직이는 단순한 행위만으로도 생각보다 많은 에너지를 얻을 수 있다.

많은 사람이 저녁에 운동을 하려고 계획했다가 왜 시간이 되면 미루는 경우가 많을까? 피곤하고 나른한 느낌이 들고 하루 종일 움직이지 않고 가만히 있었기 때문에 움직인다는 생각조차 낯설게 느껴지기 때문이다. 근육을 움직일 필요도 없고 고유수용성 피드백을 들을 필요도 없으며 마치 근육의 전원이 꺼진 것 같아 근육을 되살리기 위한 에너지, 힘 또는 조정력을 불러내는 데 어려움을 겪게 된다.

이러한 방치의 결과로 근육은 실제로 약간의 잔류 긴장을 축적하고 시간이 지남에 따라 많은 사람들이 근육에 대한 의식적인 통제력을 완전히 잃게 된다. 이것이 바로 우리가 애초에 가졌어야 할 근육 조절 능력에 일어난 일이다. 크리에이터 토마스 한나는 이를 '감각 운동 기억 상실증'이라고 말한다.

하지만 하루 종일 움직였다면 문제가 되지 않으며 마치 지속적으로 워밍업 하는 것과 같다. (하지만 이러한 경로를 활성화하고 결합조직을 유연하게 하기 위해서는 간단한 워밍업을 하는 것이 좋다.)

매번 차가운 곳에서 시동을 거는 것이 아니라 다른 곳으로 주의를 돌리고 빠른 운동이나 부수적인 동작을 하기 전에 근육을 '깨우기' 위해 사용할 수 있는 다른 전략은 '팬디큘레이션'을 수행하는 것이다.[169]

고양이나 개가 긴 잠에서 깨어나는 모습을 본 적이 있다면 정적인 스트레칭이나 준비운동을 하지 않는다는 것을 알 수 있을 것이다. 대신,

169. Thomas Hanna (2004), *Somatics: Reawakening The Mind's Control of Movement, Flexibility, And Health*. De Capo Press.

긴 스트레칭과 하품이 합쳐져 팬디큘레이션을 형성한다고 생각해보자.

팬디큘레이션은 근육의 잔류 긴장을 풀고 동시에 근육으로부터 감각 입력을 다시 깨우는 명백한 목적을 가지고 있는 것으로 보인다. 우리는 하품을 할 때 이 동작을 하는데 실제로는 호흡 근육 팬디큘레이션이고 신체의 다른 부위에도 이 기술을 사용할 수 있으며, 가슴이나 다리로 하품을 하는 것과 같은 느낌이 들 것이다.

이 동작을 익히는 것은 짧은 운동 전에 에너지, 근력, 고유수용성 감각을 향상시킬 수 있는 좋은 방법이며 이는 짧은 워밍업을 대체할 수는 없지만, 훨씬 더 빨리 '준비된 상태'를 느낄 수 있도록 도와줄 것이다.

모듈식 접근 방식

이러한 관점에서는 운동을 모듈식으로 볼 수 있다.

운동을 적는 대신, 자신에게 매력적으로 다가오는 구체적인 목록을 작성해보자. 무엇을 위해 노력하고 싶은가? 여러분의 목표에 중요한 특성은 무엇인가? 이제 이러한 특성과 관련된 운동과 기술을 선택하라!

그런 다음 각 동작을 '블록'으로 묶어 단독으로 훈련하거나 더 긴 운동으로 결합하여 훈련해라. 각 동작을 매주 최적의 횟수로 훈련하는 한, 동작을 어떻게 묶는지는 중요하지 않다.

부수적 훈련

나는 '부수적 훈련'이라고 부르는 것을 통해 이것을 더 발전시키는 데 관심이 있고 나와 비슷한 접근 방식을 온라인에서 찾았지만 찾지 못해 놀랐다.

기본적으로 나는 일상의 많은 활동을 훈련의 기회로 바꾸는 것을 목표로 삼아야 한다고 생각한다. 우리가 추구하고자 하는 다양한 특성과 이를 개발할 수 있는 다양한 방법을 모두 알게 되면 하루 종일 다양한 기회가 생겨날 것이다.

이는 궁극적으로 우리를 형성하는 환경의 변화로 이어지고 이에 대해서는 잠시 후에 자세히 알아보도록 하자!

매우 바쁜 아빠로서 나는 하루 일과를 운동 루틴과 10분 명상으로 시작할 시간이 없다. YouTube의 '아침 루틴' 동영상은 이론상으로는 매우 좋아 보이지만 나의 아침은 딸을 돌보고 아침 식사를 준비하는 것으로 채워지며, 나는 세상 무엇과도 이것을 바꿀 수 없을 것이다.

하지만 둘 다 못할 이유는 없다! 에이미가 쫓기로 싶을 때는 곰걸음이나 리자드 기어가기 동작으로 집 안을 돌아다니며 쫓아다니고 주전자가 끓고 있을 때, 그녀가 유아용 의자에 앉아 있을 때 나는 그립 트레이너를 꽉 쥐고 있다. 가끔 즉흥적으로 물구나무서기를 할 때 에이미가 "거꾸로!"라고 외친 다음 스스로 다운워드 도그 자세를 취하기도 한다(에이미는 나보다 훨씬 유연하다).

에이미가 고양이를 그려달라고 하면 왼손으로 그리고 에이미가 레고를 갖고 싶다고 하면 깊게 스쿼트 자세로 함께 놀아준다.

이런 기회를 제공하는 것은 아이들과 놀아주는 것뿐만이 아니며 버스를 기다리는 동안 연석에 종아리를 올리거나 샤워하면서 5분간 명상을 하는 것도 속한다.

아니면 길가에 있는 가게로 달려가보는 것도 하나의 방법이다. 샤워 중에 스트레칭을 하고 양치질은 잘 사용하지 않는 왼손으로 해보라!

바닥에 물건을 떨어뜨렸다면 발로 줍거나 바닥에 쪼그려 앉아 주워보고 앉아서 TV를 보고 있다면 동적 스트레칭을 해보는 건 어떤가?

여기서 내가 말하고 싶은 조언은 이 같은 활동량을 일상 루틴에 포함시킬 때는 천천히 그리고 조심스럽게 시작해야 한다는 것이다. 아직 익숙하지 않을 수 있고 너무 빠르게 적응하려고 하면 부상을 입을 수 있으니 작은 변화부터 몸에 적용해보라.

(이것은 이 책에서 논의된 모든 것에 해당된다. 짧게는 8일 만에 근육 변화를 볼 수 있지만 힘줄의 구조적 변화를 보려면 길게는 2개월이 걸릴 수 있다는 점과 서두르면 부상을 입을 수 있다는 것도 기억해야 한다.[170]

정신 훈련의 경우 올바른 사고방식을 적용하면 거의 모든 것이 훈련이 될 수 있다. 완벽한 난이도를 찾아 흐름 상태가 어떻게 연결되는지 기억하는가? 글쎄, 일상적인 업무에 있어서는 당신만의 기준을 정하여 난이도를 설정하면 된다.

그냥 메모만 하는 것보다, 가능한 한 빨리 가장 아름다운 손글씨로 글을 써보는 것은 어떨까?

나는 닥터 수스의 책을 에이미에게 빠르고, 유창하게, 그리고 가능한 오류를 줄이면서 읽어주는 것을 좋아한다.[171]

그 결과 YouTube에서 발표할 때 언어 유창성이 눈에 띄게 향상되었고 이는 내 온라인 비즈니스의 더 많은 노출로 이어졌다. 아마도 이 책을 쓰는 데도 도움이 되었을 것이다.

훈련이 어떻게 가능성을 만들어내는지 보았는가? 또한 의도와 환경을 바꾸면 어떻게 이런 결과를 가져올 수 있는지 알아보자!

올바른 노력을 기울이면 무엇이든 더 잘할 수 있다!

적절한 노력을 기울이면 무엇이든 더 잘할 수 있는 방법을 배울 수 있고, 이를 통해 무엇이든 더 잘할 수 있게 될 것이다.

환경을 바꾸면 조직이 바뀐다

진정으로 자신을 변화시키고 싶다면 환경을 바꿔보라!

이 책을 통해 신경계와 인간 유기체의 극단적인 적응력을 보았기를 바란다.

50시간 동안 400마일 이상을 달릴 수 있는 타라후마라족이나 눈의 수정체를 재구성하는 모켄족 아이들을 생각해보라. 현대인과 선사 시대 인류가 정확히 동일한 생물학적 구조를 가졌음에도 불구하고 인지적으로 얼마

170. Keitaro Kubo et al. (2011) "Time course of changes in the human Achilles tendon properties and metabolism during training and detraining in vivo." *European Journal of Applied Physiology*. 24(2):322–331.

171. 혀를 내두르는 것은 절반도 아니다!

나 다른지 생각해보라.

> '자연인'이란 존재하지 않으며,
> 오직 적응하는 '인간'만이 존재한다.

로봇 팔다리를 자신의 자아 감각에 통합하도록 신경계가 적응한 원숭이 또는 뇌의 50%를 제거한 후에도 적응할 수 있는 반구절제술 환자들을 생각해보라!

'자연인'이란 존재하지 않고 적응하는 사람만이 존재한다고 이전에 말했다.

생물학에 최적화된 생활 방식에 대한 낭만적인 관념은 잘못된 생각이라고 하며 우리가 뿌리로 돌아가기보다 '자연스러운' 삶의 방식으로 돌아가야 한다는 대중적인 생각은 역사에서 어떤 종류의 일관성을 전제로 하며 사실, 우리는 수많은 환경에서 살아왔으며 지속적으로 적응해야만 했다. 우리는 나무, 동굴, 바닷가에서 살다가 이제는 의자에 앉아 생활하게 되었다.

그렇다고 이전의 환경이 완벽하지 않은 것도 현재의 라이프스타일이 '잘못된' 것도 아니다.

그러나 많은 사람들이 환경이 우리를 어떻게 형성하고 있는지 인식하지 못한다. 따라서 자신이 되고 싶은 것을 선택할 권리를 잃게 되며 무심코 우리의 잠재력을 무시하게 된다. 더 많은 일을 하고 싶다면 우리는 자신을 재정의해야 하며 이를 위해서는 목적도 재정의해야 한다.

우리는 '시터'가 되는 것보다 더 나은 일을 할 수 있으며 진정한 변화를 일으키고 싶다면 '훈련'을 넘어 '적응'이 이루어질 수 있도록 즉각적인 환경을 바꿔야 한다.

이틀 연속 팔굽혀펴기 훈련을 하면 근육이 과도하게 단련되지 않을까 걱정하지만 이틀 동안 체중을 모두 지탱하기 위해 다리를 사용하는 것에 대해서는 그렇지 않다. 왜냐하면 우리 몸이 그러한 요구에 적응해 그것이 정상이 되었기 때문이다.

이 책의 앞부분에서 살펴본 것처럼, 이는 아이들이 놀랍도록 가소성 있는 두뇌를 가진 이유를 설명할 수도 있고 아이들은 완전히 낯설고 이질적인 세계에 적응해야만 한다.

일주일에 단 3시간의 훈련으로는 이런 종류의 완전한 몰입을 대체할 수 없으나 약간의 변화를 강요할 수는 있다. 그러나 현재의 환경과 일상에 적응한 채로 지내게 될 것이다.

하지만 이러한 도전을 환경의 일부로 만들면 놀라운 변화가 가능해지고 정기적으로 발에 체중을 싣는 것만큼 손에 체중을 조금만 실으면 어떨까? 평소 우주에 대해 궁금한 점이 많았었다면 어떻게 해야 할까?[172]

앞서 살펴본 것처럼 의도를 바꾸는 것만큼 간단한 방법도 있다. 더 빠르고 효율적으로 책을 읽거나, 더 많은 것을 보려고 노력하거나, 걸을 때 근육이 움직이는 것을 느낄 수 있다.

하루 종일 움직이고, 더 존재감 있고 효과적이 되기로 선택하고, 더 많은 도전과 저항을 만들어냄으로서 주변 세계와의 소통을 바꾼다면 그것이 당신의 플라스틱 정신과 신체를 형성하는 방식을 바꿀 수 있을 것이다.

(슬로우모션의 또 다른 장점은 일상생활에 쉽게 적응할 수 있다는 점이다. 나는 양치질 할 때, 딸과 놀아줄 때, 어색한 자세로 일어날 때 이러한 기능을 사용하는데 가장 쉬운 자세 대신 어려운 자세를 취하는 경우가 많다.)

나는 우리 몸을 더 높은 잠재력을 발휘할 수 있는 완벽한 환경이 어떤 모습일지 상상하는 것을 좋아한다. 우리의 삶을 더 편하게 만들기 위해 환경을 설계하는 대신에 더 많은 도전과 놀이, 창의적인 표현의 기회를 제공하도록 설계한다면 어떨까?

스탠딩 책상은 이에 대한 작은 예 중 하나이지만 계단 대신 밧줄이 있다면 어떨까? 문을 열려면 상당한 힘이 필요하도록 설계했다면 어떨까? 알람시계를 끄기 위해 정신적 퍼즐을 풀어야 한다면 어떻게 될까?

출입구가 낮아서 기어서 들어가야 한다면 어떻게 될까? 이것은 재미있는 사고 실험이다!

---

172. 이러한 환경의 중요한 역할은 발달 심리학자인 에스더 엘렌(Esther Elen) 등이 제안한 운동 학습의 '동적 시스템 이론'에서도 설명된다. 여기서 우리는 모든 움직임 패턴이 유기체 자체뿐만 아니라 환경과 과제를 고려해야 한다는 것을 알 수 있다(이 세 가지 요소를 '제약'이라고 한다). 즉, 환경이나 목표의 맥락 없이는 새롭고 유용한 동작을 배울 수 없다는 것이다. 이 이론을 따르는 코치는 단순히 작업의 성격을 바꾸거나 새로운 환경 변수를 도입하는 것만으로도 놀라운 변화를 가져올 수 있다.

나는 이 가상의 건물을 '적응 촉진 기계'라고 부르고 싶다.[173] 이러한 환경은 이동에 장애가 되는 직접적인 결과로 신체적 변화를 유발할 뿐 아니라 이러한 새로운 환경의 결과로 가소성을 증가시킬 수도 있다.

물론, 진정으로 가소성을 유지하기 위해선 공간을 끊임없이 변화시켜야 한다!

나는 아내가 있기 때문에 극단적으로 갈 수는 없지만 현관에 풀업 바를 두거나 오피스에 딥바를 두는 등 작은 변화부터 실천할 수 있다. 작은 '움직임을 알리는 것'이 큰 변화를 가져올 수 있으며 더 중요한 것은 움직임을 훈련하고 탐색하려는 의도를 유지함으로써 환경과의 관계를 바꿔야 한다는 것이다.

이 방법을 제대로 활용하면 몸과 마음의 작용을 완전히 새롭게 디자인할 수 있는 잠재력이 있고 가장 진정한 자기표현의 형태라고 생각된다.

그렇다면 당신은 무엇이 되고 싶은가?

당신은 무엇이 되고 싶은가?

이 책에서 우리는 오랜 시간 동안 물속에서 수영할 수 있는 사람을 보았으며 쇠창살을 구부려 감옥에서 탈출한 사람도 보았을 것이다. 또한 맨손으로 대포알을 잡는 것을 목격했다. 동시에 머릿속으로는 체스 고수를 만나기도 했을 것이다. 하지만 이건 겨우 우리가 할 수 있는 것의 한계이고 나는 이 책에 있는 모든 전략을 사용해야 한다는 것은 아니고 단지 팁을 얻기를 바란다.

나는 당신이 반드시 두세 가지 이상을 선택하라고 말하는 것도 아니다. 중요한 것은 이러한 옵션 중 자신의 목표에 맞는 것을 선택할 수 있기를 바라며 남들이 다 가는 길만 걸을 필요는 없다고 말하고 싶다.

이러한 교육 스타일을 결합해보는 것은 어떨까?

---

173. 생산성을 위한 이상적인 정신 상태를 촉진하기 위해 고안된 사무실 컨셉인 칼 뉴포트의 '에우다이모니아 머신'에서 영감을 받았다.

올렉 보슬라프스Oleg Vorslavs, 이도 포털, 재키 찬Jackie Chans, 브루스 리, 알렉산더 자세스Alexander Zasses, 해리 후디니스Harry Houdinis처럼 자신의 몸이 무엇을 할 수 있는지 탐구하고 그 잠재력을 표현하는 흥미롭고 새로운 방법을 찾는 사람이 되기를 바란다.

여기에는 이전에 누구도 본 적이 없는 일을 할 수 있는 잠재력이 아직 남아 있으며 정신의 한계는 훨씬 덜 탐구되었다.

이제야 우리는 회백질 가소성의 잠재력과 변화, 성장 능력을 깨닫기 시작했다.

우리의 인식, 생각의 체계, 집중하고 반응하는 능력을 어떻게 바꿀 수 있을까? 어떤 새로운 발견을 할 수 있고, 어떤 새로운 아이디어를 우연히 발견할 수 있을까? 현재 연구에 따르면 공감각(두 가지 이상의 감각을 통합적으로 인식하는 능력)과 같은 기술을 가르치는 것이 가능할 수도 있다고 한다. 아인슈타인이 눈가리개 체스 게임에서 개발한 작업 기억으로 무엇을 할 수 있었을까?

가소성과 적응력이 뛰어난 신체는 여러분이 원하는 무엇이든 될 수 있는 능력을 제고하며 진짜 슈퍼히어로처럼 훈련하고 자신의 한계를 뛰어넘을 수 있다.

나는 단순히 더 강해지고 더 빨라지고 싶지 않으며 다르게 움직이고 다르게 생각하고 싶다.

이것이 바로 '훈련'이 우리에게 줄 수 있는 것이며 트레이닝은 단순히 기본적인 건강을 유지하거나 온라인 포럼에서 자랑거리를 얻기 위한 방법 그 이상일 것이다. 트레이닝은 자신을 표현하고 경계를 넘어 확장하는 데 사용하는 개인적인 도구가 되어야 한다. 이것이 바로 '슈퍼 펑션'이 된다는 것을 의

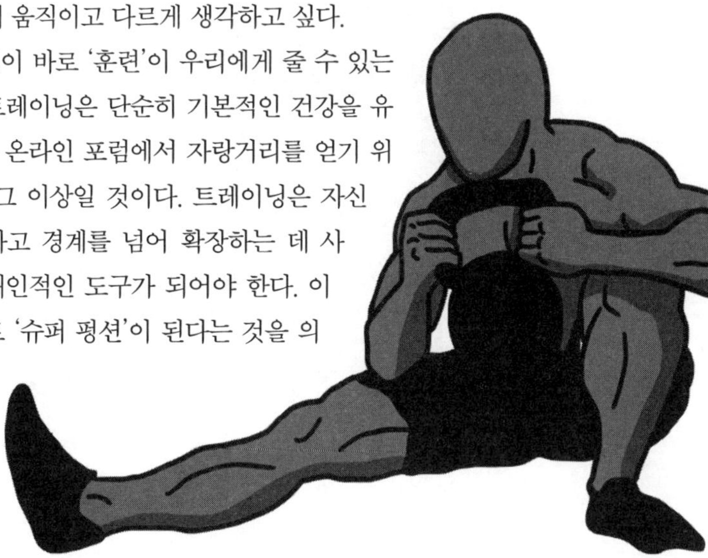

미한다.

이 책에 있는 모든 아이디어를 그대로 적용할 필요는 없으나 한 시간짜리 운동을 고수하고 싶지 않다면 대부분 이해할 수 있을 것이다. 하지만 최소한 두 가지 이상의 운동 방식을 병행해보는 것을 추천하고 신체뿐만 아니라 두뇌 훈련도 고려하기를 바란다.

어쩌면 이 책은 당신에게 훈련이 어떤 의미인지 다시 생각해볼 수 있는 기회를, 선택지를 통해 무엇을 훈련할 수 있는지 알 수 있었을 것이라 생각한다.

이제 당신은 자신에게 맞는 것을 골라 어떤 사람이 될 것인지 결정해야 하고 그렇기 때문에 나는 인체가 마지막 개척지라고 생각한다.

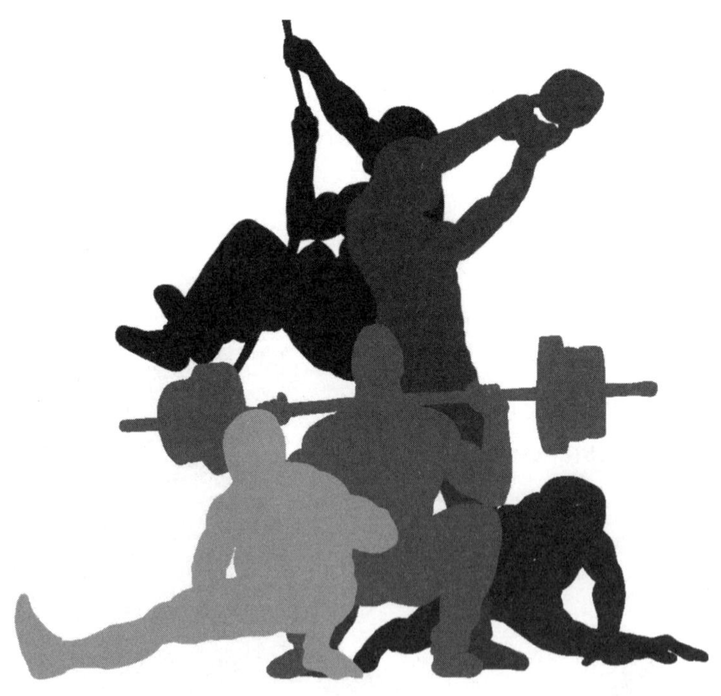

감사말

집필 당시 18개월이었고 진정한 햇살 같은 존재인 나의 유쾌하고 천재적인 딸 에미에게 이 책을 바친다.

또한 이 책을 집필하는 동안, 그리고 모든 일을 통해 나를 지지해준 놀라운 아내 한나도 특별한 언급을 하고 싶다! 그녀는 나의 버팀목이자 가장 친한 친구이다. 그리고 나를 위해 일부 장을 교정해준 소피 번스Sophie Bunce에게도 큰 감사를 표한다!

나를 트레이닝에 입문하게 해준 버나드 헌트Bernard Hunt를 기억한다. 또한 〈나는 누구인가〉를 보고 나서 가라테 동작을 따라 하거나 쉔무에를 너무 많이 할 때마다 참아준 누나 캣 시니키Kat Sinicki에게도 고마움을 전하고 싶다. 멋진 엄마에게도 감사하다.

내 유튜브 채널의 모든 구독자분들께도 정말 감사하다는 말씀을 드리고 싶다. 유튜브에서 가장 긍정적인 댓글 섹션이 있다는 것은 행운이다!

멋진 커뮤니티가 있으니 와서 인사해주세요(www.youtube.com/thebioneer)!

페트리온Patreon을 통해 채널을 후원해주신 많은 분들께도 큰 감사를 드린다.

이 모든 것을 가능하게 해준 망고 퍼블리싱과 제 편집자 휴고 빌라보나에게도 큰 박수를 보낸다. 그리고 크리스 '구프' 핸론에게도 감사하다. 특별한 이유 때문은 아니지만, 이런 행사에 크리스 핸론을 참여시키는 것이 전통이 되었다!

그리고 물론 여러분께도!

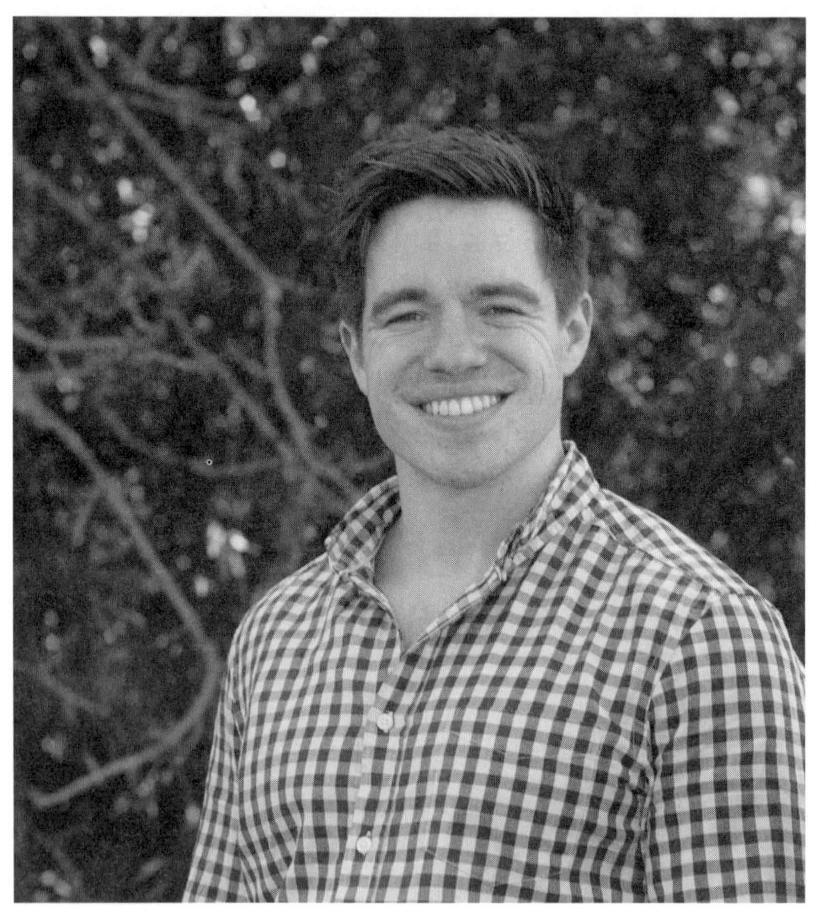

아담 시니키Adam Sinicki

저자에 대하여

만나 뵙게 되어 반갑습니다.

도대체 왜 배트맨 같은 트레이닝에 관한 책을 쓰게 되었는지 궁금하실지도 모르겠습니다. 더 자세히 설명하기 전에 먼저 제가 '궁극적인' 수준의 체력을 달성했다고 생각하지 않는다는 점을 강조하고 싶습니다. 그와는 거리가 멀죠! 제가 여기서 설교하는 모든 것을 실천하는 것도 아닙니다. 그건 불가능하죠! 우선 저는 커피를 너무 많이 마십니다(이 책의 첫 장을 교정할 때 아내가 지적한 아이러니).

오히려 저는 흥미롭고 특이한 형태의 훈련과 인간 능력의 한계를 뛰어넘은 개인의 사례를 연구하는 것을 좋아하는 사람일 뿐입니다. 실제로 저는 이 책에서 다루게 될 많은 원칙을 채택했고, 그 결과 건강과 성과에 상당한 혜택을 누리고 있습니다. 하지만 저에게는 결과만큼이나 중요한 것이 여정입니다.

이 책의 목적은 특별히 어떤 것을 처방하는 것이 아니라 아이디어를 탐구하고 생각하게 하는 것입니다. 저는 여러분이 훈련과 관련하여 틀에서 벗어나 생각하도록 장려하고, 여러분 자신의 루틴에서 구현할 수 있는 몇 가지 아이디어를 소개하고자 합니다. 이 책은 주로 훈련 철학과 일반적인 자기 성취에 대한 논의입니다. 하지만 실제로 적용할 수 있는 내용도 많이 있습니다.

어떻게 이 책을 쓰게 되었을까요?

저는 어렸을 때부터 인간의 몸과 뇌가 무엇을 할 수 있는지에 관심이 많았습니다. 슈퍼히어로, 액션 영웅, 게임에 매료되어 있었죠. 어렸을 때 제 롤모델은 성룡, 이소룡, 실베스터 스탤론, 아놀드 슈왈제네거, 소닉 더 헤지

혹, 토니 스타크(아이언맨), 스파이더맨, 옵티머스 프라임, 배트맨, 그리고 슈퍼맨이었습니다. 저는 이러한 가상의 캐릭터들이 할 수 있는 일에 경외감을 느꼈고, 그들과 비슷한 것을 구현할 수 있는 방법이 없을까 고민했습니다.

특히 성룡(실제 슈퍼히어로처럼 보였던)에게 영감을 받았고, 할아버지 버나드 헌트(제가 이 길을 시작하게 해주셨고 다니엘에게 미야기 씨 역할을 즐겨 해주셨던)의 격려에 힘입어 매일 밤 운동을 시작했어요. 처음에는 제가 무엇을 하고 있는지 전혀 몰랐기 때문에 그냥 팔굽혀펴기만 수백 번 했어요!

하지만 동전이 팔뚝에 떨어지기 전에 잡기 등 버나드가 처방해준 운동도 즐겁게 했어요. 결국 이 운동은 꽤 표준적인 보디빌딩 루틴으로 발전했고, 저는 제 친구 구프와 함께 정기적으로 훈련했습니다.

저는 핸드 밸런서, 특히 마요르카에서 본 놀라운 해적 쇼에 경외감을 느꼈던 기억이 생생한다. 마치 걸어 다니는 그리스 조각상처럼 중력을 거스르고 한 손으로 다른 사람의 머리 위에 서서 밧줄을 타고 놀라운 곡예를 펼쳤죠. 그들은 초인적으로 보였습니다.

그 후 저는 손으로 걸을 수 있을 때까지 멈추지 않았어요!

가라테, 카포에이라, 태극권도 배웠어요. 나중에 Teenbodybuilding.com의 이달의 십대 보디빌더에 참가하여 우승했습니다! 이를 계기로 전문적으로 웹사이트를 제작하는 등 몇 가지 기회를 얻게 되었죠. 열여섯 살짜리에게는 신나는 일이었죠!

하지만 제가 가장 좋아하는 슈퍼 히어로는 아이언맨이었어요. 아이언맨은 어떤 문제든 충분히 생각만 하면 해결할 수 있다는 점이 마음에 들었거든요. 그래서 훈련과 자기 계발의 정신적 측면에 대해 더 많이 배우기 위해 서리 대학교에서 심리학을 공부하기로 결정했습니다. 트랜스휴머니즘의 윤리에 관한 논문을 썼어요.

대학을 졸업하면 토니 스타크처럼 기업가가 되겠다고 결심했어요. 이를 위해 저는 주로 건강과 기술에 초점을 맞춘 프리랜서 작가가 되었습니다. 또한 제 유튜브 채널에 정기적으로 피트니스 동영상을 업로드하기 시작했습니다. 초창기 영상은 그다지 세련되지는 않았지만요.

10년이 지난 지금, 저는 많은 고객을 위해 건강과 피트니스에 관한 방

대한 양의 글을 쓰고 읽고, 온라인 고객을 교육하고, 개인 트레이닝 학위를 취득했습니다. 또한 여가 시간을 활용해 프로그래밍을 배웠는데(어렸을 때 이미 BASIC을 배운 경험이 있었어요), 그 결과 몇 개의 성공적인 안드로이드 앱을 출시했고 존경받는 기술 채널인 Android Authority에서 프리랜서로 일하게 되었죠.

단어당 또는 앱 다운로드당 돈을 받았기 때문에 제가 쓴 두뇌 훈련 방법 중 많은 부분이 저에게 직접적인 이점을 가져다주었습니다. 고품질의 작품을 더 빨리 생산할수록 더 많은 수입을 올렸습니다! 어떤 날은 30,000 단어 이상을 쓰기도 했어요! 제가 사용한 방법은 모두 이 책에 자세히 나와 있습니다.

그동안 저는 제 채널과 웹사이트(www.thebioneer.com)에 콘텐츠를 계속 업로드했습니다. 시간이 지남에 따라 콘텐츠는 일반적인 건강 및 피트니스 게시물에서 더 광범위한 주제를 다루는 게시물로 바뀌었습니다. 일반적인 주제에는 두뇌와 신체 훈련 사이의 연관성 또는 대부분의 훈련 프로그램에서 간과하는 근력의 측면이 포함되었습니다. 프로그래밍까지! 저는 아인슈타인의 뇌와 사무라이의 새끼손가락에 대해 이야기했습니다(이 책에서도 이 두 가지에 대해 언급할 예정입니다!). 또한 가상의 캐릭터와 그들과 같은 훈련을 할 수 있는 방법에 대해서도 이야기했습니다. 예를 들어 배트맨이라면 어떤 훈련에 집중해야 할까요? 소닉 더 헤지혹처럼 더 빨리 달리려면 어떻게 해야 할까요? 이러한 공상의 비행은 제가 흥미롭고 영감을 주는 방식으로 훈련을 구성하는 데 도움이 됩니다.

그리고 이것이 인기 있는 움직임이었던 것 같습니다! 거의 10년 동안 허공에 외쳤던 이 채널은 지난 몇 년 동안 상당한 호황을 누리고 있습니다. 현재 구독자 수는 168,000명이며 계속 증가하고 있습니다(이번 달에만 19.8천 명의 신규 구독자가 생겼습니다!)

채널이 성장하면서 더 흥미로운 주제를 탐구하고 멋진 사람들을 만나고 배울 수 있었습니다. 채널의 공동 작업자이자 친구, 그리고 엄청나게 인상적인 무술가인 그랜트 스티븐스를 포함해서요.

제가 시대정신을 잘 포착한 것 같습니다. 제 채널은 현재 트레이닝에 대한 대안적인 접근 방식을 모색하는 많은 채널 중 하나에 불과합니다. '기능 훈련'이라는 용어는 오래전부터 사용되어왔지만 최근 몇 년 동안 소셜 미디어에서 폭발적으로 증가했습니다. '움직임 훈련' 운동도 폭발적으로 성장했으며, 건강 블로거들은 현대인의 생활 방식이 우리에게 끼치는 해악에 대해 점점 더 많이 설교하고 있습니다. 바이오 해커들은 건강과 생산성을 향상시키기 위해 온갖 종류의 보충제와 여러 전략을 실험하고 있습니다. 운동은 흥미진진한 방식으로 변화하고 있습니다.

이 책은 이러한 변화의 전령이자 제가 고객을 위해, 그리고 더 바이오니어로서 수행한 모든 연구를 요약한 책입니다. 수백 개의 기사와 250개가 넘는 동영상의 정점입니다. 이 책을 통해 저는 교육에 대한 접근 방식을 재고하고, 그 모습에 대한 몇 가지 아이디어를 잠정적으로 제공할 것을 제안합니다.

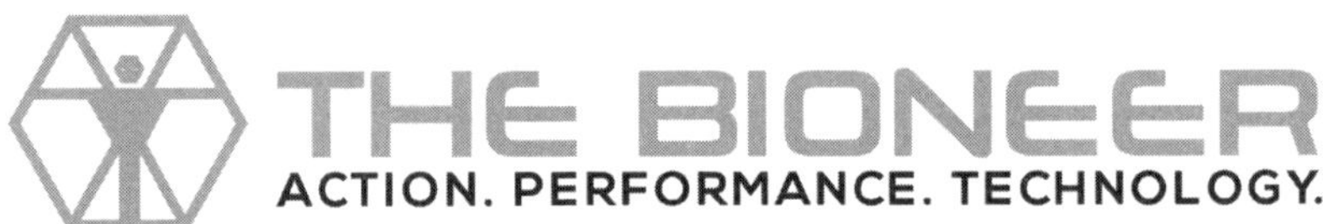

더 높이 점프하거나 줄을 더 빨리 오르는 방법에 집착하지 않을 때는 아내와 딸과 함께 시간을 보내고, 만화를 읽고, 컴퓨터 게임을 하고, 참치 샌드위치를 먹는 것을 즐깁니다. 저는 옥스퍼드셔에 살고 있으며, 제가 자란 본머스에 자주 들릅니다. 저는 매우 행복합니다.

아, 그리고 역사적 맥락에서 말씀드리자면 이 책의 대부분은 코로나19 봉쇄 기간 동안 집필되었습니다! 확실히 제가 계속 일할 수 있는 무언가를 제공했습니다.

역자에 대하여

대표 역자 조요셉

차의과학대학교 스포츠의학전공

現 포유짐 교하점 위탁운영 대표

『힘 훈련 해부학』 1권 대표 역자

『속도기반 트레이닝』 공동 역자

머슬랩 보행분석 전문가 과정 강사

애드에이블 호흡과 웨이트 트레이닝 세미나 강사

키스톤, NTFA 온라인 세미나 강사

前 f45 을지로점 헤드코치

前 삼성 RND 트레이너

前 더플라자 호텔 피트니스 트레이너

공동 역자(가나다순)

- 권유림

  연세대학교 운동과에너지대사 연구실 연구원

  연세대학교 일반대학원 운동생리학 석사

  (전) IIPAMASTER 전략기획본부 강의/컨텐츠기획자

- 김소정

  수원대학교 스포츠과학과 학술연구교수

  대한체육회 교수자문위원

  동덕여자대학교 체육학 박사

- 김주영

  서원대학교 체육예술대학 헬스케어운동학과 교수

  한국운동영양학회 상임이사 및 학술지 편집위원

  前 경북대 의과대학 임상오믹스연구소 박사후연구원

- 박원일

  한국스포츠과학원 연구위원

  국가연구자정보시스템 초기구축 평가위원

  한국운동생리학회 이사

- 박주영

  차의과학대학교 스포츠의학과 졸업

  NTFA [National Training For All] 강사

  재활 & PT WE ARE FITNESS 팀장

- 박훈영

  건국대 대학원 스포츠의과학과 학과장

  건국대 대학원 PAP연구소 부교수

  한국운동영양학회 상임이사

- 백형진

  Ph.D 의학박사, DO, DN

  헬스케어 웨이브 대표

  수원대 스포츠과학부 객원교수

- 송태현(MSc, 건강운동관리사)

  한양대학교 미래인재교육원 겸임교수

  차의과학대학교 스포츠의학대학원 석사

  휼스터디 스포츠의학 교육이사

- 오성민

  삼육대학교 일반대학원 물리치료학과 박사과정

  삼양식품(주) 헬스케어 연구 개발 전문가

  바른생활연구소 소장

- 이도하

  Keyrus 협회 이사

  FTS 펑셔널 트레이닝 전문가

  RCS 러닝코칭 전문가

- 조명기

  삼육대학교 일반대학원 물리치료학과 박사

  삼육대학교 일반대학원 물리치료학과 연구조교

  대한여성건강물리치료학회 연구원

- 한승철(SFG)

  국민대 스포츠건강재활학과 졸업

  (전) 광혜병원 스포츠의학센터

  (현) 위아짐 퍼스널 트레이너

FUNCTIONAL TRAINING AND BEYOND

Copyright © 2020 Adam Sinicki

Korean edition copyright © 2024 Daesung Publishing Company
All rights reserved.
Cover and Interior Layout Design: Jermaine Lau
Original English edition published by Mango Publishing, a division of Mango Media Inc.
This Korean edition published by arrangement with Mango Publishing Group
through Shinwon Agency Co., Seoul

이 책의 한국어판 저작권은 신원에이전시를 통해 저작권자와 독점 계약한 대성의학사에 있습니다.
저작권법에 의해 한국 내에서 보호를 받는 저작물이므로 무단 전재 및 무단 복제를 금합니다.

펑셔널 트레이닝과 궁극의 기술
Functional Training and Beyond

1판 1쇄 펴냄: 2024년 11월 15일

지은이: 아담 시니키
옮긴이: 권유림, 김소정, 김주영, 박원일, 박주영, 박훈영, 백형진,
송태현, 오성민, 이도하, 조명기, 조요셉, 한승철
펴낸이: 권오현
펴낸곳: 대성의학사

출판등록 2009년 6월 22일(제301-2013-095호)
서울특별시 중구 을지로 126-1 (을지로3가, 3층)
전화 02)2279-3444 / 팩스 02)2285-0108
Homepage www.medibook.co.kr

© 대성의학사, 2024

값 30,000원

ISBN 979-11-90868-44-0(13690)